麻省总医院
术后监护管理手册

Postoperative Care Handbook of the
Massachusetts General Hospital

主　编　Sheri M. Berg　Edward A. Bittner
主　审　米卫东　刘克玄　姚尚龙
主　译　尚　游　傅　强
副主译　苏殿三　王海云　李　偲

人民卫生出版社

Postoperative Care Handbook of the Massachusetts General Hospital, ISBN: 978-1-4963-0104-8
© 2018 by Lippincott Williams and Wilkins, a Wolters Kluwer business. All rights reserved.
This is a Simplified Chinese translation published by arrangement with Lippincott Williams &
Wilkins/Wolters Kluwer Health, Inc., USA.
Only for sale throughout Mainland of China.
本书限在中国大陆地区销售。

图书在版编目（CIP）数据

麻省总医院术后监护管理手册 /（美）谢里·M. 贝尔
格（Sheri M. Berg）主编；尚游，傅强主译. —北京：
人民卫生出版社，2020
　ISBN 978-7-117-30087-2

Ⅰ. ①麻⋯　Ⅱ. ①谢⋯②尚⋯③傅⋯　Ⅲ. ①外科手
术 — 护理学 — 手册　Ⅳ. ①R473.6-62

中国版本图书馆 CIP 数据核字（2020）第 109515 号

人卫智网	www.ipmph.com	医学教育、学术、考试、健康，
		购书智慧智能综合服务平台
人卫官网	www.pmph.com	人卫官方资讯发布平台

版权所有，侵权必究！

图字号：01-2019-7742

麻省总医院术后监护管理手册

主　　译：尚　游　傅　强
出版发行：人民卫生出版社（中继线 010-59780011）
地　　址：北京市朝阳区潘家园南里 19 号
邮　　编：100021
E - mail：pmph @ pmph.com
购书热线：010-59787592　010-59787584　010-65264830
印　　刷：中农印务有限公司
经　　销：新华书店
开　　本：889 × 1194　1/32　印张：16
字　　数：415 千字
版　　次：2020 年 7 月第 1 版　2020 年 7 月第 1 版第 1 次印刷
标准书号：ISBN 978-7-117-30087-2
定　　价：108.00 元
打击盗版举报电话：010-59787491　E-mail: WQ @ pmph.com
质量问题联系电话：010-59787234　E-mail: zhiliang @ pmph.com

译者名单

主　审

米卫东　中国人民解放军总医院第一医学中心

刘克玄　南方医科大学南方医院

姚尚龙　华中科技大学同济医学院附属协和医院

主　译

尚　游　华中科技大学同济医学院附属协和医院

傅　强　中国人民解放军总医院第一医学中心

副主译

苏殿三　上海交通大学医学院附属仁济医院

王海云　天津市第三中心医院

李　偲　南方医科大学南方医院

译校者（按姓氏汉语拼音排序）

安海燕　北京大学人民医院

曹　俊　重庆医科大学附属第一医院

陈万坤　复旦大学附属肿瘤医院

程宝莉　浙江大学医学院附属第一医院

戴茹萍　中南大学湘雅二医院

邓立琴　宁夏医科大学总医院

方　浩　复旦大学附属中山医院

方开云　贵州省人民医院

傅　强　中国人民解放军总医院第一医学中心

顾健腾　陆军军医大学第一附属医院

韩　非　哈尔滨医科大学附属肿瘤医院

韩　光　中国医科大学附属盛京医院

韩　园　复旦大学附属眼耳鼻喉科医院

侯武刚　空军军医大学西京医院

华　震　北京医院

华福洲　南昌大学第二附属医院

黄立宁　河北医科大学第二医院

康　芳　中国科技大学附属第一医院

雷　迁　四川省人民医院

李　超　河北医科大学第四医院

李　凯　吉林大学中日联谊医院

李　林　中国人民解放军北部战区总医院

李　娜　中国人民解放军联勤保障部队第九二〇医院

李　锐　安徽医科大学第二附属医院

李　偲　南方医科大学南方医院

李　燕　新疆石河子大学医学院第一附属医院

李卫霞　中日友好医院

林　函　温州医科大学附属第二医院

林　云　华中科技大学同济医学院附属协和医院

刘　睿　云南省第一人民医院

刘艳红　中国人民解放军总医院第一医学中心

刘永强　兰州大学第一医院

陆　菡　上海交通大学医学院附属瑞金医院

鹿洪秀　山东中医药大学附属医院

罗　放　华中科技大学同济医学院附属同济医院

毛仲炫　广西医科大学第一附属医院

孟庆涛　武汉大学人民医院
聂　煌　空军军医大学西京医院
彭宇明　首都医科大学附属北京天坛医院
曲　宁　青海省中医院
尚　游　华中科技大学同济医学院附属协和医院
申　乐　北京协和医院
宋健楠　赤峰市医院
宋金超　上海理工大学附属市东医院
苏殿三　上海交通大学医学院附属仁济医院
孙永涛　山东第一医科大学第一附属医院
孙永兴　首都医科大学三博脑科医院
孙玉娥　南京大学医学院附属鼓楼医院
谭文斐　中国医科大学附属第一医院
田　航　广州市妇女儿童医疗中心
田首元　山西医科大学第一医院
王　云　北京朝阳医院
王海云　天津市第三中心医院
王颖林　同济大学附属东方医院
王中玉　郑州大学第一附属医院
魏晓永　郑州大学第三附属医院
吴　刚　西安交通大学第二附属医院
吴剑波　山东大学齐鲁医院
吴镜湘　上海交通大学附属胸科医院
吴晓智　中国人民解放军联勤保障部队第九〇〇医院
肖　玮　首都医科大学宣武医院
徐　懋　北京大学第三医院
徐　夏　三亚中心医院（海南省第三人民医院）
徐斌彬　新疆维吾尔自治区人民医院
姚伟瑜　泉州玛珂迩妇产医院

余　海　四川大学华西医院
喻文立　天津市第一中心医院
赵　璇　上海第十人民医院
邹　最　上海长征医院
邹望远　中南大学湘雅医院

秘　书
陈　林　华中科技大学同济医学院附属协和医院
周　婷　华中科技大学同济医学院附属协和医院

编者名单

William (Jay) Gerald Austen, MD
Associate Professor of Surgery
Massachusetts General Hospital
Boston, Massachusetts

Elisabeth M. Baker, NP
Massachusetts General Hospital
Boston, Massachusetts

Joanne E. Baker, MS, CNP
Nurse Practitioner
Department of Critical Care
Massachusetts General Hospital
Boston, Massachusetts

William Benedetto, MD
Assistant Anesthetist
Department of Anesthesia, Critical Care, and Pain Medicine
Harvard Medical School
Assistant Professor of Anesthesia
Department of Anesthesia, Critical Care, and Pain Medicine
Massachusetts General Hospital
Boston, Massachusetts

Sheri Berg, MD
Medical Director of the Post-Anesthesia Care Units
Staff Anesthesiologist and Intensivist
Department of Anesthesia, Critical Care, and Pain Medicine
Massachusetts General Hospital
Boston, Massachusetts

Alana B. Birner, RN
Massachusetts General Hospital
Boston, Massachusetts

Edward A. Bittner, MD, PhD
Associate Professor of Anesthesia
Department of Anesthesia, Critical Care, and Pain Medicine
Massachusetts General Hospital
Boston, Massachusetts

Kevin Blackney, MD
Department of Anesthesia, Critical Care, and Pain Medicine
Massachusetts General Hospital
Boston, Massachusetts

Katherine Boudreault, MD
Clinical Fellow in Neuro-Ophthalmology
Department of Ophthalmology
Massachusetts Eye and Ear Infirmary
Boston, Massachusetts

Yuriy Bronshteyn, MD
Assistant Professor of Anesthesiology
Duke University School of Medicine
Durham, North Carolina

Kathryn L. Butler, MD
Instructor in Surgery and Associate Director of the Surgical Clerkship
Harvard Medical School
Assistant in Surgery
Division of Trauma, Emergency Surgery, and Surgical Critical Care
Massachusetts General Hospital
Boston, Massachusetts

Dean Cestari, MD
Department of Ophthalmology
Massachusetts Eye and Ear Infirmary
Boston, Massachusetts

Jonathan Charnin, MD
Senior Associate Consultant
Department of Anesthesiology and Perioperative Medicine
Mayo Clinic
Rochester, Minnesota

Yufei Chen, MBBS
Clinical Fellow in Surgery
Department of Surgery
Massachusetts General Hospital
Boston, Massachusetts

Martha DiMilla, MS, RN, APRN, ACNP-BC
Department of Anesthesia, Critical Care, & Pain Management
Massachusetts General Hospital
Boston, Massachusetts

Carlos Fernandez-Robles, MD
Assistant Professor of Psychiatry
Massachusetts General Hospital
Boston, Massachusetts

Edward George, MD, PhD
Assistant Professor of Anesthesia
Massachusetts General Hospital
Boston, Massachusetts

Jeremy Goverman, MD, FACS
Assistant Professor in Surgery
Harvard Medical School
MGH Trustee's Fellow in Burns
Massachusetts General Hospital
Boston, Massachusetts

Rebecca L. Grammer, MD, DMD
Department of Oral and Maxillofacial Surgery
Massachusetts General Hospital
Boston, Massachusetts

Michael Hermann, MD
Department of Anesthesia, Critical Care, and Pain Medicine
Massachusetts General Hospital
Boston, Massachusetts

Mark Hoeft, MD
Larner College of Medicine
University of Vermont
Burlington, Vermont

Benjamin Hollingsworth, NP
Department of Orthopedics
Massachusetts General Hospital
Boston, Massachusetts

Ashlee Holman, MD
Assistant Professor
Department of Pediatric Anesthesiology
University of Michigan Health System
C. S. Mott Children's Hospital
Ann Arbor, Michigan

Ryan J. Horvath, MD, PhD
Instructor and Critical Care Fellow
Department of Anesthesia, Critical Care, and Pain Medicine
Massachusetts General Hospital
Boston, Massachusetts

Caroline B. G. Hunter, MD
Department of Anesthesia, Critical Care, and Pain Medicine
Massachusetts General Hospital
Boston, Massachusetts

Craig S. Jabaley, MD
Assistant Professor
Department of Anesthesiology
Associate Medical Director
Emory University Hospital
Emory University
Atlanta, Georgia

Christina Anne Jelly, MD
Department of Anesthesia, Critical Care, and Pain Medicine
Massachusetts General Hospital
Boston, Massachusetts

Haytham M. A. Kaafarani, MD, MPH, FACS
Assistant Professor of Surgery,
Harvard Medical School
Director, Patient Safety & Quality
Director, Clinical Research
Co-Director, Trauma Injury Prevention & Outreach Program
Division of Trauma, Emergency Surgery, and Surgical Critical Care
Massachusetts General Hospital
Boston, Massachusetts

Rebecca I. Kalman, MD
Department of Anesthesia, Critical Care, and Pain Medicine
Massachusetts General Hospital
Boston, Massachusetts

Tara Kelly, MD
Department of Anesthesia, Critical Care, and Pain Medicine
Massachusetts General Hospital
Boston, Massachusetts

Jean Kwo, MD
Assistant Professor
Department of Anesthesia
Harvard Medical School
Staff Anesthesiologist
Department of Anesthesia, Critical Care, and Pain Medicine
Massachusetts General Hospital
Boston, Massachusetts

Jarone Lee, MD, MPH
Medical Director
Blake 12 Surgical ICU
Surgery and Emergency Medicine
Massachusetts General Hospital
Harvard Medical School
Boston, Massachusetts

Erin J. Levering, NP
Multidisciplinary Intensive Care
Massachusetts General Hospital
Boston, Massachusetts

Mazen Maktabi, MB, BCh
Department of Anesthesia, Critical Care, and Pain Medicine
Massachusetts General Hospital
Boston, Massachusetts

John J. A. Marota, MD, PhD
Assistant Professor
Department of Anesthesia, Critical Care, and Pain Medicine
Massachusetts General Hospital
Boston, Massachusetts

Meredith Miller, MD
Department of Anesthesia, Critical Care, and Pain Medicine
Beth Israel Deaconess Medical Center
Boston, Massachusetts

Christopher R. Morse, MD
Assistant Professor
Department of Surgery
Massachusetts General Hospital
Harvard Medical School
Boston, Massachusetts

Yasuko Nagasaka, MD, PhD
Department of Anesthesia, Critical Care, and Pain Medicine
Massachusetts General Hospital
Boston, Massachusetts

Ala Nozari, MD, PhD, DEAA
Associate Professor
Department of Anesthesia
Harvard Medical School
Chief, Orthopedic Anesthesia
Department of Anesthesia, Critical Care, and Pain Medicine
Massachusetts General Hospital
Boston, Massachusetts

Roy Phitayakorn, MD
Assistant Professor
Department of Surgery
Massachusetts General Hospital
Boston, Massachusetts

Richard M. Pino, MD, PhD, FCCM
Associate Professor
Division Chief, Critical Care; Vice Chair for Regulatory Affairs
Anesthesia
Harvard Medical School
Department of Anesthesia, Critical Care, and Pain Medicine
Massachusetts General Hospital
Boston, Massachusetts

Elie P. Ramly, MD
Department of Surgery
Massachusetts General Hospital
Boston, Massachusetts

Nailyn Rasoul, MD
Clinical Fellow in Neuro-Ophthalmology
Department of Ophthalmology
Massachusetts Eye and Ear Infirmary
Boston, Massachusetts

Heather Renzi, NP
Massachusetts General Hospital
Boston, Massachusetts

Uma M. Sachdeva, MD, PhD
Department of Surgery
Massachusetts General Hospital
Boston, Massachusetts

Adeola Sadik, MD
Department of Anesthesia, Critical Care, and Pain Medicine
Massachusetts General Hospital
Boston, Massachusetts

Naveen F. Sangji, MD, MPH
Clinical Fellow
General Surgery
Massachusetts General Hospital
Boston, Massachusetts

William Schoenfeld, MD
Department of Anesthesia, Critical Care, and Pain Medicine
Massachusetts General Hospital
Boston, Massachusetts

Joseph Schwab, MD
Associate Professor
Orthopedic Surgery
Massachusetts General Hospital
Harvard Medical School
Boston, Massachusetts

Erik Shank, MD
Assistant Professor
Department of Anesthesiology
Harvard Medical School
Division Chief
Pediatric Anesthesia
Massachusetts General Hospital
Boston, Massachusetts

Milad Sharifpour, MD
Department of Anesthesia, Critical Care, and Pain Medicine
Massachusetts General Hospital
Boston, Massachusetts

Kenneth Shelton, MD
Department of Anesthesia, Critical Care, and Pain Medicine
Massachusetts General Hospital
Boston, Massachusetts

Tao Shen, MD
Clinical Fellow
Department of Anesthesia, Critical Care, and Pain Medicine
Massachusetts General Hospital
Boston, Massachusetts

Matthew Sigakis, MD
Clinical Lecturer
Anesthesia, Division of Critical Care
University of Michigan Medical School
Ann Arbor, Michigan

Bryan Simmons, MD
Department of Anesthesia, Critical Care, and Pain Medicine
Massachusetts General Hospital
Boston, Massachusetts

Matthew Tichauer, MD
Director, Division of Emergency Critical Care
Assistant Professor of Critical Care and Emergency Medicine
Department of Emergency Medicine, Traumatology & Critical Care
Hartford Hospital & Hospital of Central Connecticut
University of Connecticut School of Medicine
Hartford, Connecticut

Maria J. Troulis, DDS
Associate Professor
Director, Residency Program, Oral and Maxillofacial Surgery
Department of Oral and Maxillofacial Surgery
Massachusetts General Hospital
Harvard Medical School
Boston, Massachusetts

Elizabeth Turner, MD
Clinical Fellow in Acute Care Surgery/Surgical Critical Care
Division of Trauma, Emergency Surgery, and Surgical Critical Care
Massachusetts General Hospital
Harvard Medical School
Boston, Massachusetts

Andrew Vardanian, MD
Health Sciences Assistant Clinical Professor
Division of Plastic Surgery
University of California Los Angeles Medical Center
David Geffen School of Medicine at UCLA
Los Angeles, California

Connie Wang, MD
Department of Anesthesia, Critical Care, and Pain Medicine
Massachusetts General Hospital
Boston, Massachusetts

Daniel Dante Yeh, MD
Associate Professor of Surgery
DeWitt Daughtry Family Department of Surgery
University of Miami Miller School of Medicine
Trauma Surgeon
Ryder Trauma Center
Miami, Florida

Kevin H. Zhao, MD
Anesthesiologist and Intensivist
Anesthesiology Associates of Ann Arbor
Ann Arbor, Michigan

译者前言

临床医务工作者对"麻省总医院手册"系列书籍并不陌生，而《麻省总医院术后监护管理手册》则丰富了该系列书籍的内容。麻醉后监护室（postanesthesia care unit，PACU）工作的开展不仅大幅度提高了手术室利用率，也为手术患者安全稳定的复苏提供了条件。但是PACU工作中也涌现出许多新问题，包括如何减少患者术后并发症的发生、保证患者安全的转入／转出及质量控制标准的制定等，《麻省总医院术后监护管理手册》的翻译出版可以很好地解答上述问题。

《麻省总医院术后监护管理手册》共分为以下四个部分：第一部分主要介绍不同手术类型患者术后监护及管理要点；第二部分探讨了重要器官系统的术后并发症及其防治措施；第三部分介绍了特殊患者管理，包括小儿、病理性肥胖患者、老年患者、孕妇等；第四部分主要围绕PACU相关的道德和法律问题、管理标准、质控及感染控制等问题进行了阐述。此外，每一章节最后均附有推荐阅读材料，鼓励读者进行深入学习。

在《麻省总医院临床麻醉手册》及《麻省总医院危重病医学手册》基础上，本手册进一步完善了患者术后恢复管理有关的知识，其内容简要，以问题为中心分析其出现的原因并提出解决方法，便于在PACU工作的医师及护理人员查阅。本手册也讨论了PACU工作中涉及的法律和道德问题、医疗相关感染及感染控制等问题，因此其也将成为PACU管理人员的重要参考资料。

　　本手册的翻译出版是在中国医师协会麻醉医师分会第二届青年委员会的共同努力下完成的,同时得到了中国医师协会麻醉医师分会领导的大力支持,在此特向麻醉医师分会领导、全体青年委员表示衷心感谢!

尚　游　傅　强

2020 年 5 月

目　　录

第三部分　特殊考虑 / 349

第四部分 伦理法律问题和麻醉后监护室管理 / 425

第一部分

患者术后监护

第1章

头颈外科患者

Rebecca L.Grammer and Maria J.Troulis

彭宇明　译　王颖林　校

Ⅰ. 概述

A. 口腔颌面手术和耳鼻喉手术患者的人群分布特征

行口腔颌面手术（oral and maxillofacial surgery，OMFS）和耳鼻喉手术（ear-nose-throat，ENT）的患者年龄从婴儿到老年人不等。手术方式多为择期手术而非急诊手术，因此通过术前治疗使患者达到最佳的手术状态是可行的。急诊手术一般是感染或出血累及呼吸道并危及患者生命情况时进行。急性感染患者可能发生严重的并发症，主要因为很多头颈部感染可能会影响呼吸道的通畅性；同样地，口腔内出血或双侧下颌骨骨折可能会导致呼吸道堵塞而引起严重并发症。对于这类患者，清醒状态下应用纤维支气管镜进行气管插管是必需措施，此外，可能需要保留气管插管以保护气道和／或进入外科重症监护室（intensive care unit，ICU）进行气道管理。

B. 术后处理

大部分行口腔颌面手术的患者术后在手术室拔除气管插管并被转移至麻醉后监护室。行大型颌面手术如正颌术或颌面部创伤后重建术的患者一般需留观至第二天。行小型手术如鼻窦手术或者牙槽手术患者可在麻醉苏醒后出院回家。行口腔内切口植骨的患者需在术后48小时内保持清流质饮食。行上、下颌截骨手术，或上、下颌骨折切开复位内固定的患者，需在术后6周内保持"非咀嚼"的软食。

一部分行口腔颌面手术和耳鼻喉手术的患者，无论术后是否保留气管导管，可能要进入ICU留观。此类病例包括严重气道水肿、长期保留气管插管、大面积颌面部创伤、舌裂伤或阻塞性睡眠呼吸暂停。少数情况下，患者需要放置上下颌固定器以制动。

Ⅱ. 常见术后并发症

A. 疼痛

外科手术包括颌面术后，通常出现术后疼痛。疼痛程度取决于手术类型和程度、个体对疼痛的耐受度、术前疼痛的严重度、持续时间及原因（如肌筋膜痛、头痛、颞下颌关节痛或外伤致痛），以及术前麻醉要求。此外，系统性疾病如纤维性肌痛症、结缔组织或自身免疫性疾病、血管性疾病及糖尿病等也可能影响术后疼痛。行颞下颌关节手术、正颌手术、面部骨折修复术或广泛颌面部感染切开引流术的患者可能出现比较剧烈的术后疼痛。创伤性骨折患者固定骨折部位后疼痛往往会缓解。局部麻醉可有效控制术后早期的疼痛，但随着局麻药物逐渐被代谢，必须滴定静脉和口服镇痛药的剂量以保证镇痛效果。麻醉性镇痛药是术后镇痛中的常用药物。

B. 恶心 / 呕吐

恶心是颌面部外科术后最常见的并发症，发生率高达40%，且常导致呕吐。其危险因素包括女性、晕车史、眩晕、偏头痛和既往术后恶心呕吐发生史。颞下颌关节和耳部手术可导致术后眩晕继而引发恶心。挥发性麻醉药、静脉麻醉药物和抗生素也会造成患者恶心呕吐。经鼻插管、上颌截骨术、鼻甲切除术、鼻中隔成形术和鼻窦手术导致术后出血并引流至鼻咽部。部分血性引流物被吞咽后对胃肠道造成严重刺激，导致患者出现恶心。术后在拔除气管导管前放置鼻胃管进行胃排空，有助于减轻术后恶心。术后恶心呕吐的不良后果包括伤口裂开、出血、血肿、脱水和误吸，麻醉相关文献提倡多模式预防和管理术后恶心呕吐。

C. 肿胀

颌面外科手术后，会出现组织肿胀。涉及下颌骨的手术，尤其是在舌侧进行广泛切开的手术，可能会导致口底或口咽肿胀，在极少数的情况下甚至会导致气道损伤。影响因素包括手术时间、手术范围、手术创伤及患者本身因素，如是否进行过抗凝治疗等。组织肿胀高峰期通常在术后 24~48 小时，3~4 周后开始缓解，但特定的手术如正颌术，术后肿胀的时间可能延长。在可预见会出现严重的气道水肿的情况下，气管导管应保留至水肿消退后。根据不同的手术，可采取以下措施以最大程度减轻术后水肿，包括术后 48 小时面部冰敷，保持头高位 1 周，以及围术期应用类固醇。

D. 瘀斑

皮肤变色是术后常见的并发症，尤其多见于颌面部手术。由皮下渗血引起。类似于擦伤，瘀斑的颜色会从紫色变为绿色再到黄色，一般会在 2~4 周内消退，并因重力作用向下移动。

E. 血肿／出血

口腔和颌面手术后，发生致命性出血较罕见。据文献报道，其发生率在 1%~12.5%。经抗凝治疗的患者术后出现严重高血压是导致术后出血的重要原因。一般情况下血肿较小，但口腔底部血肿可能引起气道梗阻。术后出血通常可以通过压迫或闭塞缝合控制，很少需要血管结扎或栓塞。

F. 鼻塞

在颌面部术后患者常出现鼻塞,尤其是在上颌 /LeFort 截骨术、鼻甲切除术、鼻中隔成形术、鼻窦手术、鼻整形术或鼻气管插管后。术后水肿、鼻腔分泌物、鼻及鼻窦出血和解剖变异均可引起鼻塞。可以通过术后充分吸引清理鼻腔分泌物,另外在一些情况下可以使用鼻咽通气道缓解阻塞。术后可以使用脉搏血氧仪监测患者的氧合情况。此外,有助于缓解鼻塞的辅助手段,包括头高位和使用氧气加湿面罩,以保持黏膜表面湿润。使用含生理盐水、去氧肾上腺素或羟甲基唑啉的鼻腔喷雾剂,可迅速减轻鼻黏膜肿胀和减少分泌物。全身应用抗组胺药或伪麻黄碱也可减少鼻分泌物,通过人工冲洗术和清创术清除鼻痂和分泌物,同样有助于缓解鼻塞。

G. 鼻出血

鼻、上颌窦或上颌骨的颌面外科术后常见血性鼻分泌物,如上颌手术,包括 Lefort 截骨术、鼻甲切除术和其他鼻窦或鼻腔手术。手术后,鼻窦充满血性分泌物,这是鼻窦中血液排出的自然过程。可以用伪麻黄碱和盐水鼻喷剂等减轻鼻黏膜充血。鼻出血主要在术后即刻发生,并在术后 12~24 小时消退。某些情况下鼻腔血性分泌物排出可能会持续 10~14 天。在极少数的情况下,可能会发生严重的出血,前后鼻腔均应放置填充物以控制出血。很少需要栓塞或结扎血管控制出血。

H. 感染

任何手术后都可能发生感染,在所有手术患者中,感染通常作为一个晚期并发症发生于术后几天内。由于头颈部血供丰富,头颈部术后感染的发生率低于其他手术部位。但正由于这个解剖特点,使得感染通过局部组织扩散或缺少瓣膜的面部静脉和角静脉逆行的风险增加,因此头颈部发生的感染更需要重视。

感染早期的症状可能包括心动过速、发热、水肿、红斑、白细胞增多,随之发生切口部位化脓。早期的预防方法有围术期应用抗生素,必要时手术切开引流。

来源于上面部结构的感染见于腮腺导管、眶周区、上颌窦、眶、上颌牙齿、腮腺等。对于眶周感染,必须对眶前感染和眶后感染进行鉴别。如有需要,应进行眼科检查。下面部结构感染常局限于颊间隙,多来源于腮腺导管、下颌牙齿、下颌下腺或舌下腺、淋巴结和口腔结构底部的感染,常伴随疼痛、肿胀和牙关紧闭。一般情况下,颌面部感染致病原体常为青霉素敏感细菌,对青霉素治疗无效的患者,最常见的致病菌是耐药金黄色葡萄球菌。

I. 感觉神经损伤

颌面部手术可能损伤三叉神经的分支,导致术后暂时的感觉减弱或改变。影响范围取决于手术位置,嘴唇、牙齿、舌头、牙龈、鼻子、下巴或脸颊的手术均有可能影响三叉神经。小范围手术后的感觉减退可能是局部麻醉的作用,可在术后数小时内恢复。范围较广泛的手术,感觉功能可能需要长达 1 年的时间才能恢复,在极少数情况下,可能会出现永久性的感觉功能障碍,包括感觉缺失、感觉迟钝或感觉异常。高损伤风险的神经包括下颌骨截骨术中的舌神经和内牙槽神经、颏成形术中的颏神经,以及较少见的上颌骨截骨术中的眶下神经。在切除术中,舌下神经也可能受到影响。

J. 运动神经损伤

颌面部手术,尤其是颞下颌关节手术和所有经口外入路手术,特别是下颌下切口手术,可能会损伤面神经的分支。面神经损伤可导致面部表情肌无力,表现为面瘫。高达 50% 的面神经损伤与神经牵拉有关,这种损伤通常是暂时的,但也可能是永久性的。

Ⅲ. 耳鼻喉手术和口腔颌面手术患者的注意事项

A. 对于颌面部手术患者,在术后有时会使用钢丝或弹性材料以保持上下颌固定,在某些情况下也会使用固定夹板。对于上下颌固定的患者,术后必须在床边准备好重型剪刀或钢丝钳,一旦发生气道紧急情况或误吸事件,可以切断钢丝或弹性材料进行及时抢救。

B. 许多颌面部手术患者由于麻醉药物作用或神经损伤而处于麻木状态,因此在术后早期可能难以控制分泌物的排出。颌面外科患者应在床旁准备好软性吸引管,并始终将床头抬高30°及以上。

C. 由于经鼻呼吸困难,患者应使用加湿氧气面罩,既可以补充氧气,又可以保持口腔和鼻腔黏膜湿润。

D. 应严格预防上颌骨手术或鼻窦手术的患者发生鼻窦相关并发症。预防措施包括:避免擤鼻涕,只擦除鼻分泌物;避免打喷嚏或张嘴打喷嚏;避免用吸管喝水;避免吸烟;避免提举重物;避免弯腰;始终保持床头抬高。

E. 由于麻木和肿胀,患者很难用杯子喝水。当患者足够清醒,可以耐受经口饮食时,可以通过一个连接长管如橡胶导管的注射器或"鸭嘴杯"服用清流质饮食。这样,液体能够缓慢少量地进入后口咽部。可以宣教患者利用这类工具或勺子自行进食。

F. 经鼻腔气管插管是颌面外科手术中常用的方法。所有需要检查咬合的手术,如下颌骨或上颌骨骨折,或正颌手术,鼻插管是最合适的插管方式。

经口腔气管插管通常用于上颌和鼻腔手术。气管切开或环甲膜穿刺插管运用的较少,可能用于全面部创伤患者或需要长期气道保护的患者。

G. 对于抗凝治疗的患者,应在术前检测凝血因子。这些患者在术中和术后发生出血的风险较高,应采取局部措施以防止术后出血。此外,由于存在鼻出血的风险,应尽可能避免鼻插管。

H. 耳鼻喉科及颌面外科的儿童患者,合并先天性及后天的颌面部畸形,常存在面罩通气困难和插管困难。应仔细选择合适的面罩,特别要重视颌面部畸形的案例。麻醉医生应该为困难气道做好准备,辅助工具包括口咽通气道、鼻咽通气道和喉罩。同时,应考虑在清醒或清醒镇静状态下行纤维支气管镜气管插管。

I. 颌面部手术中常需要控制性降压,以减少围术期出血,缩短手术时间。控制性降压定义为平均动脉压下降至基线的 30% 或收缩压控制在 80～90mmHg。

推荐阅读

Alcantara CEP, Falci SGM, Oliveira-Ferreira F, et al. Pre-emptive effect of dexamethasone and methylprednisolone on pain, swelling, and trismus after third molar surgery: a split-mouth randomized triple-blind clinical trial. *Int J Oral Maxillofac Surg* 2014;43(1):93–98.

Brookes CD, Berry J, Rich J, et al. Multimodal protocol reduces postoperative nausea and vomiting in patients undergoing Le Fort I osteotomy. *J Oral Maxillofac Surg* 2015;73:324–332.

Dan AEB, Thygesen TH, Pinholt EM. Corticosteroid administration in oral and orthognathic surgery: a systematic review of the literature and meta-analysis. *J Oral Maxillofac Surg* 2010;68:2207–2220.

Geha H, Nimeskern N, Beziat JL. Patient-controlled analgesia in orthognathic surgery: evaluation of the relationship to anxiety and anxiolytics. *Oral Surg Oral Med Oral Pathol Oral Radiol Endod* 2009;108:e33–e36.

Jahromi HE, Gholami M, Rezaei F. A randomized double-blinded placebo controlled study of four interventions for the prevention of postoperative nausea and vomiting in maxillofacial trauma surgery. *J Craniofac Surg* 2013;24(6):e623–e627.

Phillips C, Brookes CD, Rich J, et al. Postoperative nausea and vomiting following orthognathic surgery. *Int J Oral Maxillofac Surg* 2015;44(6):745–751. doi:10.1016/j.ijom.2015.01.006.

Robl MT, Farrell BB, Tucker MR. Complications in orthognathic surgery: a report of 1000 cases. *Oral Maxillofac Surg Clin North Am* 2014;26:599–609.

van der Vlis M, Dentino KM, Vervloet B, et al. Postoperative swelling after orthognathic surgery: a prospective volumetric analysis. *J Oral Maxillofac Surg* 2014;72:2241–2247.

Wolford LM, Rodrigues DB, Limoeiro E. Orthognathic and TMJ surgery: postsurgical patient management. *J Oral Maxillofac Surg* 2011;69:2893–2903.

第2章

眼科患者

Elizabeth Turner, Nailyn Rasoul, Katherine Boudreault, and Dean Cestari
安海燕　译　王海云　校

Ⅰ. 概述

　　眼科手术患者通常进行眼内或眼外手术。不同的手术类型会导致不同的并发症。此外,可选择表面麻醉、局部麻醉或全身麻醉等不同麻醉方式。表面麻醉和区域阻滞有其独特并发症,因此对于麻醉医生来说,掌握眼科手术后患者管理相关知识至关重要。常见眼科手术及其相关麻醉并发症将在下面章节中讨论。

Ⅱ. 眼科手术

　　眼科手术通常分为眼内手术和眼外手术。眼内手术包括白内障、角膜疾病、青光眼、视网膜修补术和眼球破裂修补术等。眼外手术包括斜视矫正术和眼整形术。眼科手术通常在门诊进行,并于当日出院。根据不同手术类型选择不同麻醉方式。全身麻醉常用于眼球穿孔和眼内手术。

　　A. 如有擦伤,眼内手术可能导致疼痛和不适。

　　1. 白内障手术

　　a. 白内障手术常在天然晶状体变混浊后进行。在多数简单病例中,仅使用表面麻醉和前房内麻醉。外科医生在角膜做两个小切口后使用超声乳化术(强效超声波震荡)摘除晶状体,并将人工合成晶状体植入眼内。伤口通常不需要缝合,但复杂病例或切口较大时有必要进行简单缝合。患者手术当天出院,并在第二天早上对患者进行术后随访。

b. 多数白内障手术并发症的发生是由于手术操作(例如,约1.9% 的病例发生后囊破裂),需要外科医生紧急处理。

c. 早期术后并发症包括:

(1)角膜水肿,表现为视力下降,如果存在擦伤,可能导致疼痛和不适。

(2)眼压升高会导致疼痛和恶心。这一现象并不常见,但是如果术中所使用的黏弹性物质没有完全清除时会发生此现象。此外,伤口渗漏继发眼压降低,导致视觉障碍,通常不伴有疼痛。

(3)葡萄膜炎,通常表现为视力模糊、结膜红斑、不适和畏光。

(4)眼内炎是一种眼内细菌或真菌感染引起的威胁视力的严重术后并发症。幸运的是,此并发症发生率仅为0.05%~0.33%,通常在术后 3~7 天出现。这是一种绝对需要紧急处理的情况。

2. 角膜手术

a. 角膜手术包括角膜移植和屈光手术。进行角膜移植意味着在手术期间眼球会对空气开放接触几分钟,常伴有眼内容物脱出的危险。手术前必须进行球后阻滞,并对患者实施镇静。在角膜内皮移植过程中,只替换角膜较深的部分。

b. 术后并发症包括:

(1)伴或不伴有房水漏出的低张力缝合。

(2)缝线感染和眼内炎导致疼痛、畏光和视力损害。

(3)角膜糜烂、移植物排斥反应和葡萄膜炎,表现为疼痛、畏光和视力下降。

3. 青光眼

a. 青光眼手术用于降低药物不能控制的眼压,青光眼通常分为两种:开角型青光眼和闭角型青光眼。"开角"是指虹膜角膜角保持其正常状态。当小梁网(眼睛的引流系统)被阻塞时,会造成眼压升高,形成青光眼。当虹膜角膜角变小时会阻碍小梁网引流房水,从而引起眼压升高。

青光眼滤过手术(小梁切除术)的目的通常是建立新的引流管,使房水外渗进入结膜下间隙。房水可通过结膜(泡)或人工装置(分流管)排泄,也可通过眼静脉重吸收。

b. 患者术后可暂时性轻至中度眼部不适,可于当日出院。

c. 主要早期术后并发症(术后 3 个月内)包括低眼压(结膜漏出、过度滤过或脉络膜渗漏)、高眼压(恶性青光眼、瞳孔阻滞或脉络膜下出血)、感染(眼内炎)、前房积血或葡萄膜炎(眼内炎症)。

4. 创伤

a. 眼球穿孔需要在全麻下修复且该类患者常紧急入院。创伤本身和手术过程可能增加感染风险。术前及术后通常需要应用抗生素,如果玻璃体已存在被污染的可能性,也可以向玻璃体内注射抗生素。

b. 术后并发症包括与眼内手术有关的并发症,如角膜糜烂、缝线感染、伴或不伴有低眼压的伤口渗漏、眼压升高和感染(眼内炎)。隔后蜂窝织炎是一种罕见的并发症。

5. 视网膜

a. 视网膜脱落、黄斑裂孔、白内障手术合并后囊破裂和外伤均为球后手术适应证。这些病例常采用可确保眼球完全静止的球后神经阻滞进行镇痛。患者常于当日出院。

b. 巩膜扣带术和玻璃体切割术是视网膜脱落修复的两种常用术式。

(1)巩膜扣是放置在巩膜上的一种硅胶海绵、橡胶或半硬质塑料,将其缝于眼睛的巩膜外层以减轻玻璃体对视网膜的牵拉,让视网膜可以靠在眼睛壁上。球后阻滞通常避免了肌肉拉伸或牵扯引起的眼心反射。患者术后可能会有中度疼痛,而且在大多数情况下可能需要止痛药。术后并发症包括复视(通常不需治疗)、感染(隔后蜂窝织炎)或视网膜附着失败。

(2)玻璃体切割术是一种眼内手术,通过巩膜的 3 个手术孔取出玻璃体。在手术结束时医生会向患者眼内注入气体。患者需要保持特定的头低位,以便将眼睛内的气体控制在适当位置。术后并发症包括眼压升高、眼压降低、感染(眼内炎)、视网膜复位失败和炎症(葡萄膜炎)。

B. 眼外手术

1. 斜视

a. 斜视手术用于矫正眼球斜位。大多数外科医生为保证患者的舒适常在全麻下进行手术。在一只或两只眼睛中先将眼外肌与眼球分离,然后加强或减弱眼外肌张力,使两眼向同一方向进行最大限度地运动。这是一种耐受性很好的手术,患者常在当天出院。

b. 牵拉或伸展眼外肌引起的心动过缓是外科医生和麻醉医生在手术中常遇到的并发症之一。使用可调节缝线已成为斜视矫正的一种常用方法,患者在调整期间可能会有明显的血管迷走神经反射兴奋,但这种不良反应在出院后消失。

c. 术后并发症包括再附着的眼外肌滑脱,常导致眼球在其滑脱的眼外肌运动方向上的运动受限和明显复视。这通常是缝合断裂的结果,患者应该立即请医生进行评估。眶内蜂窝织炎等感染或脓肿的发生比较罕见,往往在术后远期。结膜肉芽肿可视为慢性愈合过程中的一部分,这是由于对缝合材料的局部反应,可使用皮质类固醇滴剂。

2. 眼整形手术

a. 眼睑手术通常在局部麻醉下进行,而眼眶手术则在全麻和球周麻醉下进行。球周麻醉通过血管收缩,也用于减少出血。球后血肿的发展导致视力损害(通过引起压迫性视神经病变)是一种罕见但严重的并发症,与选择性眼睑成形术相关,并在术后早期出现，表现为眼球突出、结膜水肿和视力下降。这是一种眼科急症，需要紧急识别后实施眦切开术治疗。（个人认为此时行紧急 CT 检查实际上并不正确，无法缓解视神经系统压力以恢复视力）。

b. 其他主要并发症包括感染，如隔前或隔后蜂窝织炎、或脓肿发生。

Ⅲ. 常见眼科手术过程中的不良反应

A. 眼外手术

1. 眼心反射

a. 症状 / 体征

眼心反射（oculocardiac reflex，OCR）通常表现为窦性心动过缓，也可见其他类型心律失常，包括房室传导阻滞、交界性心律失常、异位搏动、室性心动过速和心脏停搏。

b. 病因学

（1）OCR 可能由牵拉或按压眼球、眶内容物或眼外肌引起，常与心搏骤停有关。

（2）传入神经刺激始于三叉神经感觉核形成眼支。二级神经元与内脏运动迷走神经核形成突触。三级神经元支配窦房结，导致心动过缓。

（3）球后阻滞通过抑制一级神经信号传导预防 OCR。

c. 处理措施

如果在术中或术后怀疑发生 OCR，麻醉医生应通知术者立即停止对眼眶的刺激，并且提高氧合和通气。较严重的病例中可使用阿托品。

2. 球后出血

球后出血将在麻醉并发症中讨论。

3. 隔后蜂窝织炎

a. 症状

隔后蜂窝织炎表现为疼痛、红眼、视力模糊、复视、眼睑肿胀、眶下和/或眶上疼痛或感觉减退。

b. 体征

隔后蜂窝织炎的体征包括结膜水肿和充血、眼睑水肿和红斑、眼球突出、眼球运动受限及疼痛,以及视神经病变的征象,如视力下降、传入性瞳孔缺陷和色觉减退。

c. 处理措施

(1)立即咨询眼科和传染科医生。

(2)对眼眶进行影像学检查(增强 CT)以排除眶内脓肿存在。

(3)经验性静脉注射抗生素。

B. 眼内手术

1. 眼内炎

a. 症状

眼内炎表现为眼内手术后 3~7 天视力突然下降,眼痛加重。

b. 体征

首先表现为视敏度降低,炎症细胞和蛋白质聚集于前房(眼前房积脓),视网膜红光反射降低,角膜水肿,结膜显著充血和眼睑水肿。

c. 处理措施

(1)立即咨询眼科医生。

(2)患者通常需要眼内注射抗生素,必要时进行玻璃体切除。

2. 角膜糜烂

a. 症状

患者术后苏醒或局麻药失效后即会出现异物感、流泪、眨眼不适、剧烈疼痛或畏光等症状。糜烂部位在术后早期发生感染的可能性低,但如果角膜糜烂不能及时得到很好的处理,则可能会发生感染。

b. 体征

角膜糜烂可造成中度结膜充血和角膜轻微视物模糊并伴有

轻度眼睑水肿。

c. 处理措施

(1)请眼科进行会诊。

(2)角膜糜烂时不可对眼睛进行修补。

(3)每 4 小时使用抗生素软膏(红霉素、杆菌毒素或多孢菌素),直到患者到眼科就诊或使用抗生素软膏 2~5 天后疼痛消失和视力改善。

3. 眼压升高

a. 症状

(1)眼内压增高可能继发于瞳孔阻滞、保留黏弹性物质或晶状体颗粒、前房积血、色素分散和眼内手术后的炎症。房角可以是开放的,也可以是闭合的。术后眼压升高最常见的原因是术前未诊断明确开角型青光眼或闭角型青光眼。

(2)眼内压增高可表现为视力下降、持续的眼部疼痛、虹视、前额头痛、恶心和呕吐。

b. 体征

眼内压增高的体征包括中度结膜充血、角膜轻微模糊、瞳孔固定并轻度扩张。

c. 处理措施

(1)请眼科会诊。

(2)根据眼压增高的原因进行对因治疗。

Ⅳ. 眼科手术中常见的麻醉相关不良反应

A. 表面麻醉

表面麻醉是眼科手术中最常用的一种麻醉方式。诊室处理时常使用 0.5% 盐酸丙美卡因和 1% 盐酸丁卡因等酯类麻醉药。眼表病变区域和白内障手术麻醉常用 1%~ 2% 的利多卡因(可加入肾上腺素)行结膜下麻醉。

表面麻醉并发症如下:

1. 超敏反应

a. 在手术过程中使用丙美卡因或丁卡因麻醉的患者很少会出现过敏反应(或毒性反应),表现为角膜上皮软化和糜烂,结膜充血,偶尔发生结膜下出血。

b. 临床上,患者表现为疼痛、光敏、不适和结膜充血。

c. 避免进一步应用表面麻醉,可使用润滑剂进行治疗。

d. 局部麻醉药的过敏反应比较罕见,在已报告的病例中主要发生于酯类局麻药,如丙美卡因和丁卡因。患者出现瘙痒、结膜充血、水肿和眼睑肿胀。以后在此类操作时应使用酰胺类局麻药(如利多卡因和布比卡因),尽管此类药物会增加角膜毒性,并且,不幸的是,这些药物不用于表面麻醉。

2. 心脏传导阻滞

a. 结膜下注射中毒剂量利多卡因可导致心脏传导阻滞(较为罕见)。

b. 需密切监控患者眩晕、低血压和异常心率的发生。

c. 如有必要,可将患者安置在有心肺功能监测及支持的监护室内。

3. 中枢神经系统

a. 结膜下注射中毒剂量利多卡因可抑制中枢神经系统(CNS)。

b. 患者易出现嗜睡、虚弱和疲劳。

c. 为确保患者心肺功能和神经系统稳定将患者安置在监护室内。

B. 局部麻醉:眼球筋膜囊下阻滞(巩膜上阻滞)、球周阻滞和球后阻滞

在许多眼科手术中,表面麻醉并不能提供手术所必需的麻醉水平。局部麻醉主要有 3 种:眼球筋膜囊下阻滞、球周阻滞和球后阻滞。上述 3 种方法均用于眼部麻醉;其中,球后阻滞可阻止眼球运动和阻断视力。酰胺类麻醉药(如利多卡因和布比卡

因）是球后阻滞的首选药物,因为酰胺类局麻药的作用时间较长,全身毒性较小。

球周阻滞是指将麻醉混合液注入眼球周围,但不注入肌肉圆锥内;因此,眼内充血,肌肉圆锥出血和视神经损伤等并发症的风险显著降低。患者在手术期间可保留一定视力。相比之下,球后阻滞由于将局麻药注入肌肉圆锥内,可阻断视神经信号传导以致暂时性视力丧失。

1. 眼球筋膜囊下阻滞(巩膜上阻滞)

a. 眼球筋膜囊下阻滞是用眼科剪在眼结膜和筋膜囊做一切口,将套管针沿眼筋膜囊(Tenon's capsule)下方插入,注入局麻药。与其他局部麻醉方式相比,眼球筋膜囊下阻滞的并发症发生率较低。

b. 眼球筋膜囊下阻滞的并发症如下:

(1) 由于局麻药物外溢于结膜下以及针头对小血管的损伤,导致注射痛、结膜水肿和结膜下出血。这些并发症可自行缓解,无须治疗。

(2) 罕见并发症包括围手术期眼球穿孔、球后出血、肌肉毒性、局麻药扩散引起的中枢神经系统抑制和瞳孔慢性扩张。

2. 球周阻滞

球周阻滞是指将麻醉混合液注入眼球周围,但是不注入肌肉圆锥内。阻滞所用的针更短,眼部产生麻醉效应但并不制动眼球。发生眼内意外注射,肌肉圆锥内出血和视神经损伤的风险远小于球后阻滞。球周阻滞更容易出现结膜水肿、红斑和结膜下出血,因为与球后阻滞相比,局麻药的用量更大,而且局麻药在球周阻滞中更容易扩散。

3. 球后阻滞

球后阻滞是向肌肉圆锥内注射局麻药,不仅能产生眼部麻醉效应,还能制动眼球。可能发生继发于视神经信号传导障碍的暂时性视力丧失。球后阻滞的一些并发症与球周阻滞并发症相似(图 2.1)。

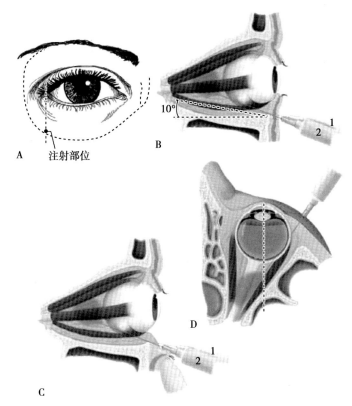

图 2.1　球后阻滞。使用 1.25 英寸、25G 或 27G 穿刺针在眶下缘和外侧缘的交点处刺入眶内（A）。针头平行于眼眶，与水平面呈 10° 夹角，沿眼球切线进针（B1）。通过眼球赤道后向上调整针头方向刺入肌锥内（B2）。经皮（B）或经结膜（C）穿刺均可。D. 由于视神经位于该矢状面鼻侧，因此针头不可穿过眼球正中矢状面。（图片由美国眼科协会提供）

　　a. 球后出血

　　（1）这一严重并发症在球后阻滞（肌肉圆锥内阻滞）和球周阻滞（肌肉圆锥外阻滞）均可发生（以及眼眶手术本身），由眶内眼球后部出血（静脉或动脉）所致。一项研究表明：球后出血在球周阻滞和球后阻滞中的发生率分别为 0.4% 和 0.7%。

（2）球后出血所致最显著的并发症是继发于间隔室综合征所导致视神经压迫性损害引起的视力丧失。

（3）曾有学术讨论认为球后阻滞麻醉前停止使用抗血小板药和抗凝药可预防球后出血的发生。然而，术前继续服用这些药物似乎并没有明显增加术后并发症的发病风险。

（4）球后出血表现为患者眼球突出、结膜水肿、剧痛和视力下降。

（5）球后出血体征包括：眼内压升高，结膜充血，眼外肌运动受限和眼球压迫抵抗感。

（6）球后出血非常危急，需立即进行治疗以防止视力永久性丧失。当怀疑球后出血时，需立即请眼科会诊，不得延迟治疗。手术治疗分为两步：①外眦切开；②松解外眦韧带。用 Westcott 剪刀和有齿镊将外眦全层组织剪开做一切口。用有齿镊夹住下眼睑外侧缘向上提，同时将部分（或全部）外眦韧带切开，直到外眦韧带和眼睑松弛（图 2.2）。

b. 眼球穿通伤

（1）眼球穿孔会导致不可逆的视力丧失，术后发生率约为 0.2%。

（2）高度近视是麻醉后眼球穿孔最显著的危险因素。由于后巩膜葡萄肿患者眼轴较长，使眼球穿孔的风险增加了 30 倍。

（3）其他危险因素包括患者眼球内陷，不合作，以及有巩膜折叠术史。

（4）眼球穿孔表现为剧烈的眼睛疼痛和视力丧失。经检查，眼内压降低，并存损伤入口和 / 或出口。然而，高达 50% 患者可能没有即刻出现症状。行眼检或超声检查以评估损伤。眼球穿孔后的视力预后通常很差。眼球穿孔的同时造成视网膜脱离，需要进行视网膜修复手术。

（5）眼球爆裂 / 破裂是一种非常罕见的并发症，它发生在眼球内注射麻醉时。表现为视力预后差，患者经常仅有光感视力或视力更差。

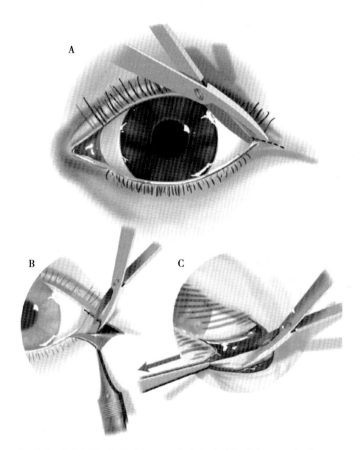

图 2.2　如图所示为外眦切开术(A)和眦松解术(B 和 C)。(From Ehlers JP, Shah CP, eds. *The Wills Eye Manual: Office and Emergency Room Diagnosis and Treatment of Eye Disease*. 5th ed. Philadelphia, PA: Lippincott Williams & Wilkins; 2008.).

c. 视神经病变

(1)视神经损伤是局部麻醉中一种罕见的并发症。

(2)麻醉后视神经损伤的原因包括针头对视神经的直接损伤、局麻药或视神经出血所造成的压迫性坏死。

(3)视神经损伤的危险因素包括：眼眶小、注射针过长、区域阻滞时眼睛向上看（建议在穿刺过程中眼睛向前凝视）。

d. 肌肉损伤

(1)区域阻滞对眼外肌的损害可能导致双眼不对齐、双眼复视、上睑下垂、内翻和（或）外翻（睑翻转或外翻）。

(2)眼外肌损伤的机制包括针头损伤眼外肌、缺血性压迫坏死和局麻药肌毒性。

(3)球周和球后阻滞常出现暂时性复视，可自行恢复。然而，如果复视或斜视持续存在，则需进一步评估。在永久性肌肉损伤的病例中，下直肌最易受累。

(4)上睑下垂通常发生在眼科手术后（无论是局部麻醉还是全身麻醉），其中99%的病例可在5周内痊愈。上睑下垂的机制可能是在使用开睑器时撕裂或手术过程中的轻微牵拉上睑提肌。

e. 脑干麻醉

(1)眼球巩膜与视神经周围的视神经鞘膜相连。视神经鞘膜与中枢神经系统周围的硬脑膜相连，因此，如果视神经鞘膜的完整性遭到破坏，就会为局麻药进入中枢神经系统提供一个连续通道。

(2)在注射麻醉药时，如果针头刺破视神经鞘膜，局麻药就会扩散进入中枢神经系统。较罕见的机制是局麻药误入眶内动脉，逆流至颅内动脉。

(3)症状通常出现在注射后30分钟内。中枢神经系统的任何部分均可受累，最常见症状是精神状态下降、复视、黑矇、局灶性神经体征、惊厥和心肺功能抑制。

(4)治疗包括对患者进行监测和心肺功能支持。这些患者需日夜进行严密监测以确保中枢神经系统和心肺功能稳定。

推荐阅读

American Academy of Ophthalmology. *Basic and Clinical Science Course, Fundamentals and Principles of Ophthalmology*. San Francisco, CA: AAO; 2009–2010.

American Academy of Ophthalmology. *Basic and Clinical Science Course, Lens and Cataracts*. San Francisco, CA: AAO; 2008–2009.

American Academy of Ophthalmology. *Basic and Clinical Science Course, Retina and Vitreous*. San Francisco, CA: AAO; 2008–2009.

Bryant JS, Busbee BG, Reichel E. Overview of ocular anesthesia: past and present. *Curr Opin Ophthalmol* 2011;22:180–184.

Ehlers JP, Shah CP, eds. *The Wills Eye Manual: Office and Emergency Room Diagnosis and Treatment of Eye Disease*. 5th ed. Philadelphia, PA: Lippincott Williams & Wilkins; 2008.

Eke T, Thompson JR. The national survey of local anesthesia for ocular surgery. II. Safety profiles of local anesthesia techniques. *Eye* 1999;13:196–204.

Kumar CM. Orbital regional anesthesia: complications and their prevention. *Indian J Ophthalmol* 2006;54:77–84.

Lip GYH, Durrani OM, Roldan V, et al. Peri-operative management of ophthalmic patients taking antithrombotic therapy. *Int J Clin Pract* 2011;65(3):361–371.

Schaller B. Trigeminocardiac reflex. A clinical phenomenon or a new physiological entity? *J Neurol* 2004;251(6):658–665.

第 3 章

胸外科患者

Uma M. Sachdeva and Christopher R. Morse
韩 非 译 吴镜湘 校

I. 概述

接受胸科手术患者围手术期需密切监测,术后的第一个晚上常需在麻醉后监护室(postanesthesia care unit,PACU)或外科重症监护室(surgical intensive care unit,SICU)度过。须密切注意患者的呼吸、心脏、体液量和电解质水平,因为他们有发生呼吸失代偿和心律失常的危险,如果没有及早发现和处理,将导致较高的发病率和死亡率。在大多数医院中,许多接受过气管切除和重建手术、食管切除术、肺胸膜剥脱术或全肺切除术的患者,通常会从手术室直接转运至 SICU 进行术后苏醒。大多数接受肺次全切除(包括肺楔形切除术、肺段切除术或肺叶切除术)的患者,会在 PACU 监护一整晚,接受高级护理。然后在术后第一天转移到病房。因此,本章将重点关注此类患者。

II. 术前检查

许多接受肺切除术的患者有多个潜在的合并症,包括慢性阻塞性肺疾病(chronic obstructive pulmonary disease,COPD)、吸烟、冠状动脉疾病、糖尿病和高龄,会增加术后恢复的风险。术前必须对这些患者进行全面的心肺评估。并制定适当的麻醉、手术和恢复方案,旨在将个体发病率和死亡率降至最低,如果患者有冠状动脉疾病史,心力衰竭或其他心脏症状,术前检查通常包括心电图、超声心动图和心脏负荷测试。肺功能测试(pulmonary function tests,PFTs)常规用于预测术后残余呼吸能力,以确立复苏目标。肺功能检测对肺切除术的患者尤其重要,有助于确定手术方式。对肺功能处于临界状态的某些患者,通常需要在常规 PFTs 之外还需肺补充通气 / 灌注扫描和运动测试。

一些数据表明,为了避免负责黏膜清除的纤毛再生引起气管、支气管分泌物的异常增加,最好在术前戒烟 4~6 周。然而,最近的研究并没有发现术前戒烟的最佳时间,而是证实了主动吸烟的患者比术前戒烟的患者有更高的肺部发病率和死亡率风险。因此,常规建议所有患者在术前戒烟,不管何时进行手术。

Ⅲ. 镇痛

适当的镇痛对术后肺功能恢复至关重要。镇痛不足会导致肺不张、痰栓形成和无法清除分泌物,引发致命性的肺炎。大多数接受开胸手术的患者术前将放置硬膜外导管,并通过连续输注和患者自控镇痛的方式接受局部和静脉联合镇痛(最常见的是 0.1% 布比卡因含 20μg/ml 氢吗啡酮或 2μg/ml 芬太尼)。除改善镇痛外,胸段硬膜外镇痛还可通过降低肺不张、缺氧和肺炎等肺部并发症发病率,改善临床预后,并降低再插管率和机械通气时间。

尽管硬膜外镇痛通常耐受性很好,但常见的不良反应包括瘙痒、尿潴留、恶心、呕吐、镇静、呼吸抑制和低血压。高位胸段硬膜外麻醉一般不会引起严重的下肢无力。如果患者确实出现下肢无力或刺痛,应暂时停止硬膜外输注,每隔 30 分钟评估腿部力量。如果下肢无力没有改善,考虑硬膜外血肿或脓肿的可能性,必须立即联系麻醉小组。使用抗组胺药通常会改善瘙痒症状,如果瘙痒持续存在,可以用阿片类药物替代品(阿片类激

动剂 - 拮抗剂盐酸纳布啡或停止硬膜外输注阿片类药物。低血压和过度镇静可随着硬膜外输注速率的降低而改善,但在术后12~24小时给予低剂量的缩血管药如去氧肾上腺素的情况很常见。硬膜外导管拔除前为防止尿潴留,可在术中预防性放置导尿管。硬膜外导管可持续留置至胸腔引流管拔除或最多可以保留5天。

硬膜外镇痛的替代方法包括椎旁或肋间神经阻滞或通过患者自控镇痛泵进行全身阿片类药物给药。与开胸手术相比,接受胸腔镜手术的患者通常通过自控镇痛泵进行术后镇痛即可。如无出血或肾功能不全的顾虑,也可以给予非甾体抗炎药,如作为阿片类药物的辅助药物酮咯酸,每6小时给予15~30mg。有效的早期镇痛对于改善肺顺应性、减少肺不张和患者早期活动至关重要,这些都已被证明可以降低肺切除术后并发症的发病率、死亡率和住院时间。

Ⅳ. 肺的清洁和早期下床活动

在术后预防呼吸衰竭和肺炎的过程中,促进肺复张和改善肺呼吸力学至关重要。肺功能训练应及早进行,并鼓励定期训练,以减少肺不张。胸部理疗、鼓励咳嗽和深呼吸及振动疗法也有助于早期活动以及分泌物清除。应鼓励早期下床活动,所有患者应在术后第一天下地行走。如有可能,手术当晚可将患者从床上转移到椅子上。请康复科医师会诊有助于早期活动和评估出院需求。对于有支气管痉挛风险的患者,使用生理盐水或支气管扩张剂(如沙丁胺醇和异丙托溴铵)定期雾化治疗有助于促进深呼吸和气体交换。如果担心气道水肿,也可以使用类固醇或外消旋肾上腺素雾化治疗。如果分泌物黏稠过多难以清除,可由有经验的治疗师在床边或PACU经鼻气管内吸引。呼吸治疗师的早期评估对于分泌物管理非常有效。术后应立即在PACU内进行胸片检查,术后每天进行一次胸片检查,以监测肺复张情况,评估是否有气胸、积液、黏液堵塞、肺水肿或肺炎的发生。如果担心呼吸状态下降或分泌物增多，采取措施应包括动脉血气、胸片、雾化治疗、呼吸治疗师的评估，以及立即致电胸外科医师或手术团队。有时需要在床边进行支气管镜检查，以辅助肺部清洁，并从中央气道清除渗出的黏液。

V. 体液平衡

一般来说，大多数接受肺切除术的患者为了减少术后肺水肿，都会保持到最低限度的体液平衡。在术后最初 24 小时内，以 $1\sim2ml/(kg\cdot h)$ 的速度补液，总的体液平衡不超过 1.5L [$20ml/(kg\cdot d)$]。几乎所有患者术中都放置了导尿管，术后 24 小时内密切监测尿量，目标尿量约为 $0.5ml/(kg\cdot h)$。如果排尿量足够，并且没有硬膜外导管，通常在术后第一天早上拔除导尿管。

如果出现低血压，应立即评估患者出血的可能性。胸管引流的容量和性状、胸片、尿液输出量和特征的评估对于确定患者术后是否可能出血至关重要。连续两小时从胸管引流超过 200ml 的血性液体，通常需要返回手术室进行开胸探查。如果怀疑出血，应进行完整的血细胞计数和凝血时间测定（部分凝血活酶时间、凝血酶原时间 / 国际标准化比率），并根据需要提供血液制品。如果出血可能不是低血压的原因，但仍怀疑有低血容量，则可进行温和的液体复苏。为了防止液体超负荷和术后肺水肿，容量补充应当从小剂量逐渐进行，通常给予 250ml 生理盐水或 5% 白蛋白。如果排除低血容量、温和的液体复苏和减慢硬膜外输注等措施并不能改善血压，则可能需要临时性使用去氧肾上腺素等缩血管药，以确保足够的组织灌注。一般来说，在术后低血管张力患者中，使用小剂量去氧肾上腺素优于补充过量液体。维持容量零平衡或略微正平衡可以最大限度地减少术后肺损伤，急性呼吸窘迫综合征（acute respiratory distress syndrome，ARDS）肺水肿，以及术后心房颤动（atrial fibrillation, AF）的发生率。在手术当晚,口服补液仅限于清饮料,无论是啜饮还是随饮。如果呼吸状态稳定,在术后第一天可以切换到常规饮食,进食一旦恢复正常,则应立即停止静脉补液。

VI. 胸腔引流管

　　所有接受肺切除术的患者,关胸前会放置至少一根胸腔引流管。此引流管的目的是从胸膜腔排出气体和残余液体,并促进剩余肺实质的复张。术毕将胸腔引流管置于负压吸引模式(通常为 -20cmH$_2$O),当胸膜腔不再排出气体时,将其转换为水封模式。对于肺楔形切除术等小部分肺切除的患者,可于手术当天连接水封,因为缝合面漏气可能性低。当然也可以选择,在较大范围的肺切除术(如大楔形切除术、肺段切除术或肺叶切除术)术后第一天将胸管直接连接水封瓶。如果在水封时,胸腔引流管没有残余气体漏出,引流少,胸片结果稳定,大部分胸腔引流管可以在术后第一天或第二天移除。小的漏气通常会随着时间自动关闭。如果漏气量大或持续漏气,引流或抽吸数天后仍未解决,可能需要进一步的药物或手术治疗,如可采用化学性胸膜固定术促进胸膜腔粘连。胸腔引流也有助于从胸腔内排出残余液体或血液,并对于术后监测早期出血很重要。

VII. 深静脉血栓预防

　　所有无凝血障碍病史的患者应在术后接受预防性的抗栓治疗。如无术后出血顾虑,住院期间可皮下注射普通肝素,每天2次,每次5 000U。鼓励患者早期活动,既促进呼吸功能恢复,又可防止发生深静脉血栓。如果肝素使用存在禁忌,除弹力袜替代品外,可用抗凝药物或穿戴加压长袜和充气靴预防。深静脉血栓预防在这类患者中尤为重要,因为在呼吸功能已经受损的情况下,深静脉血栓可引发肺栓塞,危及生命。

Ⅷ. 呼吸系统并发症

呼吸衰竭是胸外科手术后最常见的并发症,可能是气道水肿、肺不张或无法清除气道分泌物所致。应积极采取适当的镇痛和肺部清洁,以改善呼吸力学。如果分泌物黏稠或过多不能通过以上方法或经鼻吸痰清除,清醒患者可在局部麻醉(2% 或 4% 利多卡因通过雾化器或喷雾器)进行床边支气管镜检查及清理吸痰。如遇通气困难,可能需要气管插管以保持气道通畅。大多数接受肺大部切除术的患者术前都会进行动脉置管,必要时可检测动脉血气以密切监测呼吸状态。如前所述,如果怀疑支气管痉挛,应给予沙丁胺醇和异丙托溴铵雾化治疗。也可用外消旋肾上腺素或类固醇也来减少上呼吸道水肿。

肺水肿最常见于术后 24~48 小时出现。肺水肿可随时通过临床检查和胸片检查确诊,并应根据需要进行利尿治疗。如前所述,在手术后 24 小时内密切注意液体平衡对降低严重肺水肿的可能性是至关重要的,因为严重肺水肿会导致在医院治疗的剩余时间里出现严重的呼吸衰竭。肺切除术后发生肺水肿是一个关键的和潜在的威胁生命的并发症,必须在 ICU 内积极治疗。

虽然少见,但患者在胸部手术后也有发生急性呼吸窘迫综合征或急性肺损伤可能,如果出现这些情况应在 ICU 治疗,而不是在 PACU,因为此类患者需要积极监测呼吸状态和进行支持措施,包括无创通气或气管插管。即便采取了积极的支持措施,但与 ARDS 相关的死亡率仍有 50%~64%。因此,一旦怀疑这种情况,应确保气道安全,并立即将患者转移到 ICU。

Ⅸ. 心脏并发症

接受肺切除术的患者术后心脏事件的风险增加,最常见的是心律失常,但心肌缺血和梗死的风险也增加。

A. 肺叶切除术后房颤的发生率为 10%~20%,全肺切除术后**房颤**的发生率高达 40%(Amar,1998)。手术时间过长、手术侵入心包、大出血、高龄和预先存在的心血管疾病都会增加术后房颤的风险。可于术前和术后预防性口服 β 阻断剂,以降低术后房颤的发生率,研究证明这可将房颤发生率从 40% 降低到 6.7%。血流动力学稳定患者的术后房颤通常采取口服或静脉注射控制心率的药物,最常见的是选择性 β_1 受体阻滞剂如美托洛尔、钙通道阻滞剂,如地尔硫草,为中、重度慢性阻塞性肺疾病或活动性支气管痉挛患者的一线用药。必要时,地高辛可与 β_1 受体阻滞剂或钙通道阻滞剂联合使用。大多数患者可在 48 小时内从房颤转为窦性心律。但是,对于难治性或持续性房颤,应请心脏病学专家会诊。对于持续存在的房颤,可在药物控制心室率情况下出院,不管是否使用治疗性抗凝药物。如果是新发房颤,且血流动力学不稳定,应立即进行心脏电复律,并由心脏病专家进行评估。在快速性心律失常发作的前 24 小时内,有症状的房颤患者都可以考虑电复律。尽管胺碘酮是一种治疗术后房颤有效的药物,但由于急性呼吸窘迫综合征的发病率较高,且长期使用后可引起肺部疾病恶化和肺纤维化的发生,它很少用于胸外科患者。应努力确保血清电解质平衡,特别是镁和钾,定期复查血电解质水平,并根据需要补充血清镁和钾,使其分别维持在 2.0mg/dl 和 4.0mmol/L 的水平。

B. 胸外科手术后**心肌缺血**发生率约为 4%,心肌梗死发生率约为 1.2%。危险因素包括不稳定心绞痛病史、严重心力衰竭、瓣膜病和严重的心律失常。如果患者有这些危险因素,他们应该在术前进行应激试验,然后进行血管造影。胸部手术被美国心脏病学会和美国心脏协会列为高风险手术。因此,在手术前评估患者的心脏状况以尽量减少术后心肌梗死的可能性是非常重要的。如果患者发生术后心肌缺血或梗死,必须根据标准方案立即识别和治疗这些情况。

C. 心包填塞是一种罕见的并发症,可能发生在开放性肺叶切除术后,因为手术牵拉或分离过程中造成的未识别的损伤。心包填塞更常见于胸骨正中切开术后,例如纵隔肿瘤切除术。在胸骨切开术或纵隔切开术后出现低血压的患者,或在肺叶切除术后服用静脉造影剂后出现低血压的患者,应高度怀疑心包填塞。其症状包括心输出量降低、低血压、中心静脉压升高和心音遥远。如果怀疑心包填塞,患者应接受紧急超声心动图检查,以评估是否存在心包积血和心脏功能。还应行紧急床边胸片检查,可能显示出心脏增大,但需与气胸鉴别。治疗方法是紧急心包穿刺或放置心包引流导管,然后进行外科探查,以明确和修复损伤。

D. 心脏疝是一种极为罕见的并发症,外科手术致心包缺损可形成心脏嵌顿疝。这种并发症在心包内肺切除术或心包内肺叶切除术后有报道。症状包括低血压、颈静脉扩张、心室颤动和心力衰竭,对突然出现上腔静脉综合征和右位心音的患者应引起怀疑。治疗方法是手术闭合或手术扩大心包缺损,以防止再发心脏疝。

X. 出血

术后出血可能小而自限,但大出血可能需要立即返回手术室进行二次开胸探查。据报道,与开胸手术(0.1%~3%)相比,胸腔镜手术术后出血率稍高(低于2%)。这可能是由于微创技术提供的暴露范围较小所致(Iyer and Yadav,2013;Peterffy and Henze,1983;Sirbu et al.,1999;Krasna,Deshmukh,and McLaughlin,1996;Yim and Liu,1996)。然而,外科医生的经验似乎避免了这种差异。术后出血通过密切监测在 PACU 内最初的几个小时内胸引管引流量来评估。连续两个小时超过 200ml/h 的引流量或突然引流大量血液(超过 500ml)可考虑大出血,需要手术探查。如果怀疑有出血,应进行凝血测定,并根据需要使用新鲜冷冻血浆、凝血因子或血液制品纠正任何凝血障碍。如果凝血障碍纠正后仍有出血,患者应立即返回手术室进行手术探查。

XI. 总结

　　总的来说,大多数胸科手术后在 PACU 进行康复治疗的患者都恢复得很好,并且能够在术后第一天转移到病房。然而,在手术后的前 24 小时内,必须密切注意他们的体液平衡、呼吸状态、疼痛控制和胸腔引流管的引流量。这些患者发生术后呼吸衰竭和心脏事件的风险较高,因此必须密切监测,如果有呼吸系统受损,ARDS 或心肌缺血的证据,则需转入 ICU。术后出血可能需要返回手术室进行再次手术。无法清除气管、支气管分泌物的患者,可能需要经鼻吸引或床边支气管镜检查。最重要的是,在恢复早期,PACU 和外科团队之间的密切沟通至关重要,以立即解决潜在的并发症,并制定有效的治疗策略,最大限度地降低住院发病率和死亡率。一旦患者转移到病房,恢复目标包括胸部理疗、早期活动及治疗房颤和肺水肿(如有)。对所有转入普通病房的胸导管已拔出,口服镇痛药就能很好地控制症状的患者,即可出院回家。

推荐阅读

Amar D. Cardiac arrhythmias. *Chest surgery clinics of North America.* 1998; 8(3): 479–93, vii.

Fleisher LA, Fleischmann KE, Auerbach AD, et al. 2014 ACC/AHA guideline on perioperative cardiovascular evaluation and management of patients undergoing noncardiac surgery: executive summary: a report of the American College of Cardiology/American Heart Association Task Force on practice guidelines. Developed in collaboration with the American College of Surgeons, American Society of Anesthesiologists, American Society of Echocardiography, American Society of Nuclear Cardiology, Heart Rhythm Society, Society for Cardiovascular Angiography and Interventions, Society of Cardiovascular Anesthesiologists, and Society of Vascular Medicine Endorsed by the Society of Hospital Medicine. *J Nucl Cardiol* 2015;22(1):162–215.

Frendl G, Sodickson AC, Chung MK, et al. 2014 AATS guidelines for the prevention and management of perioperative atrial fibrillation and flutter for thoracic surgical procedures. *J Thorac Cardiovasc Surg* 2014;148(3):e153–e193.

Iyer A, Yadav, S. In: Firstenberg M ed. *Principles and Practice of Cardiothoracic Surgery.* InTech; 2013:57–84.

Krasna MJ, Deshmukh S, and McLaughlin JS. Complications of thoracoscopy. *The Annals of thoracic surgery.* 1996;61(4):1066–9.

Kutlu CA, Williams EA, Evans TW, et al. Acute lung injury and acute respiratory distress syndrome after pulmonary resection. *Ann Thorac Surg* 2000;69(2):376–380.

Manion SC, Brennan TJ. Thoracic epidural analgesia and acute pain management. *Anesthesiology* 2011;115(1):181–188.

Peterffy A, and Henze A. Haemorrhagic complications during pulmonary resection. A retrospective review of 1428 resections with 113 haemorrhagic episodes. *Scandinavian journal of thoracic and cardiovascular surgery.* 1983;17(3):283–7.

Sirbu, H, Busch T, Aleksic I, Lotfi S, Ruschewski W, and Dalichau H. Chest re-exploration for complications after lung surgery. *The Thoracic and cardiovascular surgeon.* 1999;47(2):73–6.

von Knorring J, Lepantalo M, Lindgren L, et al. Cardiac arrhythmias and myocardial ischemia after thoracotomy for lung cancer. *Ann Thorac Surg* 1992;53(4):642–647.

Yim AP, and Liu HP. Complications and failures of video-assisted thoracic surgery: experience from two centers in Asia. *The Annals of thoracic surgery.* 1996;61(2):538–41.

第4章

血管疾病患者

Elizabeth Turner

雷 迁 译 余 海 校

Ⅰ. 概述

A. 血管疾病患者的人口学

随着年龄的增长,每个人的动脉血管壁都会出现不同程度的粥样硬化改变。有些人从来不需要血管干预,而对于既有不可改变的危险因素(遗传倾向)和可改变的危险因素(吸烟)的患者,血管疾病往往进展而需要手术治疗。

B. 患者危险因素考虑

外周动脉疾病的危险因素包括但不限于:年龄增长、男性、吸烟、高血压、高胆固醇血症、糖尿病、肥胖、同型半胱氨酸血症和血管疾病家族史。吸烟和糖尿病是决定外周动脉疾病严重程度的最重要危险因素。

C. 手术室处理

血管手术的复杂程度不一,从日间手术如诊断性血管造影,到创伤更大的外周动脉血运重建和颈动脉内膜剥脱术,再到最复杂的、需要长时间重症监护室(intensive care unit,ICU)治疗的开放性胸腹动脉瘤修复术。由于术前高血压控制不佳,导致此类患者大多血压不稳定,术后可能需要密切的血流动力学监测。根据资源配置情况,这些患者可以在麻醉后监护室(postanesthesia care unit,PACU)、二级病房或 ICU 中进行监测。

Ⅱ. 常见术后问题的处理

A. 出血

1. 病情观察

心动过速、低血压、少尿是术后低血容量的典型表现,可能继发于手术室内液体复苏不足和 / 或术后出血。如果怀疑出血是导致低血容量的原因,则应进行血常规检查并关注血红蛋白浓度变化趋势。需要重点指出的是,对于急性失血性贫血患者,可能直到一定程度的血液稀释出现时血红蛋白浓度下降才被发现。

2. 病因

对于行血管内支架置入术、血管 - 人工血管吻合术及血管 - 血管吻合术而进行许多血管操作的患者而言,术后出血是最常见的并发症之一。

3. 管理

如果患者情况不稳定、血性引流量大及存在明显的快速出血,应将患者送回手术室直接控制出血。相反,如果患者血红蛋白浓度几天内仅呈缓慢下降趋势且血流动力学稳定,则可进一步观察以明确出血源。

CT 血管造影可以帮助确定出血源,并且有助于鉴别仅需恢复患者凝血因子水平的少量出血和可能需要外科干预的吻合口大量出血。此外,任何腹部或肢体手术中发生的出血,比如来自皮下组织或网膜血管的出血,也可见于血管手术。

B. 疼痛

1. 临床观察

术后疼痛的患者可能表现为心动过速，难以描述疼痛的部位和特征。

2. 病因

虽然血管手术可以从非常简单的到非常复杂，但是所有血管手术的基本目标是恢复肢体和脏器的灌注。血管外科最常见的疼痛来源之一是由之前缺血组织的再灌注引起，这类疼痛常导致肢体痉挛、灼痛和肿胀，因而极难控制。

此外，患者也可能出现大部分外科手术常见的、由于切口和组织牵拉引起的疼痛。

3. 管理

术前放置硬膜外导管对胸部、腹部或胸腹联合切口的患者可能有益。然而，术前实施的硬膜外镇痛偶尔不足时，患者术后可能出现持续疼痛。硬膜外镇痛应在床旁评估，并应确定患者目标区域是否存在感觉。给予含肾上腺素的 2% 利多卡因 3~5ml 作为试验剂量可以确定胸段硬膜外镇痛是否有效。如效果不明显，则应请麻醉医师重新放置硬膜外导管或者采取其他措施控制疼痛，如患者自控镇痛（patient-controlled analgesia，PCA）。

PCA 可以根据患者需要，按照预先设定每次按键的镇痛药剂量实施自控给药。如果患者不能使用 PCA，也可选择由护士根据需要间断给予静脉镇痛药物。

C. 横纹肌溶解

1. 病情观察

横纹肌溶解可以发生在经历了肢体缺血再灌注的患者。在 PACU 早期应考虑到发生横纹肌溶解的可能性，并立即采取预防措施减轻肾损害。发生横纹肌溶解的血管疾病患者会有一定程度的肢体缺血并伴受累肢体疼痛、肌红蛋白尿(略带暗红色尿)和高肌酸激酶水平。

发生横纹肌溶解的患者应有肌酸激酶水平升高,其范围可从横纹肌溶解最初发生时低至 1 000IU/L 到高至 100 000IU/L 不等。除了血清肌酸激酶水平升高,尿中肌红蛋白水平也可升高。尿液可呈粉红色,尿液试纸显示尿血呈阳性、但是红细胞呈阴性。

除了肌酸激酶和尿肌红蛋白升高外,由于肌细胞死亡钾离子释放入血也会导致血钾水平开始升高。因此,应监测血钾水平以防其上升至毒性水平,而且在肾功能下降的情况下,患者可能需要通过透析来控制血钾水平,以免发生心律失常。

2. 病因

横纹肌溶解是血管外科的一个常见问题,其由肌肉血流中断、肌细胞坏死导致肌酸激酶、肌红蛋白以及各种肌细胞酶和电解质释放。任何有肢体缺血的患者,如栓子阻断肢体血流引起的缺血,均存在发生横纹肌溶解的危险。

3. 管理

横纹肌溶解的处理近年一直存在争议。最初有人认为碱化尿液能够防止酸性尿液中沉淀物形成,抑制肌红蛋白还原 - 氧化途径,并预防正铁肌红蛋白在酸性环境中可能引起的血管收缩作用,从而改善预后。然而,最近的几项荟萃分析表明,碱化尿液与单纯静脉输液相比,患者预后并无显著差异。

已经证实,有横纹肌溶解引起急性肾损伤风险的患者应采取积极的静脉输液治疗,目标尿量应达到 3ml/(kg·h)。然而,在静脉输液的基础上使用利尿剂治疗横纹肌溶解的益处还存在争议。有几项研究未能证明合并使用利尿剂较单纯静脉输液获益更多。利尿剂的益处被认为是由于尿量增加引起,但是该效果也仅在确定患者已进行充分的静脉液体复苏后才能显现。

最近关注的焦点主要是连续性肾脏替代治疗(continuous

renal replacement therapy, CRRT) 用于横纹肌溶解治疗的益处。尽管 Cochrane 系统评价数据库发现, 没有充分的证据显示 CRRT 在去除肌红蛋白方面的效果, 但是其他几项效力较弱的研究提示实施 CRRT 可改善预后。也有学者认为由于蛋白分子量的原因, CRRT 与血液透析相比对肌红蛋白的清除率更高。

D. 骨筋膜室综合征

1. 临床观察

上肢和下肢是血管疾病患者最常见的骨筋膜室综合征发生部位。骨筋膜室综合征最常见于创伤或缺血肢体的再灌注。手臂和腿部的间室名称和编号见表 4.1。

表 4.1   上下肢筋膜间室

前臂	臂	小腿	大腿
背侧	前	前	前
侧方	后	外侧	后
掌深		后浅	中
掌浅		后深	

下肢前间室出现骨筋膜室综合征的表现要早于其他间室。骨筋膜室综合征的早期表现为与预期不符合被动运动时出现的疼痛。后期表现包括触诊间室饱胀、感觉异常和持续深部疼痛。晚期表现包括麻木、感觉减退和触诊无明显脉搏。

当可疑发生骨筋膜室综合征时应测量间室压力。测量间室压力的方法和工具较多, 如常用的史塞克手持式压力计。没有手持式压力计可用时, 可以采用 18G 套管针插入间室, 拔除针芯后将套管连接压力传感器和监护仪的动脉压力通道测压。

正常间室压力小于 8mmHg，当间室压力在平均动脉压（mean arterial pressure，MAP）的 30mmHg 范围内时血流会受到影响。当间室压力增加高于患者舒张压时则可能发生缺血。

2. 病因

关于骨筋膜室综合征病因最常见的理论，是血流减少和间室内组织不能得到灌注，导致细胞水平缺氧。静脉血流出也受限，导致组织水肿和肿胀。

3. 管理

当怀疑出现骨筋膜室综合征时，应经常检查肢体。肢体不应抬高也不应自然下垂。当高度怀疑骨筋膜室综合征或通过测量间室压力确诊骨筋膜室综合征时，应送患者入手术室行筋膜切开对所有受累间室减压。

E. 血红蛋白尿

1. 临床观察

行血栓清除术时使用 AngioJet 血栓抽吸装置后可发生严重的血红蛋白尿。使用 AngioJet 进行血栓抽吸的患者应该监测是否出现血红蛋白尿，其表现为深红色尿液。

2. 病因

与肌红蛋白类似，血红蛋白也可沉积在肾脏引起急性肾损伤。以 AngioJet 抽吸血栓后，血红蛋白从溶血的红细胞中释放出来，而肌红蛋白则是从肌肉损伤或缺血后的肌细胞中释放出来。血红素沉积通过阻塞肾小管、直接损伤细胞以及收缩血管引起肾脏损伤。

3. 管理

像横纹肌溶解一样，溶血引起的血红蛋白尿也采用积极的静脉液体复苏进行处理（见横纹肌溶解的处理讨论部分）。目标尿量为 3ml/（kg·h）。

F. 移植物血栓形成

1. 临床观察

接受下肢隐静脉或人工血管旁路手术的患者,术后早期需监测血栓形成,应规律间断触诊脉搏、多普勒超声确认信号或进行脉搏容积记录(pulse volume recording,PVR)。

脉搏、超声信号或 PVR 检查发生变化时,应进一步通过影像学检查评估移植血管的通畅性。移植血管的评估可通过超声检查,或者根据患者的肾功能情况选择下肢 CT 血管造影检查。

2. 病因

术后早期移植血管的通畅性可能会受到多种因素的影响。当使用人工血管时,吻合口狭窄或移植血管位置不良均可导致移植血管不通畅。当使用隐静脉移植时,静脉位置不良、吻合口狭窄、局部静脉狭窄、瓣膜刀损伤、静脉瓣残留或内膜损伤都可引起移植血管不通畅。

3. 管理

当怀疑移植血管有血栓形成时,应将患者送回手术室进行移植血管修复。通过 Cochrane 系统评价数据库进行 Meta 分析显示,隐静脉移植的患者服用维生素 K 拮抗剂较服用阿司匹林或联合服用阿司匹林和双嘧达莫维持血管通畅性更佳。此外,使用低分子量肝素(low-molecular-weight heparin,LMWH)和普通肝素的患者在血栓形成方面没有明显差异。一项研究显示,使用 LMWH 与服用阿司匹林和双吡达莫的患者相比,血管通畅性更佳。

根据手术的技术难度和吻合血管的口径,外科医生会权衡患者术后使用抗血栓药物的风险和益处来提高手术血管的通畅性。

Ⅲ. 常见手术的并发症

A. 血管造影

血管造影最常见的并发症是导管鞘部位出血。股动脉置入导管鞘的患者可出现腹膜后出血或腹股沟血肿。腹膜后出血的患者常述后背或侧腹疼痛。如果怀疑腹膜后出血，躯干联合肢体 CT 血管造影可帮助确定出血的来源和位置。

如果导管鞘放置在肱动脉，出血可导致手臂鞘内血肿。肱骨内侧筋膜室为一个纤维鞘，包含与桡神经和肌皮神经伴行的肱动脉。如果患者手臂肿胀或者出现运动或感觉障碍，往往提示手臂鞘内血肿的发生。手臂鞘内血肿形成后需要紧急将患者送回手术室进行减压、清理并控制出血。低于 30mmHg 的压力就可压迫向神经供血的微血管，故神经损伤发生可能远早于患者桡侧或尺侧脉搏消失出现。

B. 血管内动脉瘤修复

血管内动脉瘤修复术（endovascular aneurysm repair，EVAR）是指腹主动脉内置入支架血管，胸部血管内动脉瘤修复术（thoracic endovascular aneurysm repair，TEVAR）则是指胸主动脉内置入支架血管（见后面章节 TEVAR 讨论部分）。这些病例都可能出现穿刺路径部位的血肿（见前面章节讨论部分）。腔内支架血管植入的其他可能并发症有肠缺血、肾缺血、盆腔缺血以及下肢缺血。

腔内植入物可能覆盖肠系膜下动脉开口引起缺血，结肠往往是最常受累的器官。这些患者可能表现为腹痛和经直肠排出鲜红色血。如果怀疑结肠缺血，应采用乙状结肠软镜进行检查。

肾缺血可由肾动脉血栓形成、栓塞、夹层、植入物损伤动脉开口等引起。血清肌酐升高和尿量减少的患者应该进行检查并查找原因。因为接受 EVAR 手术的患者注射过造影剂,可能较难鉴别是肾动脉供血不足还是造影剂引起的肾损害。肾动脉超声检查可以用来评估肾动脉血流。造影剂肾病是一种排除性诊断,尿液分析和钠排泄分数都不能帮助确定造影剂肾病是急性肾损伤的原因。

肢体缺血最常见于腔内植入物阻塞肢体血供,需要送患者回手术室再次血管造影并行血栓清除术或溶栓。如果血管内修复手术失败,患者可能需要进行股 - 股动脉旁路的开放手术。EVAR 手术后发生肢体缺血的其他可能原因还包括在股动脉穿刺操作过程中引起栓塞和股动脉损伤或狭窄。如果引起股动脉狭窄或损伤,需要行腹股沟切开探查并进行股动脉内膜切除术和修补成形术。

支架植入物置入时覆盖髂内动脉开口可导致盆腔缺血。勃起功能障碍和臀部跛行是髂内血管覆盖或线圈栓塞后最常见的症状。

C. 胸部 EVAR

胸部血管腔内移植物置入最严重的并发症是脊髓缺血。腹主动脉腔内移植物置入后发生脊髓缺血的报道较为罕见,胸部血管腔内移植物置入后脊髓缺血的发生率据报道可高达 12%。脊髓缺血的原因考虑为胸部血管腔内移植物阻塞 Adamkiewicz 大神经根动脉。在 75% 个体该动脉源自 T_9 和 T_{12} 之间的一支左侧肋间动脉(图 4.1),其余 25% 个体则有一支源自主动脉右侧的分支动脉。

前脊髓综合征的典型表现为双下肢瘫痪和大小便失禁。预防性脊髓引流常用于控制脊髓灌注压力(spinal cord perfusion pressure,SCPP)。增加患者的平均动脉压(MAP)并通过控制腰段脑脊液(cerebral spinal fluid,CSF)引流来降低患者 CSF 压力(目标 CSF 压力 <mmHg,CSF 引流 10~20ml/h,MAP 90~100mmHg)可以改善 SCPP(SCPP = MAP–CSF 压力)。最近一项系统评价显示,实施预防性脑脊液引流与未行引流者脊髓

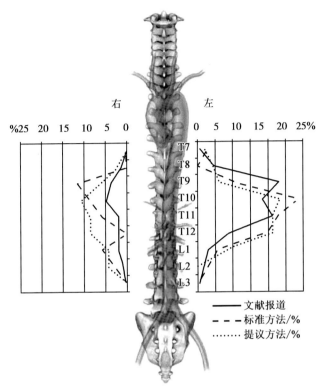

图 4.1　Adamkiewicz 大神经根动脉起源水平相
应肋间动脉、位置及所用确定方法的比率。起自左侧
T_9~T_{12} 比率较高

缺血的总发生率相似(分别为 3.2% 和 3.5%)。

D. 下肢旁路

　　已行下肢旁路血管移植手术的患者应对植入血管进行密切监测,包括反复 PVR、连续多普勒及体检患者的脉搏。

　　PVR 是通过将腿部四个不同水平上的血压袖带连接描记容积波形,如图 4.2 所示,PVR 上升支下降、重搏切迹消失,则提示有闭塞性疾病。

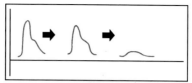

正常→中度→重度
动脉血流阻塞情况

图 4.2　脉搏容积记录（PVR）用于
检测动脉阻塞情况。PVR 波形由收
缩期的上升支以及随后的下降支和重
搏切迹组成。重搏切迹消失见于中度
病变，重度病变波形低平。（俄勒冈州
健康与科学大学血管外科提供图片）

连续多普勒可用于床旁评估血液通过移植血管流向肢体远
端的变化，可表现为单相、双相或三相特征。三相信号在外周血
管疾病患者中罕见。术后血流改变应该通过多普勒超声进行评
估。需要重点提出的是，检查时患者的血压及其他血流动力学
参数不同也会导致连续多普勒表现出不同特征。

E. 颈动脉内膜剥脱术

颈动脉内膜剥脱术后最常见的并发症是继发于压力感受器
功能改变的血流动力学不稳定。

颈动脉内膜剥脱术另一个罕见但灾难性的并发症是脑高灌
注综合征。仅 1%~3% 患者出现这种情况，但可导致继发于脑
出血和脑水肿的不可逆损伤。高灌注综合征最早期的表现是颈
动脉内膜剥脱术同侧的严重单侧头痛。

该综合征发生的基础是在颈动脉内膜剥脱术前产生的脑部
代偿。正常情况下小口径的脑血管扩张以代偿狭窄的颈动脉，
狭窄矫治后血流量增加，而这些扩张的小血管不能充分收缩。
为了减小高灌注综合征的风险，应该采用血管活性药物进行严
格的血压控制，维持收缩压在 120~140mmHg。

F. 血液透析通路

动静脉内瘘或人工血管移植术后最常见的问题是血栓形成和窃血综合征。应在 PACU 对患者进行监测，并评估瘘管或移植物部位的震颤情况。之前的震颤消失或连续多普勒信号不佳应怀疑移植物或瘘管处血栓形成，患者需要回到手术室再次手术。

术前患者上肢灌注不良容易出现窃血综合征，血流通过新移植人工血管或瘘管分流导致手部缺血。窃血综合征的症状包括手部疼痛、感觉异常和触诊冰冷。几项研究表明，窃血综合征的风险近端造瘘（如肱动脉 - 头静脉）较远端造瘘（如桡动脉 - 头静脉）更大。窃血综合征可在 PACU 就出现，在行内瘘术的患者，随着内瘘成熟的过程该综合征发展可持续数周。当在 PACU 即诊断为窃血综合征时，患者应立即送回手术室修复或结扎瘘管。

IV. 血管手术的临床预后

大多数血管手术的并发症发生率和死亡率取决于手术的复杂性、时间长短及患者的合并症。这些患者通常应密切监测心脏和脑缺血的征象。

推荐阅读

Brown C, Rhee P, Chan L, et al. Preventing renal failure in patients with rhabdomyolysis: do bicarbonate and mannitol make a difference? *J Trauma* 2004;56:1191–1196.

Brunicardi FC, ed. *Schwartz's Principles of Surgery*. 9th ed. New York, NY: McGraw Hill; 2010.

Geraghty AJ, Welch K. Antithrombotic agents for preventing thrombosis after infrainguinal bypass surgery. *Cochrane Database Syst Rev* 2011;(6):CD000536.

Greenberg RK, Lu Q, Roselli EE, et al. Contemporary analysis of descending thoracic and thoracoabdominal aneurysm repair; a comparison of endovascular and open techniques. *Circulation* 2008;118(8):808–817.

Hirsch AT, Haskal ZJ, Hertzer NR, et al. ACC/AHA 2005 Practice Guidelines for the management of patients with peripheral arterial disease (lower extremity, renal, mesenteric, and abdominal aortic): a collaborative report from the American Association for Vascular Surgery/Society for Vascular Surgery, Society for Cardiovascular Angiography and Interventions, Society for Vascular Medicine and Biology, Society of Interventional Radiology, and the ACC/AHA Task Force on Practice

Guidelines (Writing Committee to Develop Guidelines for the Management of Patients With Peripheral Arterial Disease): endorsed by the American Association of Cardiovascular and Pulmonary Rehabilitation; National Heart, Lung, and Blood Institute; Society for Vascular Nursing; TransAtlantic Inter-Society Consensus; and Vascular Disease Foundation. *Circulation* 2006;113:e463–e654.

Kirkiziar O, Kendir M, Karaali Z, et al. Acute renal failure in a patient with severe hemolysis. *Int Urol Nephrol* 2007;39(2):651–654.

Melissano G, Bertoglio L, Civelli V, et al. Demonstration of the Adamkiewicz artery by multidetector computed tomography angiography analysed with the open-source software OsiriX. *Eur J Vasc Endovasc Surg* 2009;37(4):395–400.

Rayt HS, Bown MJ, Lambert KV, et al. Buttock claudication and erectile dysfunction after internal iliac artery embolization in patients prior to endovascular aortic aneurysm repair. *Cardiovasc Intervent Radiol* 2008;31(4):728–734.

Safi HJ, Winnerkvist A, Miller CC 3rd, et al. Effect of extended cross-clamp time during thoracoabdominal aortic aneurysm repair. *Ann Thorac Surg* 1998;66:1204–1209.

Setacci F, Sirignano P, De Donato G, et al. Endovascular thoracic aortic repair and risk of spinal cord ischemia: the role of previous or concomitant treatment for aortic aneurysm. *J Cardiovasc Surg* 2010;51(2):169–176.

Tiwari A, Haq Al, Myint F, et al. Acute compartment syndromes. *Br J Surg* 2002;89:397–412.

Wong CS, Healy D, Canning C, et al. A systematic review of spinal cord injury and cerebrospinal fluid drainage after thoracic aortic endografting. *J Vasc Surg* 2012;56(5):1438–1447.

Zeng X, Zhang L, Wu T, et al. Continuous renal replacement therapy (CRRT) for rhabdomyolysis. *Cochrane Database Syst Rev* 2014;(6):CD008566.

第5章

麻醉下进行放射诊疗的患者

John J. A. Marota

王中玉　译　李　娜　校

Ⅰ. 概述

所有放射诊疗学手术操作可以分为诊断性或介入治疗性的。这些手术中的大多数是无创或微创的，并不需要由经过培训的麻醉医师进行患者管理。因此，放射诊疗绝大多数操作要么在没有镇静的情况下进行，要么由经过培训的护士在合格的非麻醉医生的监督下进行保留意识的辅助镇静。这些患者不需要在麻醉后监护室（postanesthesia care unit, PACU）恢复。

接受放射诊疗的患者在以下几种情况下，可能需要由麻醉医生进行管理，如：

A. 复杂的困难气道管理，如在保留意识的辅助镇静情况下，保持呼吸道通畅和面罩通气预计可能超出一般护士的能力范围。

B. 需要医生管理的严重合并症（美国麻醉医师协会身体状况 Ⅲ 级或 Ⅳ 级），如心肌病、充血性心力衰竭、严重的心脏瓣膜病、持续或潜在的心肌缺血、急性脑缺血或颅内压升高（intracranial pressure, ICP）、严重的慢性阻塞性肺病、持续的败血症、多器官系统衰竭等。

C. 患者无法耐受手术体位：俯卧，仰卧，侧卧。

D. 介入医师所实施的局部麻醉不能有效地缓解手术的疼痛,如肿瘤的热消融。

E. 手术操作持续时间过长。

F. 患者不能配合简单指令并保持不动,如精神状态异常、神经发育迟缓和认知障碍。

G. 对麻醉镇痛药有明显的耐受性。

H. 因危及生命的病理生理改变,需要进行积极复苏的患者;如大量胃肠道出血、咯血、脓毒性休克。这些患者在手术后经历麻醉苏醒,需要严密护理。根据急性程度、合并症、需要介入治疗的原发病理及介入治疗后的效果,这些患者可能需要重症监护才能恢复。

需要麻醉医生参与管理的患者自身原有合并症,不纳入本章的讨论范围。本章只讨论需要麻醉管理的与常见放射学诊疗相关急性情况以及该诊疗操作对术后患者管理的影响。

Ⅱ. 造影剂

A. 造影剂。 在放射诊疗期间经常使用静脉内或动脉内造影剂以增强成像。造影剂可以是离子型或非离子型;钆复合物可以用于 MRI 和 X 线为原理的成像。与高渗性造影剂相比,低渗和等渗碘化物肾毒性更低。造影剂可产生利尿效应,给药后需要排空膀胱或置入尿管。

B. 急性造影剂反应。 严重和 / 或致命的反应比较罕见,但仍然无法预测,非剂量相关且不需要重复暴露。尽管不是 IgE 介导的,但由于其具有过敏性特征,仍被认为是过敏反应。症状可在给药后 5~30 分钟内发生,偶可在给药后数小时内发生;这些反应可在 PACU 中发生。非即时不良反应的定义为,在给药后超过 1 小时发生,但大多数发生在 6~12 小时内,发生率为 0.5%~23%。

1. 风险因素包括既往不良反应史、哮喘、需要药物治疗的花粉过敏,以及正在使用 β 受体阻滞剂或白细胞介素 -2。

2. 反应表现为全身性皮肤反应,可能发展为气道阻塞、血管神经性水肿或心血管衰竭。

3. 急性反应的治疗是对症支持。广泛的过敏性反应应立即给予皮质类固醇,H_1 和 H_2 受体阻滞剂治疗。对于更严重的反应,必要时给予氧气、肾上腺素、$β_2$- 激动剂治疗。可能需要气管插管来治疗支气管痉挛、喉头水肿或上呼吸道水肿。循环支持包括必要的静脉输液和血管活性药物。

4. 所有的介入医师都不支持给予患者常规预防过敏治疗。预防过敏策略通常包括在造影成像前 13、7 和 1 小时给予泼尼松 50mg 口服,在造影剂给药前 1 小时给予 50mg 苯海拉明。对于不能服用口服药物的患者,氢化可的松 200mg 静脉注入可替代口服泼尼松。或者在造影剂给药前 12 小时和 2 小时口服给予甲强龙 32mg,联合或不联合使用抗组胺药。对于急诊手术,每 4 小时静脉注入 50mg 苯海拉明和 200mg 氢化可的松或 40mg 甲强龙直至手术结束。甲强龙、阿司匹林或非甾体抗炎药过敏患者,特别是合并明确诊断的哮喘,应每 4 小时用 7.5mg 地塞米松或 6mg 倍他米松预处理,直至处理完成。需要注意的是,预处理在预防过敏反应方面不是 100% 有效的。

Ⅲ. 诊断成像操作

A. CT、MRI、PET、PET/CT、超声和超声心动图都需要一定程度的合作和不同程度的持续一段时间保持不动以获得清晰的诊断图像。麻醉管理为操作过程提供制动和血流动力学 / 呼吸支持可能是必要的。需要麻醉管理的患者主要是:

1. 精神状态异常和 / 或无法合作或遵循简单指令的能力。

2. 患有与成像条件(幽闭恐怖症)相关的严重焦虑。

3. 因疼痛无法忍受固定体位。

4. 具有严重的合并症,无法完成操作所需体位的患者,例如充血性心力衰竭或肺动脉高压,不能进行卧位。从轻度镇静到完全需要气道管理和机械通气的全身麻醉,应视患者具体情况而定。由于成像操作的刺激很小，仅需要较浅的全身麻醉，足以提供获得高质量图像的条件即可。此种情况通常恢复很快，并且在转出 PACU 之前仅需对合并症进行支持性护理。

对接受 PET 和 PET/CT 的患者进行护理时需要特别注意，此时含 PET 同位素的造影剂已从体内清除，因为体液（主要是尿液）可能含有大量的放射性物质，需要适当的处置以确保医护人员和其他患者的安全。由于暴露不同的同位素和造影剂的处理方法不同，因此建议直接联系 PET 设备厂家，以获取正确处理方法。

B. 血管造影术通常是一种无痛但有创的诊断操作，用于动脉或静脉系统显像。可以进行血管造影以探查任何血管系统，但最常用于研究脑、腹部和周围血管系统和循环。该过程需要通过放置套管或鞘管进入血管系统（动脉或静脉）；通常在局麻下进行。导管通过血管通道插入并放置到位置以注射造影剂。一旦通道建立后，该过程便是无痛的，患者只需要最小的镇静就维持良好。通常出现的不适可以从轻微疼痛到剧烈疼痛，常与所注射造影剂有关，并且取决于注射的位置和剂量。

1. 儿童或不合作的成人才需要全身麻醉下行血管造影，而对于可能长时间操作的患者也需要全身麻醉。

2. 颅内血管造影的成年患者如果出现了颅内压升高、脑病、近期卒中或脑出血，其精神状态会出现抑制，此时需要全身麻醉下实施操作。脊髓血管造影可能需要几个小时，以便于识别和成像供应脊髓的每根血管，此时亦需要全身麻醉下完成操作。

3. 操作完成后，可以移除血管通路。在动脉壁中的穿透部位可以通过"封闭装置"关闭，该"封闭装置"修复血管壁或简单的对该区域施加直接压力直到出血停止。在任何一种情况下，穿刺的肢体必须保持笔直且制动的时间长达 6 小时，以防止在穿刺部位形成血肿。血肿形成伴有大量的失血是罕见但是潜在的并发症。血肿形成需要立即识别并在穿刺部位直接施加压力。

偶尔,逆转抗凝是必要的。更少见的是手术探查再次修复血管。由于静脉压较低,固定时间较短,因而去除静脉置管后血肿形成的可能性较小。

Ⅳ. 介入治疗

A. 血管内栓塞是对体循环和肺循环系统中的动脉和静脉的各种不同病理进行栓塞。栓塞是指使用各种材料(线圈、球囊、颗粒和固体或凝胶材料)在血管腔内沉积,以阻塞血管中的血液流动。

1. **脑循环**:治疗破裂和未破裂的脑动脉瘤,中断颅内和颅外动静脉瘘管和畸形的血液供应,或在手术前中断血管肿瘤的血液供应。

2. **颅外循环**:阻断导致鼻内出血的鼻腔或咽部血管的血液供应。

3. **腹部和盆腔循环**:识别和阻断引起腹部和盆腔内器官产生活动性出血的动脉和静脉血管的血液供应,包括胃肠道、肝脏、肾脏、泌尿生殖系统、门静脉系统及胃和食管的静脉曲张。子宫肌瘤也可以进行栓塞治疗。

4. **外周循环**:在手术切除前识别和阻断外周动脉和静脉畸形或血管肿瘤的血液供应。

B. 与血管造影一样,**栓塞**也需要建立血管通道,最常见的是通过股动脉。与血管造影相似,麻醉目标是在血管内导管推进和闭塞性材料的置入期间提供一个制动状态。这些过程相对无痛,几乎没有刺激。如采取经颈静脉建立肝内门体分流术(transjugular intrahepatic portosystemic shunt,TIPSS),常选用右颈内静脉进入门静脉系统(见下文)。也可经皮直接穿刺进入门静脉系统。

Ⅴ. PACU 的关注点

A. 穿刺部位的**血肿**形成或穿刺部位无法控制的出血。

B. 高渗造影剂可能产生**利尿**效应；置入尿管和膀胱冲洗可能是必要的。

C. 应该避**免高血压**，特别是动脉系统的操作，因为可能增加穿刺部位或所治疗病灶部位的出血风险。必要时，可选择 β 受体 - 阻滞剂、钙通道拮抗剂、肼屈嗪、硝酸甘油或硝普钠治疗高血压。

D. 在手术过程中，为防止导管上形成血栓可能需要**全身抗凝**（肝素或阿加曲班）。脑动脉瘤的线圈栓塞可能需要抗凝以使血栓在线圈上的黏附最小化。通过活化凝血时间、凝血酶原时间（prothrombin time，PT）或活化部分凝血活酶时间（activated partial thromboplastin time，APTT）监测抗凝效果。可以通过推注和 / 或连续输注血小板抑制剂如依替非肽（整合素）以使血小板聚集最小化。对于某些手术，患者可在手术前或手术期间使用阿司匹林和 / 或氯吡格雷。在手术结束时可能需要逆转抗凝，以防止去除血管鞘后形成血肿。当患者需要保持抗凝时，血管鞘通常留在原位。当血管鞘保留在股动脉中时，髋部的屈曲受到限制，因此患者不能坐起。这对于严重肺疾病患者可能是一个问题。头高脚低位可能有助于自主呼吸。在严重的情况下可能需要进行术后机械通气，直到移除血管鞘并且髋部可以活动以防止呼吸受限或衰竭。

E. 手术操作过程中和术后潜在并发症

1. 颅内手术操作

a. 并发症有脑动脉瘤不完全破裂、动静脉瘘或畸形的破裂、血管离断或破裂和血管的意外闭塞：如果怀疑颅内出血，应立即脑室造口放置引流管以排出脑脊液（cerebrospinal fluid，CSF）并降低颅内压（intracranial pressure，ICP）。显著的颅内出血表现为突发性头痛和精神状态改变，通常与高血压有关。ICP 升高可能需要紧急插管来控制气道和过度通气治疗。此外，可能需要利尿或药物控制（丙泊酚输注）来降低 ICP。需要立即进行 CT 扫描以确定出血的程度，必要时需紧急手术来清除血肿以降低颅内压。

　　b. **脑血管阻塞引起的急性脑卒中**：可能由于血栓形成或栓塞，且与手术操作部位有关。主要表现是精神状态改变和进行性、局灶性神经功能障碍或缺失。有效的治疗需要及时诊断，重置栓塞套件进行血管造影和溶栓治疗。血管再通后可能需要置入血管内支架以维持血管通畅。抗凝治疗可能需要在术后维持一段时间。

　　2. **用于控制鼻出血和颅外血管病变的栓塞术**：存在术后出血、血流动力学不稳定及呼吸道、胃内大量积血反流误吸的风险。应该备血以治疗失血性贫血。即使在栓塞完成后，也可以将鼻和鼻咽填塞以防止进一步出血。尽管常见出血源是颈外动脉分支；但是栓塞颈外动脉有时也会导致中风或颈动脉夹层和破裂。血肿形成和突然的神经系统症状加重是病情恶化的迹象。

　　3. **用于消化道出血的栓塞术**：动脉栓塞用于治疗内镜入路无法进行的上消化道或下消化道的急性非静脉性出血。同样，胃和食管静脉曲张出血常见于肝硬化门静脉高压症，可能需要采用经颈静脉肝内门体分流手术进行静脉栓塞或门静脉减压术（见下文）。虽然这种手术可以在镇静状态下进行，但是对于需要大量输血患者、反应迟钝或有误吸风险的抑郁状态的患者，通常需要进行全身麻醉。当胃内大量出血时可能存在误吸的风险，因此在这种情况下应考虑拔管安全。可能需要用血液制品进行扩容以稳定血流动力学和纠正贫血及凝血功能紊乱。必要时应用血管活性药物维持灌注压稳定。通常输注奥曲肽以促进曲张的静脉收缩。大量输血需要密切关注 pH，补充钙离子，维持电解质平衡和体温。这些改变可能在术后持续存在。栓塞可能无法完全阻止出血；在这种情况下，复苏治疗可能需要在术后继续进行。

　　4. **肺和支气管血管栓塞术**

　　a. **支气管动脉栓塞**是治疗空洞性肺部病变（结核性脓肿）、支气管扩张和原发性或转移性肺部肿瘤中出现大咯血的有效方法。血管造影是通过股动脉经起源于胸主动脉的支气管动脉进行。尽管这些手术可以通过镇静进行，但持续或大量咯血的病例通常需要全身麻醉和气管内插管以便于控制气道和肺部冲洗。可能需要用双腔管或支气管封堵器进行肺隔离以维持正常肺的通气。在拔管之前需要对气道进行支气管镜检查，以确保可视下将残留的血液、血栓或栓塞物质抽吸干净，保持气道通畅。患者可能会在术后出现血氧饱和度逐渐下降，原因包括持续出血、气道中残留的血栓或栓塞物质及对大量输血的反应。

b. 如果肺动脉破裂导致咯血，则可能需要进行**肺动脉栓塞**。该治疗是经颈内静脉，类似于肺动脉导管的放置。对术后恢复的处理与支气管动脉栓塞类似。此外，栓塞可导致肺灌注显著减少，这可能导致术后低氧血症。

VI. 特定的神经放射学治疗

A. 三叉神经痛。三叉神经节和／或末端神经的经皮神经松解术是治疗这种慢性疼痛的有效疗法。通常，患者常合并有多发性硬化症。虽然由于疼痛，实际消融操作期间需要短暂的全身麻醉（静脉注射美索比妥 0.5~1.0mg/kg 或异丙酚 1~2mg/kg），但在电极定位期间进行的神经系统检查和疼痛评估需要患者清醒并且完全合作。在操作过程中常出现高血压现象，并且一些患者可能需要有创血压监测。术后关注的问题包括穿刺部位（颞下窝）和病变部位（卵圆孔）的血肿形成。根据手术的成功与否，患者还可能需要镇痛治疗。

B. 腰椎穿刺术是一种很少需要麻醉管理的手术。全身麻醉仅在不合作患者（痴呆和／或谵妄，脑炎）、严重焦虑或因疼痛导致手术定位失败的情况下实施。与诊断成像一样，术后恢复问题与患者的精神状态改变有关。拔管应该慎重考虑，因为这些患者可能因抑郁的精神状态和原有反应迟钝而抑制呕吐反射。这些患者在术后有误吸的风险。

C. 颈动脉的**球囊闭塞试验**，用以确定血管的永久性阻塞是否会引起神经功能缺失。进行血管造影以确定血管供应情况，利用动脉内球囊在供应血管中膨胀造成血流的临时阻断。如果在神经系统检查中没有发现神经功能缺失，则诱导低血压并维持 20~30 分钟以进一步引发缺血迹象。尽管在血管造影和放置球囊期间需要镇静，但是在闭塞期间需要保持患者清醒以便进行神经系统检查；因此优选短效麻醉剂。用快速可逆的降压药（硝普钠或硝酸甘油）实施控制性低血压。因此，这些患者通常不需要从麻醉中恢复，并且术后处理与血管造影术相似。一些病例在血液阻断期间给予 PET 放射性配体，便可在术后立即进行 PET 扫描。因此，患者的尿液含放射性物质，应该注意处理体液。有关处理体液的详细信息，请联系核医学科。

　　D. 进行椎体成形术、椎体后凸成形术和骶骨成形术以治疗由于骨质疏松导致的疼痛性椎体骨折。手术通过经皮在脊柱椎体内的骨折部位放置套管针，然后在压力下注射骨水泥。患有多发性骨髓瘤或对骨骼具有破坏性的转移性癌症的患者也需要进行该手术。监护麻醉（monitored anesthesia care，MAC）或全身麻醉是需要的，但通常镇静便足够了。患者需保持仰卧几小时，以使骨水泥完全硬化，手术后通常很少有不适感。术后并发症包括由于在压力下注入骨中的骨水泥所造成的肺栓塞所导致氧饱和度下降，以及由于俯卧位和仰卧位而造成呼吸功能降低。吸氧可能是必要的。椎体后凸成形术类似于椎体成形术，采用球囊在椎体内膨胀以扩张压缩性骨折并改善或恢复正常的椎体解剖学对位。

　　E. 急性脑卒中的溶栓治疗是一种紧急手术，用于恢复有急性缺血性卒中症状患者的脑血管供血。目前，患者在症状出现后 6 小时内推荐使用组织纤溶酶原激活物进行静脉溶栓治疗；在症状出现 8 小时内的患者建议进行血管内机械性碎栓或血栓取出。血管再通后为了维持血流通畅，可能需要对动脉粥样硬化斑块血管节段进行血管成形术和／或在血管内放置支架。术后可能需要抗凝和抗血小板治疗。即便手术后，血管的再通可能不完全,并且残存的脑缺血症状可能持续存在。虽然最近的回顾性研究表明,接受全身麻醉进行溶栓和机械性碎栓治疗的患者在急性缺血性卒中后死亡率可能更高,但这些研究并未有效地分析卒中的严重程度和术后监护差异。

1. 目前,在血管造影和介入治疗中多选用 MAC 镇静。但是,如果患者由于躁动不能保持制动,或因意识水平低下无法保持呼吸道通畅和呼吸受限,或不能忍受平卧,则需要进行气管插管全身麻醉。在手术完成后优选及时拔管,但拔管取决于患者是否符合拔管指征。

2. 值得关注的是,对长期缺血部位的抗凝治疗后再灌注可能会导致梗死部位出血。但缺血后液化坏死的脑组织出血也可能在数天后发生,并不是术后即刻需要关注的问题。控制动脉血压是术后治疗的主要目标。

3. 手术过程中可能因血管内操作导致颈动脉或椎动脉或更远端的脑血管损伤;也可能发生血管再闭塞。一旦患者精神状态突然变化或神经功能障碍发作,则应立即行 CT 或 MRI 进行影像学诊断。

F. 脑血管痉挛是蛛网膜下腔出血的常见且严重的迟发并发症。患者可能需要血管造影和局部动脉内应用血管舒张药物(罂粟碱、维拉帕米、尼卡地平或米力农)或甚至行血管成形术,以改善严重狭窄脑血管的宽度。治疗措施包括补充血容量,血液稀释和提升血压,从而增加血管狭窄段的血流量;患者常需大剂量的血管加压药(去氧肾上腺素、去甲肾上腺素或血管升压素)来达到升高血压的目的。ICP 可因原发损伤或进行性脑缺血所造成的脑水肿而升高。此类患者通常病情严重,需要在手术前后进行重症监护。

1. ICP 的常见病因是脑水肿,颅内压监测有助于指导治疗。颅内压监测优选脑室内导管测压,因其在监测颅内压的同时可以引流脑脊液并降低颅内高压;"Camino" 栓管系统能够监测 ICP,但不能引流脑脊液。

2. 管理目标是通过**升高体循环压力和维持颅内正常血压来改善脑灌注**,维持高动力的心血管状态,并提供可快速苏醒的全身麻醉,以便介入术后采用神经系统检查来评估中枢的缺血状态。有时,患者可能需要术后机械通气来控制 ICP,需要肌肉松弛和机械通气来控制体内二氧化碳的分压,亦可能需要输注丙泊酚使患者保持镇静以控制躁动和 ICP。

3. 由于高血糖可能会恶化脑缺血的预后,可输注加入胰岛素的 5% 葡萄糖生理盐水严格控制患者血糖。

4. 患者常伴发热,体温过高可能会恶化脑缺血的预后,体表降温可维持体温正常。

VII. 特殊的腹腔内手术治疗

A. 经颈静脉肝内门体分流术可降低失代偿期门静脉高压症患者的门静脉压力。是一种侵入性较小的技术,取代了开放性门腔分流和脾肾分流术。

1. 患者可能患有晚期肝病和肝功能严重受损,包括**肝肾综合征**和**肝肺综合征**及大量复发性腹水。这些患者通常因食管静脉曲张的活动性出血而处于危重状态。肝肾综合征的少尿很常见;由于大量腹水和肝肺综合征,一些患者可能因肺容量减少而出现低氧血症。由于肝和肺中的动静脉瘘,肝衰竭患者经常处于高动力循环状态和低全身血管阻力状态。术前和术后低氧血症可能是通气血流比率失调或肝肺综合征伴有肺内血管扩张等多种因素造成的。患有活动性出血性静脉曲张的患者可以通过连续输注奥曲肽来治疗,以减少肠系膜血流量。肝性脑病可表现为精神状态异常或昏迷。

2. 手术包括**经右侧颈内静脉插入导管**,然后将套管针导入肝静脉并穿透肝实质进入门静脉,形成门静脉血液进入体循环的通路;再利用支架将导管扩张保持通畅。

3. 对于一些患者,MAC 镇静就足够了;如果手术时间过长、体位不舒适及合并不能仰卧的一些疾病时,全身麻醉也很常用。严重的肝性脑病患者不能配合 MAC 镇静。通常情况下，**穿刺引流腹水**可以通过减少肝脏活动度来改善手术条件。门静脉系统的快速减压可在穿刺过程中和穿刺后引起低血压。这种状况可给予容量替代治疗。**低盐白蛋白**可能是容量替代治疗必需的，用以维持胶体渗透压。

4. 术后关注的重点在于肝功能衰竭的合并症。中心静脉压升高和**凝血功能障碍**可能导致颈静脉穿刺部位形成血肿。颈部的血肿可能会压迫气道。腹水重新积聚可能出现低氧血症；腹部活动性出血和肝脏血肿形成很少见。出血或腹水患者即使在手术后也应该被认为是饱胃状态，如果在术后阶段需要进行紧急气道管理，则应该接受快诱导。**肝性脑病**会减缓康复。由于门静脉血流在绕过肝脏进入体循环，因此患者在 TIPSS 后可能会出现脑病症状的显著加重。这种情况下，可能需要逆转TIPSS。

B. 对于不宜实施 TIPSS 的胃底静脉曲张患者，**球囊导管逆行栓塞术**（balloon-occluded retrograde transvenous obliteration，BRTO）是一种有效的治疗方法。通过经颈静脉或股静脉，使用3% 十四烷基硫酸钠作为硬化剂，实现胃静脉栓塞的球囊封闭硬化治疗。虽然它是治疗胃静脉曲张的有效方法，但 BRTO 可增加食管静脉曲张和腹水的风险。该手术可在 MAC 或全身麻醉下进行。在手术后，硬化的材料保留在曲张静脉内的适当位置，并且闭塞的球囊 24 小时内不会被移除或放气。术后的主要考虑是硬化材料突然释放到体循环中可能产生急性肺损伤。其他方面，与 TIPSS 类似。

C. 器官活组织检查。当明确的病变被定位后，特定器官如肾脏、肝脏、胰腺或肾上腺的活组织检查可能是非局灶性或局灶性的。无论哪种情况，将活检针经皮刺入器官，术后即刻出现的问题是出血，表现为低血压和心动过速及器官功能障碍，例如输尿管血块积聚引起的阻塞性肾积水或血尿。此外，在肝脏活组织检查期间如果累及胸部时，活检针的穿刺可能引起气胸或血胸等并发症,甚至呼吸衰竭。在影像学引导下进行活检时,损伤大血管导致出血极其罕见。

D. 肿瘤消融。肝脏、胰腺、肾脏和肾上腺的原发肿瘤或转移瘤均适合消融治疗。该手术是在影像学引导下将消融探针放置入肿瘤中,通过用射频或微波加热、冷冻消融或通过**经皮电刺激破坏细胞**来完成组织消融。在肿瘤破坏后取出探针。术后关注点与患者合并症有关,特别是与特定肿瘤相关的合并症。

1. 消融后疼痛很常见,与消融部位有关;肝包膜的热消融或肝穿窿损伤中的膈肌受累可能疼痛剧烈。

2. 冷冻消融通常用于疼痛性病变,通常在麻醉苏醒后出现疼痛显著减轻。在恢复期,病变局部仍可能被冻结,病灶上方的皮肤触之仍然冰凉。

3. 经皮电刺激需要深度肌松,以防止治疗期间出现明显的收缩。术后可能出现肌无力因而延迟拔管,在新斯的明逆转深度肌松时,再箭毒化是一个值得关注的问题。

4. 肿瘤消融后,一些患者可能出现以发热、轻度白细胞增多和与肿瘤坏死相关的不适为特征的**消融后综合征**。常在消融后 24 小时内发生。

E. 化学栓塞。使用大剂量、强毒性的化学制剂在特定部位或血管内缓慢注入可以很好地治疗一些原发性恶性肿瘤或转移性疾病。该疗法主要针对肿瘤,但化学制剂会在体内扩散。首先进行血管造影以确定肿瘤的供血血管,然后通过动脉内导管选择性地将化学制剂注射至肿瘤区域。该方式更常用于肝脏恶性肿瘤的治疗。注入化学制剂后,所治疗的器官可发生剧烈术后疼痛,并可能持续存在;患者自控镇痛是控制此类疼痛的必要方式。

F. 放置经皮肾造瘘管(percutaneous nephrostomy tube,PCN)以治疗有症状的肾积水,引流尿液。此类介入操作是在影像学引导下将柔性塑料导管置入肾盂中。导管放置需要穿过肾实质,该手术作为膀胱镜检查和输尿管支架置入术的替代方案。从肾盏到膀胱的尿液阻塞可由许多原因引起。手术的紧迫性取决于肾积水的程度、肾损伤和感染的进度。患者可能因感染引起的系统性菌血症而导致脓毒症。该手术在俯卧位或侧卧位进行，手术可以选择在全身麻醉或镇静状态下实施。

1. 术后关注点在于原有合并症、潜在肾功能损害程度和病理状态。患者可能出现液体过量或血容量不足。需要精准的液体复苏。

2. 在导管穿过肾实质时或套管针放置时可能出现出血。有时，在肾盏穿刺成功之前，套管针可能多次穿过肾实质。抗凝状态可能是出血的一个因素。出血可能并不是以血尿的形式出现的，而是仅仅出现会阴部血肿。在术后发生的肉眼血尿、心动过速、低血压和血红蛋白减少需要查找原因。床边超声可以明确血肿诊断。

3. 在患有尿路感染和脓尿的患者中，放置 PCN 可能会导致严重的**菌血症**，从而导致脓毒性休克。合并脓尿和白细胞计数升高的患者，在放置 PCN 后出现**发烧、寒战和战栗**等症状，很有可能是手术引起了全身菌血症，应采用适当的抗生素和对症治疗；对乙酰氨基酚或布洛芬对发热有效，小剂量的哌替啶可治疗寒战。一些患者可能发展为**感染性休克**，表现为**低血压和循环衰竭**。此类患者的预后很难判断。

G. 肝内胆管、胆总管、胆囊管或壶腹部位阻塞，导致胆汁从肝脏流入十二指肠受阻，此类患者须行经皮胆管系统引流、支架置入和扩张术。很多病症可能导致这些部位发生阻塞；最常见的是结石、肿瘤和术后狭窄。当内镜方法失败或无法实施时，应行经皮穿刺。首先，利用造影剂显影胆道系统确定梗阻部位；与经皮肾造瘘术相似，该手术通过**肋间隙**途经下部胸腔，在影像学引导下通过肝实质将套管针刺入胆管。将柔性管留置并与引流袋连接以收集引流液。该手术可在局部麻醉和轻度镇静下进行，也可以进行全身麻醉。合并瘢痕、肿瘤或先天性狭窄的胆管适用胆管扩张成形术；一般每周或每两周扩张一次，直到狭窄改善。虽然每次操作刺激较短，但会导致剧烈疼痛需要在全身麻醉下实施。

1. 术后关注点与患者合并症和导致阻塞原发病理有关。通常，患者出现**黄疸**并且**肝酶升高**。肝功能可能受损；患者可能发生凝血功能障碍和**肝性脑病**。肿瘤所致幽门梗阻的患者均按饱胃处理，并且有误吸的风险。

2. 因为该方法需要将套管针穿过肝脏，所以可能发生**出血**和**肝血肿**形成。因为穿刺针有时横穿胸部，**血胸**也时有发生。出血可能是隐匿性的，并且在出现急性血容量不足伴有心动过速和低血压，或呼吸困难和低氧血症之前，大量血液可能积聚在胸部或腹部中。床旁超声评估可以确诊血肿。

3. **气胸**也是一个潜在的术后并发症，因为经皮穿刺部位位于胸部，并且该穿刺路径会累及肋缘胸膜。

4. 有胆管炎并梗阻的患者需胆管引流。注射造影剂以显影管道系统时可能引发全身菌血症，从而导致严重的脓毒症。可能会突然发热、心动过速和寒战。一些患者伴有严重的脓毒症可能发展为低血压和循环衰竭。需要立即给予适当的抗生素治疗和支持疗法缓解症状和低血压。

5. **肋间神经阻滞**是治疗经皮穿刺部位疼痛的有效方法。必要时可以阻滞 2~5 个间隙来缓解疼痛。

6. 狭窄部位**球囊扩张**并将支架管放置在胆管系统会导致疼痛，疼痛在扩张胆道时发生，故需全身麻醉。在手术过程中麻醉药物超量可能导致术后苏醒延迟和认知功能障碍。

H. 腹腔内、胸腔内或深部组织脓肿的引流通常是在超声或 CT 引导下进行。该过程包括穿刺针刺入脓腔并将抽吸出来的脓液进行革兰氏染色和培养。留置导管排空脓腔，同时使用抗生素治疗感染。引流可以在局部麻醉下完成，根据患者的情况也可以选用镇静下进行。对于疼痛剧烈的病变或由于持续的脓毒症或其他合并症，全身麻醉可能是必要的。术后关注点与感染的胆道或泌尿系统引流术后的关注点类似。必须尽量避免发生低血压和循环衰竭等严重并发症。有脓毒症的患者可能因引流过程产生的菌血症而出现症状急速恶化。

I. 当有尿道阻塞或尿失禁需要留置导尿管时,可在**耻骨上穿刺将导尿管**置入膀胱以排出尿液。从耻骨上穿刺放置导尿管过程简短,首先用液体(通常是盐水)充盈膀胱,然后用超声引导进行穿刺放置导尿管。该手术有无镇静均可完成,局部麻醉即可最小化操作刺激。在腰段以上的脊髓损伤患者中,膀胱膨胀可能会导致**自主神经反射障碍**引起严重高血压。可能需要用抗高血压药治疗,这种情况术后亦可能发生。术后的并发症包括出血和导管移位。

J. **经皮插入胃造瘘管和空肠造瘘管**很少需要全身麻醉。手术在 X 线透视或 CT 引导下进行。由于手术过程中需要针对合并症进行积极的处理,因此需要麻醉医师来实施镇静或全身麻醉。

1. 吞咽困难或吞咽障碍患者,通常需要放置胃造瘘管和/或空肠造瘘管以便进行营养支持。此类患者意识水平改变,如昏迷、意识障碍或痴呆,或**头颈部癌症**或**肌萎缩侧索硬化症**(amyotrophic lateral sclerosis,ALS)。由于腹部恶性肿瘤造成幽门梗阻的患者可能需要行空肠造瘘置管方便进行营养支持,并将胃造瘘管作为胃内容物的引流出口,这些患者必须按饱胃原则进行相关预防措施。

2. 与吸烟和饮酒相关的合并症包括慢性阻塞性肺疾病(chronic obstructive pulmonary disease,COPD)、冠状动脉系统疾病、高血压、肝功能障碍和戒酒综合征,这些合并症在口咽癌患者中很常见,并且使预后复杂化。特别是仰卧位手术中可能会因气道塌陷和气道分泌物积聚而导致肺容量减少。对增加氧供无法改善的持续性低氧血症,需要在术后采取直立位,胸部理疗,甚至气管内吸引。

3. 气道管理对于此类患者尤为重要,因为头颈肿瘤、既往手术和放射治疗可能使面罩通气和插管困难。肌萎缩侧索硬化症是一种退行性神经系统疾病,表现为累及呼吸和吞咽功能的进行性肌无力加重。这些患者通常需要持续的气道正压(constant positive airway pressure,CPAP)或双水平气道正压(bilevel positive airway pressure,BiPAP)进行呼吸支持,并且可能需要术后呼吸支持。由于效果持续时间不确定,肌肉松弛剂在肌萎缩侧索硬化症中是禁忌的。由于潜在的致死性高钾血症,琥珀胆碱也是禁忌使用的。

Ⅷ. 特殊血管放射诊疗

　　A. 进行静脉造影和动静脉瘘造影评估用于长期血液透析的动静脉瘘状况。偶尔,这些高血流量的瘘管会形成狭窄或血栓,血流量会明显减少。血管造影可以确定狭窄的位置,并提供血流量的定性评估。在建立血管通路后,注射造影剂并通过透视观察血管解剖结构。

　　1. 这些患者合并肾功能衰竭,如果瘘管功能障碍,患者的规律透析可能会中断。**透析**术后主要关注点是纠正电解质异常。钾离子水平需特别注意,如果无法进行透析治疗,可能需要使用胰岛素、葡萄糖和钙剂进行治疗。

　　2. 这些患者中有许多是糖尿病患者,建议密切监测血糖。

　　3. 瘘管的造影评估过程刺激不大,可以在镇静和局部麻醉下进行。对于不合作的患者全身麻醉也可选用。

　　4. 对于需要扩张狭窄并重建血流的,可行**血管成形术和支架置入**。当狭窄处于上肢血管系统时,治疗过程耐受性良好。若是胸腔内的狭窄,扩张刺激极大伴有明显的疼痛。可能需要全身麻醉。

　　5. 瘘管壁血栓形成是瘘管失败的常见原因,血管成形术可以清除瘘管壁上形成的血栓。在血管成形术的扩张球囊放气后,血栓脱落可能会导致**肺栓塞**,从而发生血氧饱和度下降,并需要**吸氧治疗**。术后需要持续吸氧治疗。

　　B. 透析血管通路的建立需要在影像学引导下完成,确保通路位置准确、通畅和血量充足。该手术在血管介入手术间进行。在超声引导、透视或两者共同引导下进行。通道建立的不适感极小，可以通过局部麻醉和轻度镇静或不镇静下完成该手术。对于不合作的患者或具有严重合并症的患者，一般需要全身麻醉。

1. **血液透析导管**可以在穿刺部位远处的皮下**潜行**一段距离再进入静脉，也可以直接进入静脉。最常见的是通过颈内静脉或者颈外静脉的分支进入。目的是选择足够大的血管，以提供良好的血流，并最大限度地减少血流停滞造成的血栓形成。如果颈静脉有血栓或不可用，则可以选用股静脉或锁骨下静脉。

2. 在超声引导下放置**静脉透析管或 PIC 管**，操作迅速，刺激较轻。放置通常在上胸部。超声引导下可以准确确定静脉入路。同时在相应的皮下钝性分离出一个"口袋"式的空间以便放置静脉输液港装置。

3. 术后关注点主要是长期留置通路相关的并发症。穿刺部位的血肿形成是一个问题，特别是在抗凝治疗或患有肾功能衰竭或肝功能衰竭的患者。

IX. 特殊的胸部诊疗

A.CT 引导下的**经皮穿刺肺活检术**是一种相对无痛的手术，适用 MAC 镇静；在穿刺部位、上方和下方的一个或两个节段阻滞肋间神经可以为手术提供良好的麻醉。胸膜神经分布丰富，针刺时会很痛苦。患者可以采取俯卧或仰卧位，并且必须保持不动，在针刺和活组织检查期间保持浅而规则的呼吸最佳，因为病灶很小，受到呼吸的影响会偏移。取下针后，立即重新摆患者体位，把穿刺部位压在身下，最大限度降低气胸的发生率。

1. 术后主要关注点是呼吸功能受限，原因可能是**气胸、张力性气胸、血胸**或活检部位**出血**汇聚至气道而产生持续的咯血；这些并发症可能在穿刺针移除后立刻出现或术后渐进性发生发展。俯卧位和术后要求至少 2 小时保持不动，可能会进一步加重呼吸功能受限并导致肺不张。为避免气胸症状恶化,不鼓励咳嗽和清理气道。2 小时后,复查胸部 X 线以确定气胸、出血或气道状况是否稳定。

2. **低氧饱和度**是一个常见问题。很多因素可导致进行性的氧饱和度降低,包括原发 COPD 和肿瘤等疾病因素。随着肺不张的进展,氧饱和度可能会进一步下降;必要时需要吸氧治疗。

3. 如果出现气胸或血胸,并且严重影响呼吸功能,可能需要行**胸腔闭式引流**来维持或改善呼吸功能。

4. 对于严重咯血或肺活量降低,可能需要紧急气管插管和正压通气并进行肺灌洗。对于活检后出现严重气体交换障碍的患者可行术后机械通气,患者应采取俯卧位并防止咳嗽。

5. 对于明显的咯血,可能需要放置双腔气管插管或支气管封堵器;必要时急诊手术治疗活动性出血。

B. 肺肿瘤的经皮射频消融术与组织活检术类似,但是需要使用更大的穿刺装置将用来消融的探针插入肿瘤中。射频消融手术刺激较重,患者可能疼痛剧烈。单个肿瘤的多点消融需要探针重新定位和刺入。

1. 与组织活检术一样,在手术结束时,移除探针并立即覆盖伤口以防止吸入性胸部创伤和气胸。需要在移除电极之后立即根据穿刺部位将患者调整为俯卧或仰卧位。即使穿透胸壁的所有操作完成后,**气胸和张力性气胸**仍然是值得关注的问题。所有患者应该在恢复后接受胸部 X 线复查以确定无严重气胸。

2. 咯血也与大气道附近的血管病变有关。如果出现活动性出血,可能需要放置双腔气管导管或支气管封堵器以保持通气和肺隔离。

X. 特殊的肌肉骨骼介入手术

A. 在影像学引导下骨骼或肌肉内病变的**组织活检术**在实际操作中与腹腔内的器官活检术相似。主要区别在于透过骨骼到达病灶的过程。术中问题也相似,特别是疼痛管理和定位有关的问题。根据患者的个体情况,麻醉管理可以是镇静或全身麻醉。通常,骨骼的最敏感部分是骨膜。直接在骨膜层上注射局麻药可有效地为手术本身以及术后提供镇痛。术后主要的关注点是活检部位的疼痛以及出血和血肿形成。

B. 用射频消融或冷冻消融(冷冻组织)**骨肿瘤与软组织消融**过程类似(见上文)。由于病变部位的疼痛、体位维持困难和手术持续时间较长等原因,麻醉管理是必要的。射频消融骨转移性病变的指征通常是不间断的骨源性痛。这些患者可能既往服用大剂量的止痛药物,并且可能对阿片类药物产生耐受性。术后疼痛并不少见,但治疗后与病变相关的疼痛可能会显著减轻,并可能随着时间的推移而逐渐改善。

C. 当怀疑有**脓毒症**时,需要进行**关节或软组织脓肿的抽吸**。操作过程可能是有疼痛的,需要一定程度的麻醉管理。**严重的脓毒症**并不常见。可以留置引流管以便治疗和控制感染。术后的关注点是**菌血症和脓毒症**的进展,可能发展为休克。这时需要对症治疗和抗生素治疗。

D. 缓慢灌注骨水泥用于治疗溶骨性骨肿瘤病变。癌症、多发性骨髓瘤和淋巴瘤转移引起的椎体或其他负重骨的疼痛性溶骨性破坏是疼痛和致残的根源。骨水泥注入后快速凝固,恢复骨结构的支撑作用,从而有效缓解疼痛。骨水泥成形术引起的并发症主要是骨水泥渗漏。骨皮质破坏、骨旁软组织扩散和血运丰富的肿瘤可能会增加该并发症的发生率。骨水泥溢出到静脉内可导致硬膜外或椎旁静脉充盈,进一步导致硬膜外骨水泥渗漏或肺栓塞。

XI. 质子治疗和放射治疗的麻醉

A. **质子放射疗法**。用于治疗动静脉畸形、垂体肿瘤、视网膜母细胞瘤和其他肿瘤。放射治疗是无痛的,但制定方案和制作模具可能需要数小时,而个体的单纯治疗过程都很短。在放射治疗期间,患者的被治疗部位必须使用固定装置和立体定向框架锁定在稳定的位置。

1. 在**成人**中,可以用加入了肾上腺素的 2% 的利多卡因进行局部麻醉,然后在颅骨中钉入固定螺钉。如果使用"耳棒",可以通过在外耳道皮下注射加了肾上腺素的 2% 的利多卡因 3ml 来达到满意的外耳道内神经阻滞。因为需要患者配合,通常不推荐镇静。

2. 对于**儿童**,通常使用全身麻醉以确保不动。该疗程通常每天进行,持续约 4 周。通常,放置可植入的 Broviac 或 Hickman 导管,麻醉采用丙泊酚诱导和维持保持患儿不动,尽可能保留自主呼吸。将患者头部固定在定制的石膏模具中,使头部保持在正确的位置以进行治疗并保持呼吸道通畅,然后进行放射治疗。如果不能保持自主通气,则考虑使用喉罩建立气道(laryngeal mask airway,LMA)。

B. 放射治疗。接受放射治疗的儿童,或因智力发展迟缓或认知障碍而不能配合的成人通常需要全身麻醉。

1. 经典的治疗过程是每周 3 或 4 次,持续 4 周。选择苏醒迅速且恶心、呕吐风险小的麻醉药实施麻醉。

2. 第一次放射治疗过程可能很耗时(从 1 小时到数小时不等),因为必须进行精确测量并且为患者制作模具。后续治疗过程通常少于 30 分钟。

3. 许多患者有留置的静脉通道以接受化疗。麻醉可采用丙泊酚诱导和维持。儿童建立静脉通路困难时,可以联合肌注咪达唑仑、格隆溴铵和氯胺酮等药物。

C. 术后和恢复期的关注点与其他放射治疗的麻醉关注点相似。因辐射作用,治疗部位的皮肤可能发生明显变化和组织水肿;如果咽部被照射,会影响吞咽功能。随着头颈部癌症的进一步治疗,颞肌可能萎缩从而导致牙关紧闭;这使得气道管理更加困难。咽部黏膜炎也时有发生,需放置胃管以维持营养支持。治疗部位的疼痛会导致阿片类药物的长期使用并产生耐受。常联合使用芬太尼贴剂和口服药物治疗暴发性疼痛。

推荐阅读

Fusco MR, Ogilvy CS. Surgical and endovascular management of cerebral aneurysms. *Int Anesthesiol Clin* 2015;53(1):146–165.

Gómez E, Ariza A, Blanca-López N, et al. Nonimmediate hypersensitivity reactions to iodinated contrast media. *Curr Opin Allergy Clin Immunol* 2013;13(4):345–353.

Guercio JR, Nimjee SM, James ML, et al. Anesthesia for interventional neuroradiology. *Int Anesthesiol Clin* 2015;53(1):87–106.

Hsu L, Li H, Pucheril D, et al. Use of percutaneous nephrostomy and ureteral stenting in management of ureteral obstruction. *World J Nephrol* 2016;5(2):172–181.

Janne d'Othée B, Walker TG, Marota JJ, et al. Splenic venous congestion after balloon-occluded retrograde transvenous obliteration of gastric varices. *Cardiovasc Intervent Radiol* 2012;35(2):434–438.

Kidwell CS, Jahan R. Endovascular treatment of acute ischemic stroke. *Neurol Clin* 2015;33(2):401–420.

Landrigan-Ossar M. Common procedures and strategies for anaesthesia in interventional radiology. *Curr Opin Anaesthesiol* 2015;28(4):458–463.

Papanagiotou P, White CJ. Endovascular reperfusion strategies for acute stroke. *JACC Cardiovasc Interv* 2016;9(4):307–317.

Schmidt U, Bittner E, Pivi S, et al. Hemodynamic management and outcome of patients treated for cerebral vasospasm with intraarterial nicardipine and/or milrinone. *Anesth Analg* 2010;110(3):895–902.

第6章

骨科患者

Benjamin Hollingsworth and Joseph Schwab

孙玉娥　译　谭文斐　校

概述

由于静脉血栓栓塞（venous thromboembolism，VTE）的风险相对较高，以及其与运动和负重的相关问题，使得骨科手术患者术后管理与其他大多数外科手术患者不同。骨愈合和骨质量也是术后环境中的重要考虑因素，尤其是在骨折治疗或骨内固定后。还有其他一些重要的并发症在骨科患者中更常见，比如脂肪栓塞和骨筋膜室综合征。本章的目的在于强调骨科手术患者较常见的问题。

静脉血栓栓塞

VTE 是骨科手术后发病率和死亡率的主要原因。许多接受如髋关节置换术这类骨科手术的患者年龄较大、术后相对制动，均为 VTE 的危险因素。即使没有手术，骨盆和下肢骨折也是危险因素。其他与 VTE 发生相关的因素包括既往 VTE、卒中、心肌梗死、肥胖、充血性心力衰竭和高凝状态。

增加骨科手术后 VTE 风险的因素

1. 瘀血。细胞与血管壁的接触时间增加，可防止与天然抗凝剂的混合而增加瘀血。

2. 凝血。许多骨科手术会导致组织碎片和脂肪释放到血液中,从而成为促进凝血的抗原。

3. 血管壁损伤。在组织的物理操作过程中,细胞内桥的损伤释放出促进凝血的物质。

大多数深静脉血栓(deep venous thrombose,DVT)形成于大腿和小腿。有趣的是,只有不到三分之一的病人表现出疼痛、水肿和足部疼痛的典型症状。小腿压痛等临床症状既不敏感也非特异,不足以诊断 DVT。静脉多普勒超声检查被推荐用于诊断 DVT。增强造影成像是最敏感的诊断工具,特别是对于近端DVT。美国骨科手术学会强烈反对使用多普勒超声作为 DVT常规筛查手段,而应该只在高度怀疑存在 DVT 时再使用这些检查。

DVT 可引起疼痛和肿胀,在极端情况下可引起骨筋膜室综合征。然而,最严重的并发症是肺栓塞(pulmonary embolism,PE),这可能是致命的。

全髋关节和膝关节置换术后,应尽早开始活动锻炼和使用机械压力装置。使用药物预防 DVT 是有争议的,因为目前没有首选药物,每种药物都有自己独立的风险因素,术后出血是最令人担忧的风险之一。术后血肿与继发感染之间存在确定联系。此外,尽管许多药物已被证明可预防 DVT 和 PE,但由于致命的PE 极为罕见(0.01%),很难证明药物的预防作用。对现有数据进一步检查表明,在髋关节和膝关节置换术后,无论是否使用阿司匹林,机械压力装置都不逊于其他形式的药物抗凝。因此,建议在全髋关节和膝关节置换术后使用药物和/或机械压力装置。当患者术后出血风险增加时,应单独使用机械加压。在一些病例中,可以在大血管中放置过滤装置,以防止血栓迁移;然而,过滤器的功效还存在争议。

骨科其他领域的 VTE 预防遵循相似的逻辑,必须确定药物抗凝的风险和效益之间的平衡。也就是说,车祸后出现多处骨折的患者可能发生 VTE 的风险增加;然而,如果患者同时出现脑出血,则必须权衡导致出血恶化的风险是否可能超过使用药物抗凝剂预防 VTE 的益处。

骨筋膜室综合征

当筋膜间室的压力大于筋膜间室的灌注压力时,导致组织损伤,发生骨筋膜室综合征。骨筋膜室综合征通常与骨折有关;然而,在没有骨折的情况下也可发生。术后如果长时间使用止血带、患者体位不佳或输液不当渗入四肢间隙,均可能发生骨筋膜室综合征。尽早发现骨筋膜室综合征有助于预防永久性肌肉损伤。骨筋膜室综合征的表现包括以下"6P":

1. 疼痛(pain)
2. 苍白(pallor)
3. 脉搏消失(pulselessness)
4. 感觉异常(paresthesia)
5. 麻痹(paralysis)
6. 皮温变化(poikilothermia)

这些可能很难确定,尤其是没有预料发生骨筋膜室综合征。骨筋膜室综合征漏诊的两个主要危险因素是迟钝的患者和局部麻醉的使用。

当怀疑骨筋膜室综合征时,应测量筋膜间室压力,以此提供客观数据,这将影响外科医生打开筋膜间室的决定。室压至少应低于舒张压 30mmHg。如果压差小于 30mmHg,则应考虑采取手术来缓解隔室压力。

脂肪栓塞

大多数长骨骨折患者会发生脂肪栓塞。研究表明,尸检中 54%~96% 长骨骨折的创伤患者均与脂肪栓塞有关。然而,皮肤、大脑和肺功能障碍三联征,也被称为脂肪栓塞综合征,只发生在 1%~30% 的创伤患者中。脂肪栓塞的危险因素包括青年和多发闭合性骨折。从外科手术的角度来看,扩髓内腔用以放置髓内钉或长柄人工关节置换术是一个已知的危险因素。典型的症状和体征包括呼吸和大脑功能障碍以及瘀斑皮疹。脂肪栓塞综合征的治疗主要是支持性治疗,维持足够的血压。在这种情况下使用皮质类固醇是有争议的。

疼痛管理

对术后疼痛的适当管理有利于患者更早期活动、缩短住院时间、减少住院花费和改善患者认知。疼痛管理方案不应是一个标准的计划,应根据患者术前疼痛管理方案、年龄、医疗、生理心理状态及手术操作类型制定,精准满足个体患者的需求。

应用多模式镇痛和预防性镇痛能实现以尽可能少的剂量充分控制疼痛的目标。专业疼痛管理团队可能有助于制定有效的镇痛方案,特别是针对病情复杂的患者。

骨科手术患者可以接受单次外周神经阻滞或通过外周神经置管,连续注入局麻药进行长时间神经阻滞。经静脉给予阿片类药物可能是即时术后镇痛的最有效手段,吗啡、氢吗啡酮和芬太尼是最常见的止痛药,这些药物可以通过患者自控镇痛泵的形式给予。通常在术后第2天转为口服镇痛药,常用口服镇痛药包括羟考酮、氢吗啡酮、控缓释或即释吗啡以及用于治疗慢性疼痛的美沙酮。泰诺应该在没有禁忌证的情况下使用。骨折或骨翻修术后患者应避免使用典型的非甾体抗炎药(NSAIDs),因为这类药物会干扰新骨生长,影响愈合。

液体管理

术中血管容量优化已被证明可以改善预后和缩短住院时间。早期活动非常重要,其取决于术后血流动力学的稳定性。在许多情况下,结合患者的年龄和合并症,骨科手术患者术后被认为是虚弱的,且有较高的心血管风险,因此为了避免液体超负荷和左心室衰竭而造成心力衰竭,在围手术期采取限制性液体复苏策略。但需注意的是限制性液体复苏可能导致低血压和组织器官低灌注。

引流管理

骨科手术创口引流可以减少组织水肿,减轻血肿和皮下积液的形成,并有助于减少感染。然而,创口引流的使用存在争议。有些人认为引流本身为细菌侵入创口提供门户。有研究表明创口引流的患者输血率更高。引流管的去除时间也是一个重要的因素,已有研究表明,引流管留置24小时后,引流管顶部细菌污染增加。择期手术不建议使用闭式引流;而开放的、受污染的或已感染的创口可能需要引流。

活动

在当前的骨科手术中,外科技术、植入物和手术方案的改进加速了术后康复。实施多模式镇痛、早期多学科参与、手术方式和液体管理,使患者术后能尽早活动。许多患者术后恶心(发生率高达10%)可能是术后活动和舒适度的障碍。从血流动力学的角度来看,减少失血和预防贫血可能有助于加快术后活动、加速术后康复。控制疼痛可以增加参与治疗的意愿、增强忍受物理治疗的能力,因此疼痛必须及早控制。这些手术后早期、积极的治疗是加速康复的关键。应尽量减少对病人负重和活动的限制,促进早期活动。缩短术后住院时间是一项综合工作,涉及患者期望值、术后恶心和贫血、疼痛管理不良、尿潴留和活动困难等问题。

骨愈合

骨折的愈合是一个生理性的过程,在这个过程中,骨愈合来转移力负荷。二次骨愈合经历5个阶段:
1. 血肿形成
2. 炎症反应
3. 纤维性骨痂形成
4. 骨性骨痂形成

5. 骨痂改建或再塑

与此相反,骨刚性固定处可发生初级愈合。"圆锥样骨吸收腔",也被称为隧道破骨细胞,破骨后,成骨细胞延伸到骨折处形成新骨。这些是独特的细胞内过程,许多因素可以破坏骨愈合的这一过程。

患者原有的合并症可能在骨愈合中起有害作用。糖尿病患者,骨折骨痂可比正常情况下弱 30%。贫血会降低健康骨痂和骨骼形成所依赖的氧和铁的水平。应通过补充维生素和矿物质来优化营养。外周血管疾病会减少组织血供和氧含量。甲状腺功能减退可导致甲状腺激素缺乏,从而抑制软骨内成骨并影响骨折的修复。

非甾体抗炎药已被证明会干扰前列腺素功能和骨折部位的血流量。连续 7 天以上使用糖皮质激素会导致骨质疏松,其固有的抗炎活性会抑制 IGF-1 和 TGF-β。

环丙沙星和利福平等抗生素与骨折不愈合的风险有关。

脊柱手术

硬脊膜撕裂可能发生在择期脊柱手术期间和脊柱创伤后的手术干预期间。治疗包括初级修复、蛛网膜下腔闭式引流、激光组织焊接、肌肉脂肪或筋膜移植、硬膜外自体血填充、纤维蛋白黏合剂或氰基丙烯酸酯黏合剂黏合。硬脊膜撕裂的典型症状包括手术后头痛、畏光、恶心和呕吐,或创口引流。可选择卧床休息和泡沫凝胶封闭进行干预。

围术期视力丧失是一种罕见但极具破坏性的并发症,可发生在脊柱手术后。造成视力丧失的主要原因是视网膜血管阻塞和缺血性视神经病变。危险因素可能包括:肥胖、男性、术中使用 wilson 架、麻醉时间过长、大量失血。不幸的是,术后视力丧失通常是不可逆的。

结论

骨科患者的术后管理与普通外科患者相似,需注意以下几点:①应密切注意患肢的神经血管检查;②术后早期活动不仅能加速患者的术后康复,而且还能减少术后并发症的发生;③应密切监测患者术后出血的相关体征和症状;④术后疼痛必须维持在患者可接受的水平,这与手术类型和患者对疼痛的耐受程度相关;⑤如有任何疑问,应立即通知骨科进行评估。

推荐阅读

Bulger EM, Smith DG, Maier RV, et al. Fat embolism syndrome: 10 years review. *Arch Surg* 1997;132:435–439.

Cain J, Dryer R, Barton B. Evaluation of dural tear closure techniques. Suture methods, fibrin adhesive sealant, and cyanoacrylate polymer. *Spine* 1988;13:720–725.

Christian CA. General principles of fracture treatment. In: Canale S, ed. *Campbell's Operative Orthopedics*. St Louis, MO: Mosby; 1998:1993–2041.

Georgopolous D, Bouros D. Fat embolism syndrome: clinical examination is still the preferable diagnostic method. *Chest* 2003;123:982–983.

Haggis P, Yates P, Blakeway C, et al. Compartment syndrome following total knee arthroplasty: a report of seven cases. *J Bone Joint Surg Br* 2006;88(3):331–334.

Kelly DJ, Ahmad M, Brull SJ. Preemptive analgesia I: physiological pathways and pharmacological modalities. *Can J Anaesth* 2001;48:1000–1010.

Lombardi AV, Berend KR, Adams JB. A rapid recovery program: early home and pain free. *Orthopedics* 2010;33:656.

Mancuso CA, Salvati EA, Johanson NA, et al. Patients' expectations and satisfaction with total hip arthroplasty. *J Arthroplast* 1997;12:387–396.

Mckibbin B. The biology of fracture healing in long bones. *J Bone Joint Surg Br* 1978;60:150–162.

Mithofer K, Lhowe D, Vrahas M, et al. Clinical spectrum of acute compartment syndrome of the thigh and its relation to associated injuries. *Clin Orthop Relat Res* 2004;425:223–229.

Ong CK, Lirk P, Seymour RA, et al. The efficacy of preemptive analgesia for acute postoperative pain management: a meta-analysis. *Anesth Analg* 2005;100:757–773.

Shen Y, Drum M, Roth S. The prevalence of perioperative visual loss in the United States: a 10 year study from 1996 to 2005 of spinal, orthopedic, cardiac, and general surgery. *Anesth Analg* 2009;109:1534–1545.

Shoemaker WC, Appel PL, Kram HB, et al. Prospective trial of supranormal values of survivors as therapeutic goals in high risk surgical patients. *Chest* 1988;94:1176–1186.

Todd CJ, Freeman CJ, Camilleri-Ferante C, et al. Differences in mortality after fracture of hip: the East Anglian Audit. *BMJ* 1995;310:904–908.

Waugh TR, Stinchfield FE. Suction drainage of orthopedic wounds. *J Bone Joint Surg Am* 1961;43:939–946.

第7章

神经外科患者

Joanne E.Baker and Ala Nozari
韩 园 译 孙永兴 校

神经外科术后监护管理

住院患者可能因手术部位及手术路径不同的神经外科手术而有显著差异。许多神经外科手术患者,预计将在重症监护室(intensive care unit,ICU)进行术后监测,以便更快识别可能出现的即时并发症,并迅速采取治疗措施以防止永久性的功能丧失。

本章将概述常见神经外科手术的术后管理,包括:开颅手术,脑和脊髓血管修复(包括弹簧圈栓塞术),脊柱手术(椎板切除术、融合术、肿瘤切除术),以及微创手术(活检、置入深部大脑刺激器)。回顾这些患者的术后管理时,重要的是关注这些患者管理的相似性,最应当关注的就是以优化围术期大脑灌注和氧合为目的的神经系统评估和生理监测。

麻醉后即时监护管理

麻醉后的恢复(苏醒期)是一个应激期,其特点往往是交感神经输出的短暂激增。全身麻醉和气管拔管引起的主要交感神经刺激,与耗氧量增加、儿茶酚胺分泌、心动过速和高血压密切相关。血压升高时,颅内出血的风险也相应增加,因此控制高血压对神经外科患者来说至关重要。

术后应尽快进行神经系统评估。与其他患者一样,如果灌注和通气充分并且符合拔管指征,则最好早期拔管以减少气管内导管引起的不适和刺激,以便进行更准确的神经系统检查。如果患者苏醒延迟,则可能很难区分是残留的药物镇静引起的还是一个神经系统事件。早期评估和明确手术并发症是进行干预的关键,以防止进行性损伤,减少不可逆性功能紊乱的发生。如果确有神经功能紊乱,则可能需要使用计算机断层扫描(CT)进行紧急神经影像学评估出血性并发症或肿块性质,或使用磁共振成像(MRI)评估(是否需要)手术切除、水肿或缺血性损伤。

- 高血压由多种机制引起,包括但不限于疼痛、焦虑、谵妄、低体温、高碳酸血症、低氧血症、突发兴奋以及引起儿茶酚胺释放的其他诱因。高血压的治疗必须立即进行,因患者而异,并且应该针对多因素病因。为了减轻围术期的疼痛,同时避免过度镇静,维持正常体温,确保适当的氧合和通气,恰当的镇痛治疗是十分必要的,这也有助于管理术后高血压。高血压的治疗药物通常包括静脉注射 β 受体阻滞剂(如拉贝洛尔)或钙通道阻滞剂(如尼卡地平),这两种药物常为输液制剂。

- 与其他术后患者一样,神经外科手术术后也常发生低血压,这需要改善血管容量状态(扩容)或使用血管升压药。术后低血压的常见原因包括围术期大量失血和其他容量丢失,如呕吐(常见于脑肿瘤)、尿崩症或脑性失盐相关的尿量丢失。若需要容量复苏,要避免使用加重脑水肿且升高颅内压(ICP)的低渗溶液(如 0.45% 的盐水)。通常使用等渗晶体液(生理盐水或乳酸林格液),但有时为降低脑水肿和颅高压的风险也会使用高渗盐水和胶体。

- 与其他术后患者类似,神经外科手术后心动过速可能是由于低血容量、疼痛和撤药反应(最显著的是苯二氮草类、神经系统药物)引起的。可以通过治疗潜在的诱因或通过使用 β 受体阻滞剂、钙通道阻滞剂来处理神经外科手术后心动过速。鉴于患者术后长时间制动,无法立即预防深静脉血栓,所以特别是对于伴有低氧血症及胸痛患者应当考虑肺栓塞作为一个潜在病因。在急性应激反应的情况下,有隐匿性心脏病和电解质紊乱(即继发于过度利尿或降颅压治疗后)的患者出现心律失常的风险更高,应该谨慎地通过纠正诱因和使用抗心律失常药来处理。

■ 术后恶心呕吐(postoperative nausea and vomiting,PONV)很常见,尤其是在幕下开颅手术和听神经瘤切除术后。在一般人群中,术后恶心呕吐的预测因素包括女性、晕动病或术后恶心呕吐史、手术时间、术后阿片类药物的使用以及非吸烟状态。对神经外科手术而言,这种并发症可能会由于刺激位于幕下脑室的化学感受器触发区而加重。除了常用的止吐药,如昂丹司琼、丙氯拉嗪和低剂量氟哌啶醇等,已被报道用的预防性使用地塞米松可减少术后恶心呕吐的发生率。

■ 神经外科术后患者通常在 ICU 中停留几个小时至几天不等,这取决于其潜在疾病的病理生理学、干预措施、术中或术后即时事件、合并症情况及其药物治疗的有效性。准确和全面的基础医学和神经学评估对于最大限度减少 ICU 停留时间和改善患者预后是非常重要的。准确、及时的药物治疗和继续患者既往用药方案对术后血流动力学管理也很重要。

开颅手术后患者

开颅手术可用于诊断、切除或治疗肿瘤,夹闭或修复动脉瘤,去除血肿或血凝块,控制出血,修补血管,脑脓肿引流,降低颅内压,活检,等等。大多需要再次手术的并发症发生在开颅手术后的前 6 个小时内,建立一个基础的术前神经系统检查,并总结任何可能发生与手术相关的神经损伤十分必要。

去骨瓣减压术,一种旨在不重新插入骨瓣的情况下降低幕上脑压的开颅手术,可在有难治性颅高压和脑疝风险的创伤性脑损伤或缺血性半球脑卒中患者中开展。这些患者需要在 ICU 强化生理监测和颅内压管理,经常进行神经系统检查和多模式神经学监测。脑血管意外患者则需要密切监测和控制循环压力、温度和血糖,以防止损伤加重(见本章前面的管理)。

除上述情况外,接受颅内手术的神经外科患者常见的术后并发症还包括脑水肿、癫痫、神经血管损伤和术后出血。其他并发症可能是特定的患者和手术操作特有的,并与大脑语言区的切除或潜在系统疾病相关。许多肿瘤区域分布易损伤血管,因而肿瘤切除后易出血。必须迅速和适当地治疗术后躁动和不适,例如使用滴定剂量的短效阿片类药物如芬太尼,以减少对神经系统监测的干扰。术后谵妄可能伴有活动减退或躁动,应采取旨在治疗潜在疾病的措施,并酌情使用抗精神病类药物。神经外科术后患者通常避免使用苯二氮䓬类药物。

某些颅内手术的严重并发症是静脉系统闭塞,导致脑水肿和潜在出血。静脉窦附近的脑膜瘤手术就是个例子。创伤性撕裂或动脉夹闭止血后也可发生动脉栓塞,术后即刻可发生神经损伤。

术后出血可发生在大脑实质、硬膜外或硬膜下腔。这可能发生在再灌注、肿瘤部分切除、脑脊液漏或高渗疗法中,导致实质转移和凝血异常。血肿通常出现在手术后的前 6 个小时内,特别是在后颅窝手术或急诊开颅术后。这些患者的病情可能迅速恶化,并且往往需要紧急气道管理和外科干预。

颅内积气是颅内手术后的严重术后并发症之一。颅内积气通常是良性的,是术后谵妄的明确原因,可用高流量氧疗 24~48 小时。对于需要正压面罩通气的颅底骨折或经蝶窦手术后神经功能恶化的患者,重点考虑张力性气颅。

癫痫发作可能与许多神经疾病有关,在神经外科手术后常见,尤其是在创伤性脑损伤(traumatic brain injury, TBI)和硬膜下脓肿患者中,以及在运动皮层附近的癫痫手术和神经胶质切除术后。可以使用抗癫痫药物、苯二氮䓬类药物及必要时的辅助治疗和爆发抑制来快速控制癫痫发作,并防止永久性神经损伤。

术后期间,考虑在特定病理生理条件下或特定神经外科手术后更可能发生的某些并发症十分重要。例如,神经胶质瘤切除术后脑水肿恶化并不罕见。癫痫手术后,如果前脉络膜动脉受损,可能会出现偏瘫。左颞叶的损伤可能会出现阅读困难。垂体和经蝶窦手术后可发生尿崩症、神经内分泌紊乱、脑脊液漏和低钠血症。后颅窝手术后更容易发生空气栓塞。

蛛网膜下腔出血(subarachnoid hemorrhage,SAH)的患者仍有脑血管痉挛和迟发性神经损伤的风险。动脉瘤夹闭后的血流动力学管理应侧重于增加脑灌注,包括液体治疗和血管升压药物,改善血流动力学。血管痉挛的治疗还包括使用钙通道阻滞剂,例如尼莫地平。

蛛网膜下腔出血患者可能出现相关的心血管功能异常,如应激性心肌病,因此这些患者的血流动力学管理可能需要对充盈压进行有创监测,有时需使用肺动脉导管。蛛网膜下腔出血后可能因脑脊液阻塞而发生脑积水,可能需要放置脑室外引流管。癫痫发作是脑动脉瘤破裂后的风险,因此这些患者要预防性使用抗癫痫药物。低钠血症并不罕见,可能是由于脑盐消耗过多或抗利尿激素分泌失调(syndrome of inappropriate antidiuretic hormone,SIADH)引起的。使用氟氢可的松等盐皮质激素治疗有助于减少经肾的钠流失。

术后感染最常表现为脑膜炎、硬膜下脓肿或脑脓肿。因为有脑脊液漏的可能性,后颅窝手术后出现脑膜炎与其他颅内手术相比更为常见。硬膜下脓肿和脑脓肿更容易发生骨瓣感染,需要再次手术以清除脓肿。手术部位感染会影响帽状腱膜下腔隙、硬膜下腔、颅骨或大脑。早期和目标导向性使用抗生素仍然是治疗感染的主要方法。

脑脊液泄漏可在硬脑膜撕裂后发生,后颅窝手术更容易发生。症状包括头痛和精神状态改变。垂体手术后,患者的脑脊液漏可表现为鼻后滴漏或流涕。脑脊液漏可能需要外科干预,通常先保守治疗或放置腰椎引流管。

颈动脉手术后的监护管理

颈动脉疾病可以是有症状的,也可以是无症状的,通常以头晕、轻度头痛、晕厥和神经功能缺损为常见。狭窄的动脉可以通过动脉内膜切除术[颈动脉内膜切除术(carotid endarterectomy, CEA)]或支架置入术来修复。CEA 与支架置入术治疗颈动脉狭窄的益处仍存在争议,但国际颈动脉支架植入研究(International Carotid Stenting Study, ICSS)与颈动脉血管重建术动脉内膜切除术与支架术试验(Carotid Revascularization Endarterectomy Versus Stenting Trials, CREST)表明围术期心肌梗死在 CEA 后更为常见,而支架置入术在围术期发生卒中的风险更大。因此,对于 CEA 术后对侧颈动脉闭塞或再狭窄的患者以及有严重心血管合并症的患者通常考虑支架置入术。有对侧喉返神经麻痹和颈部放疗史的患者也可考虑支架置入术。CEA 可比单纯药物治疗更有效地降低有症状性狭窄患者的卒中发生率。

术后,接受 CEA 或支架置入的患者通常在麻醉后恢复室或 ICU 中密切监测,以便严格的控制血压,追踪神经系统检查和评估手术部位的出血情况。除脑卒中和其他心血管事件外,CEA 后的其他术后并发症包括:脑神经损伤,伤口血肿,高灌注综合征,颅内出血,癫痫发作和复发性狭窄。

伤口血肿相对常见。小血肿可能引起不适,但临床上通常不太担心。而大的血肿可迅速进展,导致气道受压或偏移,从而引起气道塌陷甚至死亡。因此,大血肿时的气道塌陷属于紧急情况,需要立即行气管插管及血肿减压和引流。若不能完成经口气管插管,则需紧急行气管切开。

高血压控制不佳可增加出血和血肿风险,以及脑高灌注综合征(cerebral hyperperfusion syndrome, CHS)的发生。脑高灌注综合征在脑血管储备减少的患者中更为常见,典型特征是同侧头痛、高血压、癫痫发作和局灶性神经功能缺损。术前危险因素包括高龄、高血压、高度狭窄,侧支循环不良及脑血管造影所见的大脑中动脉血流缓慢。严格控制 CHS 风险人群的血压可以预防或减轻症状,改善预后。如果管理不当,CHS 可致严重脑水肿、颅内出血、蛛网膜下腔出血及死亡。

CEA 术后也可能发生低血压,这些患者可能需要短期的血管升压药物支持,常需注射去氧肾上腺素。如果低血压持续时间超过 24 小时,患者应进行更全面的心血管评估,以排除血容量不足、心肌缺血及功能不全或血管张力低的原因。

血管介入治疗

介入神经放射学是一种治疗脑动脉瘤、蛛网膜下腔出血、动静脉畸形和卒中相对较新的非手术方法。

许多血管内手术是在全身麻醉下进行的,但一些结果数据表明,对于需要行血管介入治疗的急性缺血性脑卒中的患者,全身麻醉(可能是由于麻醉期间的低血压)可能与预后较差相关。

脑动脉瘤患者,根据其大小和位置不同,可采用血管介入治疗,采用弹簧圈栓塞动脉瘤。术后护理应该在 ICU 内,除严密的神经系统监测外,还可评估介入部位的局部出血情况,并检查下肢灌注。还应检查介入通路末端是否有脉搏、颜色变化(苍白)和温度。

控制血压对防止再出血也至关重要。

功能神经外科学

深部脑刺激(deep brain stimulation, DBS)是治疗晚期帕金森病的一种越来越常见的方法。电刺激苍白球内段、丘脑底核或脑脚桥核内部可减轻症状而不破坏组织。术后并发症不多见,但存在脑出血的风险。暂时性精神错乱、感染、癫痫发作和肺栓塞也是曾报道过的并发症。

癫痫外科学

癫痫手术用于切除癫痫病灶或引起癫痫的病变。癫痫手术通常作为清醒的开颅手术进行。这使得术中能与患者沟通，以评估皮质映射期间功能从而提高手术精确度。术后护理与开颅手术患者护理相似，而监测术后癫痫发作更为重要。

总结

鉴于神经外科手术的复杂性和多样性日益增加，术后严格的神经系统和血流动力学监测至关重要，以早期发现并发症并将不可逆的神经系统后遗症的风险降至最低。虽然许多风险和并发症具有手术操作特异性，但任何神经外科术后患者管理重点还包括气道管理和充分氧合、控制癫痫发作、管理体温和血糖、降低脑氧耗、控制脑灌注压和预防脑水肿，并将感染风险降至最低。神经外科患者的术后护理需要全面了解大脑生理，这对于最大限度地减少继发性或延迟性神经元损伤及促进功能性神经功能的恢复至关重要。

推荐阅读

Bederson JB, Awad IA, Wiebers DO, et al. Recommendations for the management of patients with unruptured intracranial aneurysms: a statement for healthcare professionals from the Stroke Council of the American Heart Association. *Circulation* 2000;102:2300–2308.

Biller J, Feinberg WM, Castaldo JE, et al. Guidelines for carotid endarterectomy: a statement for healthcare professionals from a Special Writing Group of the Stroke Council, American Heart Association. *Circulation* 1998;97:501–509.

Bruder N, Stordeur JM, Ravussin P, et al. Metabolic and hemodynamic changes during recovery and tracheal extubation in neurosurgical patients: immediate versus delayed recovery. *Anesth Analg* 1999;89:674–678.

Chiang H-Y, Kamath AS, Pottinger JM, et al. Risk factors and outcomes associated with surgical site infections after craniotomy or craniectomy. *J Neurosurg* 2014;120:509–521.

Dashti SR, Baharvahdat H, Spetzler RF, et al. Operative intracranial infection following craniotomy. *Neurosurg Focus* 2008;24(6):E10.

Zacko C, LeRoux P. Preoperative neurosurgical critical care. In: *2013 Neurocritical Care Society Practice Update*.

第8章

内分泌外科患者

Yufei Chen and Roy Phitayakorn
华震 译 邓立琴 校

内分泌外科是普外科的分支,主要治疗甲状腺、甲状旁腺和肾上腺疾病。掌握内分泌疾病的病理生理及其外科管理对提供良好的术后护理至关重要。

Ⅰ. 甲状腺和甲状旁腺手术

A. 甲状腺切除术

1. 甲状腺是位于颈前正中的双叶腺体,在颈阔肌、胸骨舌骨肌和胸骨甲状肌的深面。两侧腺叶通过位于第二到四气管环之前的峡部相连。甲状腺的主要功能是分泌甲状腺激素和降钙素,甲状腺激素是调节代谢的重要激素,降钙素主要调节钙磷代谢。

2. 甲状腺手术的适应证包括良性甲状腺疾病(Graves 病和结节性甲状腺肿)和恶性甲状腺疾病(甲状腺乳头状癌、滤泡性甲状腺癌、甲状腺髓样癌、间变性甲状腺癌和转移癌)。

3. 甲状腺手术主要有两种类型:一种是甲状腺部分和峡部切除术,需切除一侧腺叶和峡部;另一种是甲状腺次全切除术或甲状腺全切术,需切除几乎整个甲状腺。

4. 根据适应证,甲状腺切除术也可能伴有淋巴结清扫。最常见的是清扫颈中央部(Ⅵ区)淋巴结,但是对于临床或放射学诊断阳性的转移癌,需进行侧区(Ⅱ、Ⅲ、Ⅳ区)的改良根治性淋巴结清扫。

5. 几乎所有的甲状腺手术和淋巴结清扫都可以通过一个颈部横切口完成,但对于很高的颈侧部(Ⅱ区)淋巴结清扫则需要另外的侧切口。

B. 甲状旁腺切除术

1. 甲状旁腺是与甲状腺后部及外科胞膜紧密相连的小腺体。一般情况下每侧甲状腺各有两个甲状旁腺(上和下),但异位(解剖位置异常)或多个(超过 4 个)甲状旁腺的概率各占 6%~16% 和 2.5%~13%。甲状旁腺分泌甲状旁腺素(parathyroid hormone,PTH),通过作用于骨骼、肾脏和肠道来调节血钙水平。

2. 甲状旁腺手术的适应证通常是原发性甲状旁腺功能亢进(primary hyperparathyroidism,HPT:自主性 PTH 过量分泌),包括甲状旁腺腺瘤(占原发性 HPT 患者的 80%~85%)、甲状旁腺增生(占 10%~15%)和罕见的甲状旁腺癌(占原发性 HPT 患者不到 1%)。随着增加甲状旁腺钙敏感受体敏感性的拟钙剂疗法的发展,由于继发性 HPT(低钙血症引起的生理性 PTH 分泌增加)导致肾衰竭的患者需手术治疗的情况已很少见。

3. 甲状旁腺手术的方法包括标准的双侧探查(4 个腺体均可暴露)或微创单个腺体探查(需术前明确具体病变部位)。

4. 甲状旁腺手术采用颈部正中纵切口或颈部外侧横切口完成。

C. 标准术后管理

1. 甲状腺和甲状旁腺手术患者术后恢复迅速,通常在术后次日早晨进食。患者的主诉为吞咽时咽喉疼痛,因手术切断伤口周围颈神经小分支,术后伤口疼痛通常是轻微的。使用止吐药能有效缓解恶心。术后要密切监测患者有无喉返神经(recurrent laryngeal nerve,RLN)损伤、血肿和低钙血症的征象。如果有清晰的术后管理方案,可以选择合适的患者行门诊手术,患者术后在麻醉恢复室短期监测后即可出院回家(通常监测 4 小时)。

2. 甲状腺全切后会发生甲状腺功能减退,也有 15%~50% 行单侧甲状腺切除的患者会发生甲状腺功能减退。这些患者通常给予左甲状腺素替代治疗,剂量为 1.4~1.8μg/kg/d。男性和甲状腺恶性肿瘤患者需增加剂量以抑制促甲状腺激素分泌。

Ⅱ. 甲状腺和甲状旁腺术后并发症

A. 喉返神经损伤

1. 喉返神经是迷走神经的分支,支配除环甲肌以外的所有喉内肌。喉返神经从迷走神经分支后,右喉返神经向下走行经过右锁骨下动脉后面,左喉返神经走行在主动脉弓后面,然后经气管食管沟上升,穿过咽下缩肌进入喉部。

2. 甲状腺手术后可能发生喉返神经损伤,甲状旁腺手术后发生喉返神经损伤概率较小。文献报道的神经损伤由于定义不同,发生率存在差异,总体约为 1%。

3. 喉返神经损伤的机制包括一过性的牵拉损伤和无意或有意的切断神经造成的损伤。喉返神经损伤的危险因素包括侵袭性恶性肿瘤、未辨识喉返神经、喉返神经前移、手术范围过大或解剖神经周围导致的牵拉或缺血及二次手术。

4. **体征和症状**

a. 单侧喉返神经损伤的症状从完全无症状到吞咽困难和失声各不相同。

b. 单侧喉返神经损伤最常见的症状是发声障碍或声音嘶哑,其他症状包括误吸稀薄液体、吞咽困难及呼吸困难。

c. 双侧喉返神经损伤对呼吸的影响极大,是一种外科急症。双侧喉返神经损伤由于两侧声门几乎完全关闭,可出现喘鸣或呼吸窘迫。

5. 诊断

a.诊断喉返神经损伤的金标准是纤维喉镜检查。根据实际情况,可在甲状腺手术后常规或选择性地进行。

b.喉返神经损伤可导致声带处于旁正中位(图8.1)。最常见的解释是 Wagner 和 Gross-man 理论,他们认为,喉返神经损伤导致环甲肌过度收缩使声带内收。

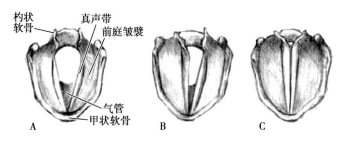

图 8.1　喉返神经损伤后正常呼吸时的声带位置。A. 正常位置;
B. 单纯右侧喉返神经损伤;C. 双侧喉返神经损伤

c.声音嘶哑的程度通常与麻痹的声带离中线的距离有关。

d.在后期门诊检查时通常可以利用其他诊断工具,如喉肌电图和视频动态镜检。

6. 处理

a.单侧损伤

(1)对确诊喉返神经损伤患者的早期处理应预防误吸。体位策略如喝稀薄液体时缩下巴,可以降低误吸风险。同时鼓励患者说话时稍用力。

(2)喉返神经一过性的损伤往往在术后3个月内恢复正常。如果3个月内患者的声音或吞咽液体的能力没有完全恢复,这种损伤可能是永久性的,并会明显影响患者的生活质量及工作能力。因此,可疑为永久性神经损伤的患者应该及时转给耳鼻喉科医生进行喉镜检查和有可能的声带固定术(甲状软骨成形术或声带注射)。

b. 双侧损伤

(1) 如果患者术后即刻出现急性喘鸣和呼吸窘迫,应怀疑为双侧喉返神经损伤,需立即行纤维喉镜检查以确诊。

(2) 可能需要紧急再插管或建立外科气道(环甲膜切开术,或最好做气管切开术)。

7. 鉴别

术后声音嘶哑的其他原因包括喉上神经损伤、环甲肌直接损伤或气管插管导致的声带损伤或杓状软骨脱位。

B. 甲状旁腺功能减退

1. 甲状旁腺功能减退是甲状腺和甲状旁腺手术后最常见的并发症。文献报道对术后甲状旁腺功能减退的定义各有不同,但通常总会有明确的术后低血钙。甲状旁腺功能减退是颈部手术后住院时间延长的最常见原因,也是再入院的主要原因。

2. 甲状旁腺功能减退可能是暂时的或永久性的,后者通常定义为手术后 6 个月甲状旁腺功能没有恢复。有报道,暂时性甲状旁腺功能低下的发生率为 15%~30%,永久性甲状旁腺功能低下的发生率为 1%~2%。

3. 甲状旁腺功能低下的发病机制可能是甲状旁腺直接或间接损伤。手术范围过大,一个或多个腺体的意外切除或血供阻断均会导致甲状旁腺功能低下。术中采用甲状旁腺植入胸锁乳突肌等策略,能减少永久性甲状旁腺功能减退症的发生。甲状旁腺损伤引起维持钙稳态的 PTH 释放不足,进而出现低钙血症及相关临床表现。

4. 增加术后甲状旁腺功能减退的危险的因素包括扩大切除术、颈部正中切口淋巴结清扫术(常发生下部两个甲状旁腺切除或缺血)、颈部二次手术和 Graves 病。

5. 甲状腺或甲状旁腺手术结束时可检查血清 PTH 水平,若 <15pg/ml 则提示术后甲状旁腺功能减退风险增加。

6. 体征和症状

a. 急性低钙血症导致神经肌肉易兴奋。轻度低钙血症的早期症状包括口周或指/趾感觉异常、麻木及肌肉抽搐。重点是要区分手指感觉异常与患者体位压迫或残余麻醉剂引起的肌肉痉挛。与麻醉后感觉异常不同,继发于低钙血症的手指感觉异常通常发生在手指或脚趾的两侧。

b. 传统低钙血症的症状包括 Chvostek 征(通过敲击面神经引起同侧面部抽搐,高达 20% 的正常血钙患者也可发生)和 Trousseau 征(手臂用测压袖带充气高于收缩压 3 分钟引起腕部痉挛)。这些征象是不可靠的,不应该用于诊断低钙血症。

c. 晚期和更严重的急性低钙血症症状包括四肢无力、精神状态改变、支气管痉挛、喉痉挛和心力衰竭。低钙血症心电图的特征是 QTc 间期延长。

7. 诊断

a. 尽管许多医院会常规测定血清钙、游离钙和白蛋白水平,但是怀疑有术后甲状旁腺功能低下时,必须检测。

b. 如果未检测游离钙离子浓度,低白蛋白血症患者的血清钙浓度应用以下公式校正(正常白蛋白 4g/dl)。

$$校正后的 Ca^{2+} 浓度 = 血清 Ca^{2+} 浓度 + 0.8 \times$$
$$(正常白蛋白浓度 - 患者的白蛋白浓度)$$

c. 值得注意的是血清 PTH 水平通常需要几天时间才能得到结果,因而不适用于甲状旁腺功能减退症的即刻诊断。

d. 许多外科医生给病人术后常规补钙[1 250mg 碳酸钙(500mg 元素钙),每天 2~4 次],以降低发生低钙血症的风险。

e. 对于出现轻微症状或轻度低钙血症的患者,可以额外给予口服碳酸钙。

碳酸钙在酸性环境中易被吸收,最好与膳食一起服用。胃酸生成障碍的患者(如服用质子泵抑制剂或有胃部手术史的患者)应给予柠檬酸钙。

f. 症状较重或严重低钙血症(血清钙 <7.5mg/dl 或游离

钙 <0.8mmol/L）的患者可能需要静脉补钙。

（1）除非低钙血症危及生命，最好是缓慢补钙。通常将 11g 葡萄糖酸钙（相当于 990mg 的元素钙）稀释到 1 000ml 的生理盐水或 5% 葡萄糖水中，输注速度 50ml/h。刚开始补钙时，外科医生可根据经验将口服钙和维生素 D 联合应用，并根据实验室检查的最新结果调节钙剂的滴注速度。

（2）补钙首选葡萄糖酸钙，因为 $CaCl_2$ 发生液体外渗有很大风险引起组织坏死，所以氯化钙只能经中心静脉使用。

（3）甲状旁腺功能减退患者可以使用骨化三醇，即活化的维生素 D，（0.25μg，每日 2 次或 3 次，口服或静脉），能够促进肠道钙吸收和肾脏保钙。

（4）由于低镁能减少甲状旁腺素分泌，并能诱发甲状旁腺素抵抗，因此要及时纠正低镁血症。

C. 血肿

1. 术后血肿在甲状腺和／或甲状旁腺手术后发生率约 1%~2%，通常发生在手术后即刻（术后 3~6 小时内），但也可能是迟发性的（术后 2~7 天）。血肿可能位于舌骨下（带）肌肉的浅层和／或深层。

2. 术后出血的危险因素包括肿瘤体积较大、胸骨后甲状腺肿、术后高血压、淋巴结清扫、Graves 病和二次颈部手术。常规放置引流管并不能减少术后血肿的发生。

3. 体征和症状

a. 术后出血的早期典型表现是颈部肿胀和僵硬。表浅血肿常表现为瘀斑、缝线渗出或敷料浸透。

b. 在深层血肿中更常见吞咽困难和喘息等阻塞性症状。由血肿引起的颈部高压导致静脉淤血和咽喉部水肿可造成呼吸道受压。

4. 处理

a. 没有继续进展或无明显症状的小血肿，通常按既定流程处理。超声可用来检查血肿内部有无活动出血。无论如何,都应该立即通知外科团队。

b. 出现气道压迫或血肿扩大,需立即松解缝合并探查伤口。如果突然发生气道压迫,应在床边打开伤口并清除血肿。同时避免患者平躺,以免加重症状。

c. 一旦怀疑术后血肿,应联系好有丰富插管经验的医生随时准备插管。这些患者往往合并明显的声带和喉部水肿,因此要准备好电子喉镜、纤支镜等工具随时准备应用高级气道管理技术。

d. 如果在血肿清除后仍有明显肿胀,并且无法成功气管插管,可以经之前的颈前切口行环甲膜或气管切开术。

D. 甲状腺危象

1. 甲状腺危象是 Graves 病及毒性甲状腺结节患者甲状腺术后罕见的却能危及生命的并发症。甲状腺亢进状态合并应激事件如手术使甲状腺激素突然释放入血,导致循环内游离甲状腺激素水平升高。

2. 通过术前患者抗甲状腺药物的优化管理,可以将甲状腺危象发生风险降到最低。对持续有症状的甲状腺功能亢进患者应在术前和术后立即使用 β 受体阻滞剂治疗。

3. 体征和症状

甲状腺危象的特征是高代谢状态。患者可能出现发热、心动过速、心律失常和高输出性心力衰竭。神经症状包括激动、谵妄,甚至癫痫和昏迷。也可能出现黄疸相关肝功能障碍和腹泻,也可发生腹痛。

4. 处理

a. 甲状腺危象是一种临床诊断,对确诊或怀疑有此症状的患者应迅速转入重症病房监护。

b. 对乙酰氨基酚可以缓解患者发热,而合并明显肝功能异常的患者应慎用。

c. β受体阻滞剂可用于减弱交感神经兴奋,对于血流动力学不稳定的患者通常普萘洛尔静脉注射(1~2mg/min)或口服(每4小时60~80mg)。普萘洛尔优于其他β阻滞剂,因为它能减少外周左甲状腺素(T_4)向代谢活性更强的三碘甲状腺氨酸(T_3)转化。

d. 类固醇类如氢化可的松(100mg,静脉注射,每8小时)用于防止碘吸收并抑制外周T_4向T_3转化。

e. 抗甲状腺药物,包括甲氧咪唑(20~30mg,口服,每6小时)或丙硫氧嘧啶(200~400mg,口服,每6小时),起效时间稍晚,应早期使用预防甲状腺激素合成,后者也同时抑制外周转化。

f. 无机碘加碘化钾或Lugol溶液(5滴,每6小时)可用于阻断新的甲状腺激素合成与释放。

E. 感染

1. 甲状腺或甲状旁腺术后手术部位感染是不常见的,这是由于颈部切口属清洁伤口并有丰富的血供。因此,围术期很少使用抗生素。

2. **体征和症状**

a. 手术部位感染的典型特征包括发烧、发红、肿胀、疼痛和流脓。值得注意的是,皮瓣血供缺失／缺血可能被误认为是红斑,特别是在二次手术区域。

b. 发生深部感染的患者可表现为突发无法吞咽,并伴有吞咽困难、流涎或喘鸣等梗阻症状。

3. **治疗**

a. 浅表蜂窝组织炎应使用针对皮肤菌群的抗生素治疗。

b. 深部感染是外科急症,可能需要紧急CT检查来定位和引流。通常经皮放置引流管,静脉给予广谱抗生素治疗,然后根据细菌培养结果调整抗生素。如果需要手术引流,应仔细检查呼吸道和消化道,以排除食管或喉部损伤来源的感染。

F. 气胸

1. 气胸和纵隔气肿是甲状腺和甲状旁腺术后罕见的并发症,常见于广泛颈淋巴结清扫的患者、胸骨后巨大甲状腺肿或异位甲状旁腺需要向纵隔延伸切口的患者。

2. **体征和症状**

a. 大多数气胸是无症状的和临床意义不大,因此很大程度上未被发现。

b. 大量气胸可表现为呼吸短促和呼吸音减弱。张力性气胸的患者可能出现气管偏离患侧,颈静脉怒张和循环衰竭。

3. **处理**

a. 患者应吸纯氧,加速胸膜空气吸收。

b. 小量而无症状的气胸可以按常规治疗,并通过一系列胸片来监测其稳定性及吸收情况。

c. 大量的、有症状的气胸可以采用单纯的穿刺吸引,然而大多数、特别是张力性气胸,需要放置胸腔闭式引流管。

III. 肾上腺手术

A. 肾上腺

肾上腺是一对位于腹膜后肾脏上方的内分泌器官,腺体由外皮质和内髓质组成。外皮质有 3 层——球状带、束状带和网状带,分别分泌盐皮质激素、糖皮质激素和性激素。肾上腺髓质中含有嗜铬细胞,分泌儿茶酚胺,包括去甲肾上腺素,肾上腺素和多巴胺。

B. 手术适应证

1. 肾上腺手术的适应证包括良性和恶性病变。良性病变包括无功能性肾上腺腺瘤和有功能的醛固酮瘤(Conn 综合征)、皮质醇分泌性腺瘤(Cushing 综合征)和嗜铬细胞瘤(其中 10%

也是恶性的）。

2. 其他恶性病变包括原发性肾上腺皮质癌和继发性转移癌（绝大多数来自肺、乳腺或胃肠道恶性肿瘤）。

3. 双侧肾上腺切除术适用于已经行经蝶入路治疗的难治性库欣病、异位促肾上腺皮质激素（adrenocorticotropic hormone, ACTH）分泌和双侧嗜铬细胞瘤（常见于多发性内分泌瘤 2 型或 Von Hippel-Lindau 病）的患者。

C. 手术方式

1. 根据患者、肿瘤和外科医生的不同，肾上腺手术方式有多种。经前侧、后侧或胸腹联合入路的开放手术是金标准和传统的术式。

2. 微创手术是目前运用最广泛的肾上腺切除术，患者术后恢复快、术后疼痛轻微。微创操作可以通过腹腔镜或腹膜后腔镜进行，可在有或没有机器人辅助下完成。

3. 开放手术仍适用于较大的肿瘤（> 7cm）和肾上腺皮质癌。

4. 一些外科医生建议将保留皮质的肾上腺切除术作为治疗双侧肾上腺肿瘤的一种方法，以防止终生使用类固醇替代治疗，这种方法对肿瘤复发率和长期生存率的影响尚不清楚。

Ⅳ. 肾上腺术后并发症

A. 出血

1. 术后出血可发生在任何手术后，可以发生在术后即刻或稍晚。为了鉴别可能的出血来源，需要记住哪侧肾上腺切除及手术入路。肾上腺有丰富的血液供应，通常包括膈下动脉、肾动脉和腹主动脉分支形成的动脉丛，这些动脉通过一条肾上腺静脉回流。

2. 右侧肾上腺毗邻下腔静脉（inferior vena cava, IVC）和肝脏，右侧肾上腺静脉直接汇入下腔静脉。左肾上腺静脉汇入左肾静脉，与脾、胃和胰腺关系密切。左、右肾上腺切除术可能分别损伤脾脏和肝脏而造成术后出血。

3. 体征和症状

术后低血压和心动过速的发生应高度怀疑出血。患者可能主诉腹痛或背痛,检查时出现明显的淤血(Grey Turner 征是典型的晚期表现)或腹膜炎体征。

4. 诊断

a. 由于血红蛋白水平和血细胞比容在急性出血时可能保持不变,术后即刻出血的诊断常常是临床难点之一。

b. 连续检测血细胞比容对量化静脉渗血或内脏损伤引起的慢性出血是有用的,还可以指导输血。

c. 如果时间允许,可以使用 CT 轴位成像或增强 CT 帮助定位出血来源。

5. 处理

a. 早期处理的重点是确保有足够的输液通路,最好有两个大口径静脉管路。血流动力学不稳定的患者应遵循允许性低血压的原则进行输血。术后早期出血可以考虑返回手术室探查,进行手术止血。

b. 迟发性出血的处理包括输血、纠正凝血障碍和连续监测血常规。如果患者仍出现生命体征不稳定提示持续出血,此时应该考虑进行二次手术探查、血管内线圈栓塞术或覆膜支架植入。

B. 嗜铬细胞瘤切除术后并发症

1. 功能性嗜铬细胞瘤分泌不同数量的儿茶酚胺包括肾上腺素、去甲肾上腺素和多巴胺。这些物质能显著兴奋自主神经系统。为防止术后并发症,患者术前必须使用 α 和 β 受体阻滞剂,但这可能引起术后血流动力学不稳定。

2. 术前肿瘤体积越大,尿中去甲肾上腺素和儿茶酚胺水平越高,术后出现并发症发生的风险就越大。

3. 体征和症状

a. 血流动力学不稳定是由于循环中儿茶酚胺水平升高和术

前 α 受体阻滞剂的长期作用所致,可出现长期低血压,难治性高血压以及心律失常。

b. 术后低血糖可表现为术后早期反应迟钝、癫痫、昏迷。其机制可能是儿茶酚胺对胰岛细胞 β_2 受体的抑制作用丧失引起高胰岛素血症和糖原储备耗竭有关。

4. 处理

a. 术后所有患者均进行心电监护,为密切监测围术期血流动力学大部分患者应监测有创动脉血压。嗜铬细胞瘤患者可能因静脉扩张导致血管内容量减少,因此应联合使用容量复苏和去氧肾上腺素等缩血管药物治疗低血压。高血压患者使用短效血管扩张剂硝普钠或 β 受体阻滞剂如艾司洛尔。

b. 术后 24 小时应规律监测血糖,尤其是术后 4~6 小时。嗜铬细胞瘤切除术后精神状态不佳的患者都应监测血糖。通常给低血糖患者静脉输注含葡萄糖的溶液。一些患者甚至需要到 ICU 接受长期的葡萄糖输注治疗。

C. 醛固酮瘤切除术后并发症

1. Conn 综合征的主要特征是分泌过量的盐皮质激素,主要是醛固酮。单发的腺瘤或双侧肾上腺增生均可能引起该病,后者主要使用盐皮质激素受体拮抗剂药物治疗,如螺内酯。醛固酮主要调节细胞外液的容量,作用于肾脏远端小管重吸收 Na^+,排出 K^+ 和 H^+。

2. Conn 综合征的患者常常表现为继发于细胞外液容量扩增引起的高血压,术前应使用螺内酯或依普利酮治疗,出现低钾血症时及时补钾。

3. 患者术后可出现一过性醛固酮不足,此时不应给予含钾液体。

4. 体征和症状

a. 醛固酮减少症可导致 Na^+ 的快速丢失以及随后由于血管内容量减少引起的低血压。

b. 应监测患者是否出现高钾血症,可以表现为不适和肌肉无力等非特异性症状,也可能发生心律失常和心脏猝死的风险。高钾血症心电图改变包括 T 波高尖和 QRS 波群增宽。

5. 处理

a. 大多数抗高血压药和补充钾剂应在术后停止使用。应规律监测血清电解质,防止高血钾的发生。

b. 伴有严重醛固酮减少症的患者可能需要短期的盐皮质激素替代治疗,如氟氢可的松(0.1mg/d)。

c. 高钾血症的治疗方法取决于严重程度。无心电图改变的轻度高钾血症可采用阳离子交换树脂治疗,如聚苯乙烯磺酸盐(聚苯乙磺酸钠或降钙树脂)。严重的高钾血症和合并心电图改变的患者则需要紧急静脉使用葡萄糖酸钙来稳定心肌;静脉输注胰岛素、葡萄糖和 / 或沙丁胺醇使钾向细胞内转移;有时还需要透析治疗。

D. 合成皮质醇激素腺瘤切除术后并发症

1. 库欣综合征描述的是由长期皮质醇增高引起的临床表现。病因可能是外源性或内源性因素引起的 ACTH 分泌亢进刺激肾上腺或原发性肾上腺分泌增多。后者常见于功能性肾上腺腺瘤或罕见的双侧巨大肾上腺腺瘤。某些肾上腺皮质癌也会导致皮质醇增多。

2. 尽管任何原因造成的单侧肾上腺切除术术后都可能发生肾上腺功能不全,但是功能性皮质醇分泌肿瘤患者对侧腺体往往长期受到抑制,术后发生肾上腺功能不全风险更高。

3. 库欣综合征患者发生静脉血栓栓塞风险较高,原因尚不明确。

4. 体征和症状

a. 肾上腺功能不全患者症状包括腹痛、恶心、呕吐、难治性低血压和低血糖。

b. 这些特点往往与其他常见术后并发症重叠,临床上需高度警惕。短期促皮质激素释放激素兴奋试验可确定诊断；危重病患者需要经验性治疗。

c. 隐匿静脉血栓栓塞并发症的体征包括小腿胀痛、呼吸急促、胸膜炎性胸痛和低氧血症。

5. 处理

a. 所有因库欣综合征行肾上腺切除术的患者围术期均应接受冲击剂量类固醇治疗。经典方案是氢化可的松，每 8 小时静脉给予 50~100mg，一直持续到术后数日。当患者可以口服药物，可转换为口服氢化可的松或泼尼松。

b. 在下丘脑-垂体-肾上腺皮质轴恢复(可能需要 6~12 个月，通常由内分泌专家根据 ACTH 兴奋试验结果给出意见)前一直需补充类固醇治疗。

c. 人类固醇生理性基础需要量大约为每天 5~10mg 泼尼松或 10~20mg 氢化可的松，在生理性应激的时候需要增加剂量。

d. 围术期使用低分子肝素和尽早活动可以预防静脉血栓栓塞。在外科医生评估安全的情况下，发生深静脉血栓或肺栓塞的患者应进行全身抗凝治疗。

推荐阅读

Domi R, Sula H, Kaci M. Anesthetic considerations on adrenal gland surgery. *J Clin Med Res* 2015;7(1):1–7.

Phitayakorn R, McHenry CR. Perioperative considerations in patients with adrenal tumors. *J Surg Oncol* 2012;106(5):604–610.

Randolph GW. *Surgery of the Thyroid and Parathyroid Glands*. 2nd ed. Philadelphia, PA: Saunders; 2012.

Roh JL, Park CI. Routine oral calcium and vitamin D supplements for prevention of hypocalcemia after total thyroidectomy. *Am J Surg* 2006;192(5):675–678.

Rosato L, Avenia N, Bernante P, et al. Complications of thyroid surgery: analysis of a multicentric study on 14,934 patients operated on in Italy over 5 years. *World J Surg* 2004;28(3):271–276.

Terris DJ, Snyder S, Carneiro-Pla D, et al. American Thyroid Association statement on outpatient thyroidectomy. *Thyroid* 2013;23(10):1193–1202.

第9章

胃肠、腹部和肛门直肠患者

Elizabeth Turner

孟庆涛　译　黄立宁　校

I. 概述

A. 胃肠道、腹部和肛门直肠疾病患者的流行病学史

治疗胃肠道、腹部和肛门直肠疾病的手术方式多种多样，手术情况包括从急诊剖腹探查肠梗阻到择期腹腔镜乙状结肠切除术手术治疗憩室炎等。由于患者基础健康水平和手术选择方式的不同，术后患者并发症的发生率从 2% 至 90% 不等。外科手术方式的选择可能是相对复杂的如治疗溃疡性结肠炎的腹腔镜全直肠结肠切除术，也可能是相对简单的如痔切除术的日间手术。患者的年龄不同，基础健康水平也会差别很大。

B. 危险因素

由于急诊患者通常没有充分术前准备，所以手术期并发症的风险增加，例如急性肠梗阻手术患者往往存在脱水，需要加强围术期液体复苏。

接受胃肠道、腹部和肛门直肠手术的患者的营养状况可能存在较大差异。术前营养状况差的患者发生吻合口瘘的风险更

大。患者营养状况可以通过检测长期指标如白蛋白（半衰期 20 天）和短期指标如前白蛋白（半衰期 2~3 天）来评估。

存在心血管危险因素的患者在进行胃肠道的择期手术前，应根据美国心脏病学会／美国心脏协会（American College of Cardiology/American Heart Association，ACC/AHA）围术期心血管评估与管理指南进行充分术前准备。术前正在服用 β 受体阻滞剂的患者应继续服用 β 受体阻滞剂，根据 ACC/AHA 指南具有中高危因素的患者若术前未服用 β 受体阻滞剂也应开始服用。急诊的胃肠道、腹部和肛门直肠手术患者围术期心血管疾病风险增加。

对接受胃肠道、腹部和肛门直肠手术患者发生术后肺部并发症的风险评估有多种方式。其中肺部并发症风险较高的患者包括但不仅限于慢性阻塞性肺疾病（chronic obstructive pulmonary disease，COPD）、哮喘、吸烟者、阻塞性睡眠呼吸暂停（obstructive sleep apnea，OSA）、肥胖、心力衰竭、肺动脉高压、健康状况差及老年人。

C. 术后处理

按照常规程序，接受胃肠道、腹部和肛门直肠手术的患者术后通常送入麻醉后监护室（postanesthesia care unit，PACU）。一些短小手术如痔切除术、括约肌切开术、毛细血管囊肿切除术或直肠周围脓肿引流术等，在术后观察一段时间后，患者通常可以从 PACU 出院回家。由于这些手术非常痛苦，故确保这些患者出院时的充分镇痛显得尤为重要。

而伴有多种合并症的患者在急诊手术后通常需要送入重症监护室（intensive care unit，ICU）以接受更高水平的监护。这些病情不稳定的患者直接从手术室进入 ICU，术后不进入恢复室。

Ⅱ. 术后常见问题处理

A. 出血

1. 检查

胃肠道、腹部和肛门直肠手术后早期出血可能出现在 PACU 或晚些出现在回病房途中，出血的病因多种多样，其中包括吻合口出血、大血管损伤、脾裂伤和骶前出血。

出现心动过速、低血压和低尿量需考虑术后出血，应立即进行腹部探查、评估生命体征并监测尿量，同时进行全血细胞计数。

复苏期的患者也可能因低血容量引起低血压和心动过速，但这需要排除其他可能原因，首先应排除出血。提前评估患者在手术室可接受的液体复苏量，以确定其是否适合于患者手术时长，记录评估的失血量和预测的隐性丢失量。

在短时间内出现大量出血的患者可能具有"稳定的"血红蛋白，因为血红蛋白没有时间稀释。

2. 处理

一旦确认有出血，立即明确出血的来源，其中熟悉手术过程有助于确定出血部位。例如，在扩大左半结肠切除术或直肠低位前切除术（low anterior resection, LAR）期间，游离脾曲，更可能发生脾破裂出血。术中临时采用无菌钉治疗的骶前出血会更容易再发出血。

血流动力学不稳定的患者需要持续输血的应返回手术室行确切治疗。根据出血部位相对于胃肠道管腔的位置，吻合口出血可表现为胃肠道出血或腹腔内出血。如果出血是管腔内，可以进行结肠镜检查以控制出血。

如果患者血流动力学稳定，但有证据表明正在出血，可以通过放射成像明确出血来源。在某些情况下，血管造影可作为胃肠道手术出血干预的有效替代方案。

B. 疼痛

胃肠道、腹部和肛门直肠手术后疼痛是常见的术后并发症。疼痛的特点取决于外科手术的术式。

剖腹手术的患者主要为切口疼痛，而腹腔镜检查的患者通常会出现因膈肌刺激引起的肩部疼痛。肛周手术可引起严重的疼痛和不适。痔切除患者术后进入急诊室的最常见原因是疼痛控制不佳。

处理

几项 meta 分析研究了在腹腔镜和开腹结肠直肠手术中使用硬膜外麻醉对疼痛控制的益处。这些研究的结果好坏参半。一些研究表明，随着住院时间和并发症的减少，预后有所改善，而其他研究显示，硬膜外麻醉会延长住院时间且尿路感染发生率更高。

硬膜外镇痛的替代方案是患者自控镇痛（patient-controlled analgesia，PCA）。此外，当出血风险低时，静脉注射对乙酰氨基酚、非甾体抗炎药等辅助治疗可以显著改善术后疼痛。具有慢性疼痛病史的患者可能需要增加药物剂量以实现足够的术后镇痛。对于这些患者，疼痛科急会诊可能是有益的。

C. 肠切开术和吻合口瘘

吻合口瘘是最常见的延迟术后并发症，最常发生于术后第 2 周，在某些情况下，可迟至手术后 1 个月才发生。虽然吻合口瘘在术后较晚才出现，但这并不排除肠切开术钉合或缝合失败，这两种情况都可能在术后较早出现。低血压、心动过速、低尿量和腹膜征都提示可能有肠吻合口裂开或吻合口瘘。

当怀疑有吻合口瘘时，可以通过影像学进一步探究。最常见的选择是采用口服造影剂 CT 检查；根据疑似瘘口位置，也可选择口服造影剂或经直肠造影的 X 线透视检查（图 9.1）。

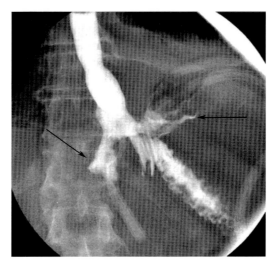

图9.1 减肥手术后的吻合口瘘。X线透视图像显示造影剂渗漏（箭头所示）。（引自 Maheshwary RK, Hartman MS, Daffner RH. Gastrointestinal imaging. In: Daffner RH, Hartman MS, eds. *Clinical Radiology*: The Essentials. 4th ed. Philadelphia, PA: Wolters Kluwer Health; 2014 :284.）

1. 病因

包括男性、肥胖、冠状动脉疾病、肺部疾病、糖尿病、抗凝、术前白蛋白减少、术中并发症、ASA 高评分等多种因素会增加吻合口瘘风险。吻合口瘘的病因各不相同。开放手术与腹腔镜手术的吻合口瘘发生率无明显差异。

手术后 24~48 小时内发生的渗漏多是由于缝合线或钉线的失败造成的。研究表明，外科医生在手术过程的基础上无法预测患者是否会有吻合口瘘。为了预测吻合口瘘的风险，已经开发了多种评分系统，其中大多数评分系统效果都是有限的。吻合口瘘最有力的预测因素是基础营养不良和肥胖。

2. 处理

吻合口瘘或肠切开术的治疗取决于出现的时间以及渗漏是否受控制。原发性吻合失败或肠切开可能是不受控制的,并可能在术后 24~48 小时内出现。应将患者带回手术室进行探查和修复。

术后第 2 周吻合口最薄弱,吻合口瘘最常发生在这个时间段。在这段时间内发生的瘘是可以控制的,肠道有机会愈合。如果瘘是"可控的",即胃肠道内容物不是自由地进入腹腔,而是局限于一个区域,那么介入放射学下引流是一种有效的处理策略。患者可经鼻胃管引流并监测引流量,一旦没有引流,就可以拔除引流管。

如果液体没有包裹且患者表现出弥漫性腹膜炎的迹象,应该返回手术室进行探查和吻合口修复。

D. 伤口感染

1. 检查

污染的环境,大手术和患者体质虚弱,结合在一起会增加伤口感染发生率。伤口感染患者可出现多种症状,包括发热、心动过速、低血压和低尿量。在胃肠道、腹部或肛肠手术后开始发热的患者,应及时评估伤口的红肿、波动性和引流情况。

伤口感染可能是表面的,仅累及皮肤和皮下组织,也可能是深部的,累及筋膜和肌层,或深入腹腔(图 9.2)。

接受胃肠道、腹部和肛肠手术患者的伤口污染程度不等。这些伤口往往是多种微生物的感染,可能治疗难度较大。

2. 处理

一旦发现伤口感染,应敞开伤口以便引流。这可能涉及拆除缝合伤口的一些缝合钉或缝合线。敞开伤口后,可以用略微湿润的无菌纱布(称为"湿 - 干"纱布)包扎,或者如果伤口非常小,则让其自发引流。

全身性使用抗生素不是必须,但如果存在全身感染的迹象,

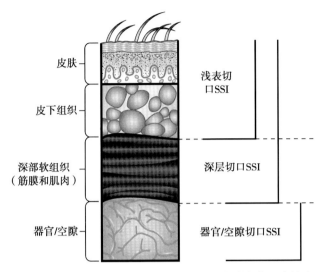

图9.2　浅表、深部和器官／空隙手术部位感染（SSI）的定义。（改编自 Horan TC，Gaynes RP，Martone WJ，et al. CDC definitions of nosocomial surgical site infections，1992：a modification of CDC definitions of surgical wound infections. *Infect Control Hosp Epidemiol* 1992；13（10）:606-608.）

如显著的红肿、硬结，发热，白细胞升高和／或心动过速，则需要静脉使用抗生素。抗生素的选择应根据该部位的预期药敏，但在低位胃肠道手术后的伤口感染时应选择包含抗革兰氏阴性菌和厌氧菌的抗生素。

E. 肠梗阻

1. 检查

在没有机械性肠梗阻的情况下，胃肠道动力低下可引发肠梗阻。尽管多种因素可引起肠梗阻，但术后状态是引发肠梗阻的最常见诱因。术后肠梗阻可分为预期的生理性肠梗阻和病理性肠梗阻。生理性肠梗阻在文献中被广泛定义，小肠为 0~24 小时,胃为 24~48 小时,结肠为 48~72 小时。在排除机械性阻塞或腹腔内操作导致持续性肠梗阻的情况下,肠梗阻可被认为是延长的生理性肠梗阻,可持续 6 天。

长时间的术后肠梗阻可由电解质紊乱引起,如低钾血症、低镁血症和尿毒症。胰腺炎和胆囊炎也可以引发肠梗阻。引起肠梗阻的其他病理因素有腹腔内脓肿、吻合口瘘、小肠梗阻和腹内疝。一些高危因素,如巨型肿瘤的压迫或腹膜转移,更可能引起机械性肠梗阻。

长期良性生理性肠梗阻的诊断是排他性的,没有肠道功能异常证据情况下,患者应在 3~5 天后进行评估,以排除肠梗阻可能存在的病理原因。通常通过拍摄腹部平片以观察气 - 液水平,小肠扩张程度,以及直肠穹窿是否有空气迹象(图 9.3)。

在腹部 X 线片无阳性结果的情况下,可以通过腹部 / 骨盆 CT 检查以寻找病理学证据,例如积液或吻合口瘘可能是导致持续性肠梗阻的病因。临床检查和实验室检查结果如发现发热、心动过速、低血压和白细胞增多则考虑吻合口瘘或脓肿的可能。

2. 处理

没有证据显示长时间的肠梗阻发生穿孔或者脓毒症时,可以行保守治疗。患者应行鼻胃管低水平引流减压,禁食并静脉补液。完成相关腹部检查,定期评估生命体征和鼻胃管引流情况,以确定肠梗阻是否缓解。

如果患者在腹部检查中表现出腹膜炎的征象,或有恶化的心动过速和低血压,此时应行外科手术探查。

F. 高位造瘘引流

结肠负责水的重吸收,回肠造口术、肠造瘘术或近端结肠造瘘术的患者可出现脱水、电解质紊乱和营养问题。在临床中,脱水可表现为黏膜干燥、直立性低血压、心动过速和尿量减少。

造瘘术后,应监测患者的造瘘口引流量,并根据瘘口的引

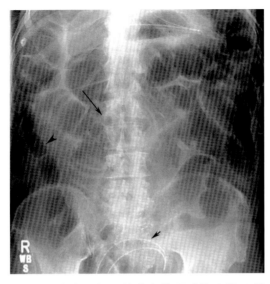

图 9.3　患有肠梗阻的患者的平卧位腹部 X 线片。小肠中存在气 - 液水平（长箭）。在结肠中可看到气体（粗箭头）。这些是发生肠梗阻的特征，但不具有特异性。骨盆的外科引流管和皮钉（短箭）。(引自 Soybel DI, Santos AP. Ileus and bowel obstruction. In: Mulholland MW, Lillemoe KD, Doherty GM, et al, eds. Greenfield's Surgery: Scientific Principles and Practice. 6th ed. Philadelphia, PA: Wolters Kluwer; 2017: 800.)

流量调整患者的肠道治疗方案（见下面的"管处理"部分），每天监测电解质直至瘘口引流量稳定。回肠造瘘术每天的引流量在 500~1 500ml。应指导患者辨识脱水的临床表现并相应地补充液体。一般而言，回肠造瘘术后患者需要每天增加 500~1 000ml 的液体摄入量。

　　在造瘘术后早期应用粪便增稠剂及抑制肠蠕动的药物时，患者的瘘口每天的引流量为 500~1 200ml。抑制肠蠕动药物，如洛哌丁胺可以减少瘘口的引流量,使用剂量为 1mg-16mg/d,每日 4 次。鸦片酊每日 4 次,每次 0.3~1ml。餐前 30 分钟使用地芬诺酯与阿托品(中枢神经系统抑制剂),可减慢肠蠕动。口服车前子(无须用水)可用于增加患者大便的体积并延长排便间隔。

此外,应注意回肠造口术患者的瘘口周围皮肤护理,因为回肠造瘘术引流口接近皮肤表面,胃肠道内容物会导致造瘘口周围皮肤的烧伤和糜烂。

Ⅲ. 常见的操作要点

A. 结肠切除术

在结肠切除术中,应注意避免损伤邻近结构。当移动右结肠或左结肠远端时,应确认输尿管的位置。在结肠癌穿孔、憩室炎、前盆腔手术或炎症性肠病中,由于结肠粘在骨盆侧壁上,手术难度较大,易损伤输尿管。有文献报道输尿管损伤的发生率高达 10%。

手术室内未确定的输尿管损伤可能在术后早期出现,如输尿管横断,或者是 1 个多月后出现输尿管狭窄的情况。输尿管损伤患者可出现发热、侧腹痛、血尿、腹胀、肠梗阻、腹部压痛或腹膜刺激征。

在处理近端右半结肠时可引起十二指肠损伤,并引起严重的并发症,如无法控制的十二指肠肠液漏出及十二指肠近端瘘,导致无法控制的肠瘘和腹腔内脓毒症,死亡率升高。

B. 直肠癌低位前切除术

已经接受直肠癌低位前切除术(low anterior resection,LAR)和全直肠系膜切除术(total mesorectal excision,TME)的患者存在许多并发症的风险,其中包括:

1. 应密切监测导尿管拔除后是否有尿潴留并及时行排尿

试验。

2. 与其他肠吻合术（约 1.5%）相比，结肠肛门吻合术的吻合口瘘风险升高（约 15%）。吻合口瘘可表现为包裹性或游离性腹腔内瘘。对于一个小于 3cm 的小脓肿，可以通过静脉补液和抗生素治疗。如果脓肿大于 3cm，一般需要引流治疗。

3. 患者也可能出现远期吻合口狭窄。狭窄的征象包括腹胀、疼痛和便秘。狭窄的患者应行结肠镜检查，以评估缺血情况并证实恶性狭窄。如果吻合口扩张效果不佳，则常常需要对吻合口进行手术。

4. 在 LAR 中结肠吻合术的建立需要游离脾曲，以使结肠到达盆腔出口。在这一过程中，会发生脾包膜撕裂，导致出血。这种出血在手术中经常发生，并得到及时控制。然而，术后脾脏出血应被始终认为是发生 LAR 术后出血的可能原因。

C. 经腹会阴直肠切除术

经腹会阴直肠切除术（abdominoperineal resection，APR）是切除肛门、直肠和乙状结肠的一部分，同时进行结肠造口的术式。对于 APR 的术后患者，最重要的是避免会阴伤口感染。

不伴有腹腔内脓肿的会阴伤口感染可以通过保守治疗、非存活组织的清创、填塞或使用伤口真空辅助闭合（vacuum-assisted closure，VAC）装置处理。对于腹腔内脓肿明显大于 3cm 者，应借助辅助影像学放置腹腔引流管。

与接受 LAR 的患者一样，行 APR 的患者由于盆腔清扫也会增加尿潴留的风险。

D. 全结直结肠切除回肠贮袋肛管吻合术

接受全结直结肠切除术的患者存在高排便量的风险，需要用与高位造瘘引流患者类似的方法滴定抗肠蠕动药物（见上文"高位造瘘引流"部分）。

另一个经常困扰回肠造瘘患者的问题是炎症。据报道，炎症的发生率高达 60%。其发生的病因尚不清楚,但目前的假设包括免疫系统对肠道黏膜细菌变化的反应。造瘘的患者会出现排便频率增加、排便急迫感增加、肌肉紧张、腹痛和痉挛。内镜检查常显示溃疡、弥漫性红斑和渗出物。结肠炎的治疗就包括使用 10~14 天的抗生素如环丙沙星和甲硝唑治疗。

E. 肛门直肠手术

肛门直肠手术患者最常见的不适之一是疼痛。在肛门直肠手术后,患者获益于适当肠道护理的宣教,以使他们的粪便柔软且易于通过。可以使用多种大便软化剂和泻药来达到这一目的。应谨慎使用口服麻醉药,在无禁忌证时,可使用对乙酰氨基酚或布洛芬等一些辅助药物进行治疗。

推荐阅读

Brunicardi FC, ed. *Schwartz's Principles of Surgery*. 8th ed. New York, NY: McGraw Hill; 2005.

Delacroix SE, Winters JC. Urinary tract injuries: recognition and management. *Clin Colon Rectal Surg* 2010;23:104–112.

Fleisher LA, Fleischmann KE, Auerbach AD, et al. 2014 ACC/AHA guideline on perioperative cardiovascular evaluation and management of patients undergoing noncardiac surgery: a report of the American College of Cardiology/American Heart Association Task Force on Practice Guidelines. *J Am Coll Cardiol* 2014;64:e77.

Frasson M, Flor-Lorente B, Rodriguez JL, et al. Risk factors for anastomotic leak after colon resection for cancer: Multivariate analysis and nomogram from a multicentric, prospective, national study with 3193 patients. *Ann Surg* 2015;262:321–330.

Halabi W, Jafari M, Nguyen V, et al. A nationwide analysis of the use and outcomes of epidural analgesia in open colorectal surgery. *J Gastrointest Surg* 2013;17: 1130–1137.

Ju MH, Cohen ME, Bilimoria KY, et al. Effect of wound classification on risk adjustment in American College of Surgeons NSQIP. *J Am Coll Surg* 2014;219:371–381.

Liu H, Hu X, Duan X, et al. Thoracic epidural analgesia (TEA) versus patient controlled analgesia (PCA) in laparoscopic colectomy: a meta-analysis. *Hepatogastroenterology* 2014;133:1213–1219.

Mangram AJ, Horan TC, Pearson ML, et al. Guideline for prevention of surgical site infection, 1999. Hospital infection control practices advisory committee. *Infect Control Hosp Epidemiol* 1999;20:250–278.

Mirnezami A, Mirnezami R, Chandrakumaran K, et al. Increased local recurrence and reduced survival from colorectal cancer following anastomotic leak: systematic review and meta-analysis. *Ann Surg* 2011;253(5):890.

Tsujinaka A, Konishi F. Drain versus no drain after colorectal surgery. *Indian J Surg Oncol* 2011;1:3–8.

第10章

泌尿生殖系统手术患者

Rebecca I.Kalman, Elisabeth M.Baker, and
Heather Renzi

华福州　译　康　芳　校

泌尿生殖系统手术种类繁多,本章节将重点介绍预计失血和需要住院的手术。我们将在本章节概述泌尿生殖系统恶性肿瘤在美国人群中的发病率与临床表现,讨论肾结石及良性前列腺增生(benign prostatic hypertrophy,BPH)的手术管理,并重点关注开放及微创的泌尿外科手术的术前评估和降低术后并发症预防策略。

泌尿生殖系统恶性肿瘤的发病率与临床意义

肾细胞癌(renal cell carcinoma,RCC)在男性常见癌症中排第7位,在女性则排第9位。RCC在男性的发病率比女性高大概50%。相关的危险因素包括吸烟、肥胖、高血压、职业暴露、多囊性肾病、慢性丙肝感染、镇痛药的长期使用及遗传因素。肾细胞癌是依据细胞形态及转移情况来分型的,其中透明细胞癌要比颗粒细胞及梭形细胞癌更为多见且预后更好。临床表现主要包括血尿、腰部疼痛,有些病例可在腹部或腰部触摸到包块。治疗手段包括手术切除(开放性根治性肾切除术与腹腔镜根治性肾切除术)、射频消融、化疗及放疗。

前列腺癌是男性第二大恶性肿瘤,在非洲裔美国人中的发病率高于其他种族,危险因素包括遗传、直系亲属罹患过前列腺癌、吸烟及高脂饮食。超过90%的前列腺肿瘤是腺癌,临床表现包括膀胱出口梗阻(症状与 BPH 不同,这种梗阻症状不会缓解)及直肠梗阻。出现骨痛常说明疾病已进入晚期。治疗应该根据肿瘤的分期、预期寿命、患者的一般情况、年龄及治疗的预期效果等综合因素考虑。手术方式的选择包括根治性前列腺切除术(耻骨后或经会阴入路)、经尿道前列腺切除术(transurethral resection of the prostate,TURP)、冷冻手术和腔镜手术(人工或机器人辅助)。其他治疗手段包括化疗、放疗、内分泌治疗或不治疗。

膀胱癌是男性第四大恶性肿瘤,男性发病率为女性的 3 倍。尽管膀胱癌被认为是一种老年性疾病,但其在高加索人种的发病率远高于非洲裔及西班牙裔人种。相关危险因素包括吸烟、盆腔照射和环磷酰胺、芳香胺、柴油机废气及铝、橡胶、皮革制作工业中使用的化学药品的暴露。虽然膀胱癌中非乳头状瘤发病率较低,但同乳头状瘤相比,其侵袭性更高、预后更差。有些患者可能没有临床症状,常见临床表现为无痛性血尿。治疗方式包括经尿道膀胱肿瘤切除术、钕激光治疗(钇铝石榴石治疗表浅肿瘤)、膀胱内卡介苗或干扰素灌注治疗原位癌及侵袭性肿瘤的膀胱切除术和／或放疗、化疗。

肾结石

不论是在男性还是女性人群,高加索人种的肾结石发病率都是最高的,而男性发病率又是女性发病率的 2~3 倍。含钙的结石为最常见的结石类型,占结石类型的 70%~90%,其次为尿酸、磷酸镁铵、胱氨酸及黄嘌呤结石。结石的体积越大,手术操作的创伤也会越大。经皮肾镜碎石取石术常用于直径大于 1.5~2cm 的结石,因为体外冲击波碎石或者输尿管镜在较大体积结石的治疗上并不是很有效。应当立即行泌尿道评估或入院治疗的指征包括梗阻(特别是孤立肾或者肾移植术后的患者)、尿脓毒症、顽固性疼痛和／或急性肾衰竭。

良性前列腺增生（BPH）

国家糖尿病、消化和肾脏疾病研究所（National Institute of Diabetes and Digestive and Kidney Diseases）的数据显示，年龄在 51~60 岁的男性 BPH 的发病率为 50%，而在年龄大于 80 岁的男性中，BPH 发病率则上升到 90%。BPH 的主要临床表现包括尿踌躇、费力、尿流无力、滴沥、排尿不尽感、尿急、排尿困难、夜尿和或尿频。BPH 的治疗手段包括药物治疗、微创治疗及手术治疗。当 BPH 伴有明显的下尿路症状时，TURP 是最常采用的治疗方式。其他经尿道方式例如消融术、激光去核术、选择性激光气化术等也是行之有效的。本章主要强调 TURP 术后的管理。

术前注意事项

泌尿外科手术患者多为老年患者且合并症较多，包括已有的心肺疾病、肾损伤等，因此在评估及治疗这类患者的时候，上述情况也要考虑在内。

经尿道前列腺切除术（TURP）

伴有心肺疾病的患者，围术期的风险大大增加。手术期间使用的大容量灌洗液可通过前列腺静脉窦吸收。因此对于心肺功能不良的患者我们应该制定围术期的注意事项。对于心脏储备不足的患者可能需要动脉穿刺置管来监测有创动脉血压，在一些特定情况下可能还需要中心静脉穿刺置管用以监测中心静脉压和指导血管活性药物的使用。基线血细胞比容能帮助我们判断失血，因为血容量的增加常常导致失血的表现不明显。蛛网膜下腔麻醉是 TURP 手术的理想麻醉方式，因为它能降低肺水肿的风险，减少血液丢失，而且能够检测与 TURP 综合征相关的精神状态改变。

TURP 和其他的泌尿外科手术会使用大量的灌洗液，尤其是甘露醇、山梨醇、甘氨酸等非电解质液。电解质溶液会影响电手术器械的使用,也不能使用无菌水,因为它是低渗性液体,而且在吸收后会导致溶血和低钠血症。

经皮肾镜碎石取石术

经皮肾镜取石多用于直径大于 1.5~2cm 的结石,其他的应用指征包括输尿管镜无法取出的结石、嵌顿在支架中的结石、憩室结石、回肠袢或其他泌尿生殖系统重建术后患者的肾结石。如果整块的结石无法用经皮肾镜击碎或者结石过大的话,可能需要多种方式联合,或者中转为开放性手术。经皮肾镜取石术的禁忌证包括患者不能摆放至合适体位、接受抗凝治疗、伴有泌尿道感染、解剖学困难(即无法在避开其他相邻脏器的情况下接触到肾脏)。椎旁神经阻滞能控制这类手术的围术期疼痛。

腹腔镜手术

腹腔镜手术在泌尿生殖系统应用广泛,本部分主要介绍腹腔镜下 RCC 的肾切除术和肾部分切除术。

腹腔镜下根治性肾切除术的相对指征(基于外科经验)包括肿瘤直径小于 12cm、肿瘤未广泛累及肾门、肿瘤未侵犯肾静脉及下腔静脉。RCC 患者肾部分切除术的绝对适应证包括孤立肾和双侧肿瘤,相对适应证包括遗传性 RCC 或者因结石、糖尿病、高血压、反流、肾动脉狭窄而导致的对侧肾功能不全,选择性指征包括对侧肾功能正常,肿瘤直径小于 4cm 的患者。在术前至少应该获得肾功能基础值和滤过功能、全血细胞计数和基本代谢指标。对于肾切除手术(开放性手术或者腹腔镜下手术),在有心肺疾病、高血压、糖尿病及任何程度的肾功能损伤的患者应该制定术前注意事项。应该考虑到气腹导致的血流动力学改变,包括平均动脉压的升高、全身血管阻力上升、静脉回心血量减少、功能残气量下降和 V/Q 失衡。心脏储备不足的患者可能需要更多的有创操作包括动脉穿刺置管、中心静脉穿刺置管,在某些病例可能需要肺动脉置管。

开放性手术

在常见的开放式泌尿生殖系统手术中,本部分主要介绍膀胱癌的根治性膀胱切除术、RCC 的根治性肾切除术或部分切除术、前列腺癌的根治性耻骨后前列腺切除术。

在术前至少应该检测肾功能基础值和滤过功能、全血细胞计数、和基本代谢指标。有合并症的患者必须一如既往地做好术前评估。心肺功能差的患者,有创检测可能更加有益。这类患者应当选择全身麻醉。

在开放性根治性膀胱切除术和根治性耻骨后前列腺切除术中,硬膜外麻醉作为全身麻醉的辅助可能会减轻这类患者的术后疼痛。腹横肌平面阻滞可能有助于减轻部分患者的术后疼痛。多模式的恢复计划联合硬膜外镇痛、早期活动、早期进食有助于促进患者的早期恢复。

机器人手术

这部分主要讲述机器人辅助前列腺切除术在前列腺癌中的应用。同开放式根治性耻骨后前列腺切除术的患者人群,这类患者的麻醉方式应当选择全身麻醉。对有心肺疾病和伴有卒中病史、脑动脉瘤及颅内高压的患者应该在术前制定注意事项,因为这类患者常需较长时间的头低足高体位。与开放式根治性耻骨后前列腺切除术暴露困难不同,机器人辅助前列腺切除术能提供更好的视野,并减少失血。

术后并发症

经尿道前列腺切除术(TURP)

TURP 有其独特的术后并发症,在 TURP 期间需要大量的非电解质灌洗液,因此,约 5% 的病例因灌洗液的大量吸收而导致 TURP 综合征,从而导致心血管系统、中枢神经系统及代谢改变。早期症状包括嗜睡、忧虑、不安、头痛、心动过缓、低血压、术后恶心、呕吐和腹胀(由于灌洗液通过前列腺内膜裂口吸收)。

相反,由于容量的迅速增加可能会导致患者出现高血压和反射性的心动过速。晚期症状包括视觉障碍、局灶性或全身性癫痫以及低钠血症引起的意识改变。另外,1 小时内全身吸收 1L 的灌洗液,将导致血清钠浓度降低 5 ~ 8mmol/L。重度 TURP 综合征(指血清钠浓度下降至小于 120mmol/L)可能会导致昏迷、永久性脑损伤、呼吸暂停、脑疝或死亡。此外,大量吸收含有甘氨酸的灌洗液,其代谢产物氨类可能会导致血氨升高。术后必须监测体液平衡,注意灌洗液的用量和血容量的增加。治疗包括支持性治疗和(严重情况下)呼吸道管理和静脉抗惊厥药物的使用。重度低钠血症患者应使用 3% 高渗盐水治疗,也可使用呋塞米和甘露醇利尿治疗。应该特别关注血清钠浓度的检测,以免过度纠正和 / 或脑桥中央髓鞘溶解。

其他的术后即时并发症包括低体温(灌洗液加温或者静脉输液加温和保温毯能将其影响降到最低)、菌血症(合理的抗生素使用能控制其发生)、出血(出血随手术时间的延长而增加)和由于穿孔导致的液体外渗(膀胱穿孔的患者可能出现腹部体征,而呃逆可能是膈肌刺激的结果)。有报道称当使用甘氨酸灌洗液时,可导致 TURP 后视觉损伤和一过性的失明,因为甘氨酸在视网膜中也是一种抑制性神经递质,因此,大量吸收会导致兴奋传递延迟。远期并发症包括尿失禁,阳痿,逆行射精。也可能发生由结石位引起的腓总神经损伤而导致足下垂。

经皮肾镜碎石取石术

并发症包括无法通过硬性肾镜进入肾脏、出血、动静脉瘘或假性动脉瘤的形成、感染、肾功能受损、气胸(空气聚集在胸部导致肺塌陷)、尿胸(尿液在胸腔内积聚)、胸腔积液(液体聚集于胸膜腔内)、邻近器官的损伤和残余结石碎片。如果外科手术操作损伤了胸膜,可能需要放置胸腔引流管。早期并发症包括发热、血尿或手术切口渗液,可能需要留置 Foley 导尿管。另外,肾结石去除后,必须始终保持高度的临床警惕,防止感染和脓毒症的发生,这可能首先出现在术后护理单元。

腹腔镜下肾切除术和肾部分切除术

与开放性的肾切除术相比腹腔镜下肾切除术的优点包括血

液丢失较少、疼痛较轻、住院时间较短、能更早的恢复活动和切口更加美观。腹腔镜下肾切除术后,引流管常在术后 1 天拔除,鼓励早期下床活动,而且饮食也恢复得更快。患者常可在术后 1~2 天出院。虽然腹腔镜下肾部分切除术的适应证与开腹手术相同,但腹腔镜下手术疼痛较轻,恢复时间较短。然而,腹腔镜下肾部分切除术与开放部分肾切除术相比,在技术上更具挑战性,并发症也更多。腹腔镜下肾部分切除术术后常见的并发症包括出血和尿漏,可能需要放置输尿管支架。腹腔镜下肾部分切除术后,留置 Foley 导尿管,通常在术后第 1 天或第 2 天拔除。在原位留置 Jackson-Pratt 导管,任何因素引起的血性引流量增加都应怀疑出血。同样的,任何浆液性的引流量增多都该考虑尿漏(这种情况下可能需要输尿管支架),因此 Jackson-Pratt 导管只有在 Foley 导尿管拔除之后才能拔除。应当鼓励患者早期下床活动,饮食从清淡改为正常饮食。患者通常在术后 1~2 天出院。

开放性根治性肾切除术

与经皮肾镜取石术类似,手术损伤可能导致继发气胸,需要放置胸腔引流管。因此,在恢复室,应该进行胸部 X 线检查。与开放性根治性肾切除术相关的早期并发症包括感染、出血、术后肺炎、肠梗阻、肺栓塞 / 深静脉血栓形成。晚期并发症包括切口疝或永久性肾功能衰竭。

根治性膀胱切除术

除浸润性膀胱癌外,尿流改道的其他适应证包括盆腔恶性肿瘤(膀胱继发性受累)、顽固性放射性膀胱炎和终末期间质性膀胱炎。治疗方法包括回肠膀胱尿流改道、可控性尿流改道或膀胱重建术。

与回肠代膀胱术相关的早期并发症包括输尿管肠吻合口破裂 / 梗阻、脓毒症、伤口感染 / 裂开、肠梗阻和回肠出血。晚期并发症包括输尿管肠吻合口梗阻、造口旁疝、造口问题(包括狭窄和收缩)、肾盂肾炎、结石形成的高风险、尿路感染、代谢性酸中毒、肠扭转、导管肠瘘、袢环狭窄、上消化道移行细胞癌

(transitional cell carcinoma, TCC) 复发。早期或晚期输尿管肠吻合口瘘的处理需要影像学评估和介入放射学辅助下支架置入、引流管放置或再次手术。脓毒症的治疗包括早期支持治疗和早期目标导向治疗。肠梗阻通常包括保守治疗和留置鼻胃管,有时候可能需要开始全肠外营养。造口旁疝和造口问题有时需要造口移位。造口挛缩或狭窄会导致造口缺血,出现缺血的表现时需要急诊再次探查。结石的治疗需要积极的代谢管理,有时需要激光碎石术与体外冲击波碎石术。尿路感染的处理可能需要在等待尿液病原学的同时进行经验性治疗。输尿管肠瘘需要在介入放射学的辅助下放置引流管或置入支架。造口狭窄可通过静脉肾盂造影、CT 扫描或环行造影来评估狭窄程度,治疗包括内镜下球囊扩张与开放性手术修复。可用细胞学、环形造影和 CT/MRI 扫描监测上尿路 TCC 复发情况,当出现肉眼血尿时用导尿标本培养来评估。

与可控性皮肤尿流改道相关的并发症包括代谢性(酸中毒、吸收障碍/脂肪泻、维生素 B_{12} 缺乏)、尿失禁、造口狭窄、反复感染、导尿困难和膀胱结石。慢性代谢性酸中毒可口服碳酸氢钠片,吸收不良可用考来烯胺治疗,维生素 B_{12} 缺乏症可用注射补充剂。尿失禁和导尿困难有时需要开放手术对可导尿段进行重建。膀胱穿孔需进行手术修复,可能需要更换导管。膀胱结石是由代谢异常、慢性菌尿和复发性感染(如使用金属钉引起的),治疗包括经皮和开放性取石。

最后,与原位新膀胱相关的并发症包括排空不良、输尿管狭窄、瘘、尿失禁和感染。在这些患者中,尿失禁可用外部钳夹、填充剂和人工尿道括约肌方式治疗。

机器人根治性前列腺切除术

与机器人根治性前列腺切除术相关的潜在风险包括邻近器官的损伤、中转开放性手术、直肠损伤、尿失禁和勃起功能异常。机器人根治性前列腺切除术的男性患者术后一般带导尿管出院(通常在术后 7~10 天拔除),恢复时间一般是 4~6 周,大部分患者在术后 1~2 天出院。尽管多数患者在机器人根治性前列腺切除术后会出现一定程度的尿失禁,但大部分在术后 3~6 个月内恢复。

推荐阅读

Aglio LS, Street JA, Allen PD. Anesthesia for urogenital surgery. In: Loughlin KR, ed. *Complications of Urologic Surgery and Practice: Diagnosis, Prevention, and Management*. 1st ed. Boca Raton, FL: CRC Press; 2007:35–47.

Campbell MF, Walsh PC, Retik AB, eds. *Campbell's Urology*. 8th ed. Philadelphia, PA: Saunders; 2002.

Hawary A, Mukhtar K, Sinclair A, et al. Transurethral resection of the prostate syndrome: almost gone but not forgotten. *J Endourol* 2009;23(12):2013–2020.

Liedberg F. Early complications and morbidity of radical cystectomy. *Eur Urol Suppl* 2010;9:25–30.

McCance KL, Huether SE, eds. *Pathophysiology: The Biologic Basis for Disease in Adults and Children*. 5th ed. St Louis, MO: Elsevier Mosby; 2006.

Mills RD, Studer UE. Metabolic consequences of continent urinary diversion. *J Urol* 1999;161:1057–1066.

Pasero C. Epidural analgesia for postoperative pain, part 2: multimodal recovery programs improve patient outcomes. *Am J Nurs* 2003;103(11):43–45.

Sabatine MS, ed. *Pocket Medicine*. 3rd ed. Philadelphia, PA: Lippincott Williams & Wilkins; 2008.

Salami SS, George AK, Rais-Bahrami S. Outcomes of minimally invasive urologic surgery in the elderly patient population. *Curr Transl Geriatr Exp Gerontol Rep* 2013;2:84–90.

Willis DL, Gonzalgo ML, Brotzman M, et al. Comparison of outcomes between pure laparoscopic vs robot-assisted laparoscopic radical prostatectomy: a study of comparative effectiveness based upon validated quality of life outcomes. *BJU Int* 2012;109:898–905.

第11章

创伤患者

Matthew Tichauer, Craig S.Jabaley, and
D.Dante Yeh

李 凯 译 尚 游 校

Ⅰ. 在美国,创伤是 1~44 岁患者的首要死亡原因,也是所有年龄段患者死亡的第三大原因。在 1~34 岁人群中,创伤所致死亡人数多于其余原因所致死亡人数的总和。

Ⅱ. 对创伤患者进行评估应迅速识别危及生命的损伤并启动相应的支持治疗。严格依照创伤后高级生命支持(advanced trauma life support, ATLS)指南能确保有效地管理创伤患者。初级评估、复苏、次级评估、确定治疗方案或转送到医疗机构以及三级评估是 ATLS 的主要步骤。需要注意的是,对创伤患者的评估是动态的。临床情况的恶化提示需要重新进行初级评估。

A. **初级评估**包括评估气道、呼吸、循环、功能障碍及暴露(airway, breathing, circulation, disability, and exposure, **ABCDE**)。评估者应该熟悉表 11.1 所列的格拉斯哥昏迷量表(Glasgow Coma Scale, GCS)及表 11.2 所列的血流动力学指标正常值。初级评估的具体方法见表 11.3。

创伤重点超声评估(focused assessment with sonography for trauma, **FAST**)或扩大的创伤重点超声评估(extended-FAST, **eFAST**)已成为初级评估中的必要环节。对创伤患者行非手术治疗时,行连续 FAST 检查已成为常规。手术患者需行 FAST 评估的适应证包括血流动力学障碍、体格检查异常(如腹部压痛或腹胀加重、呼吸音减弱、胸痛等)、输血后持续贫血及突发呼吸困难。

表 11.1　格拉斯哥昏迷量表

	1	2	3	4	5	6
睁眼	无	疼痛刺激	言语命令	自发睁眼		
言语	无 / 插管状态	难以理解的声音	不适当或难以理解的单词	混乱的对话	有逻辑的对话	
体动(对疼痛刺激的反应)	无	伸展	弯曲	收缩	局部反应	服从言语命令

表 11.2　不同年龄组正常血流动力学数值

年龄组	呼吸频率	心率	最低收缩压
新生儿	40~60	100~170	50
3 个月	30~50	100~170	50
6 个月	30~50	100~170	60
1 岁	30~40	110~160	70~90
1~2 岁	25~35	100~150	80~95
2~5 岁	25~30	95~140	80~100
5~12 岁	20~25	80~120	90~110
>12 岁	15~20	60~100	100~120

表 11.3　初级评估的内容

气道: 对直接损伤、异物或水肿造成的气道梗阻进行评估,同时识别由于意识下降所致失去自主气道保护能力而处于危险的患者。建立可靠气道

呼吸: 评定呼吸音消失或呼吸音减弱(与气胸或血胸表现相符),显性胸壁损伤(连枷胸、胸部开放伤)、呼吸困难、胸部叩诊为鼓音还是浊音(提示张力性气胸或血胸)。对血胸和非张力性气胸行胸腔穿刺术,对张力性气胸行针刺减压术

循环: 评定目前低血容量、失血原因和心脏功能不全的情况。通过有无颈静脉怒张及心音遥远等体征来评估是否有心脏压塞而行心包穿刺术。采用包扎、促凝血物质、加压和暂时缝合等方法控制出血。有足够能进行容量复苏的通路(例如,双上肢大口径静脉内置管)

失能/残疾: 确定总体意识状态并评定神经功能障碍包括运动系统检查。明确是否存在脑或脊髓损伤。使用格拉斯哥昏迷量表评分(见表 11.1)

暴露: 完全去除患者的衣物并进行简要的体格检查并同时避免低体温

　　B. 采取恰当措施处理初级评估中发现的致命伤,同时对血流动力学障碍进行纠正后,就进入了**复苏阶段**。

　　C. 复苏后,ATLS 要求进行**次级评估**,即对患者进行详细的评估,包括病史采集和全面的体格检查。放射影像结果常作为次级评估的辅助手段。值得注意的是,当必须进行紧急手术时,**次级评估**可推迟或只完成一部分。与外科团队进行沟通很重要,通过了解次级评估的完成程度,以方便补充,并及时进行未完成的确诊检查。

　　D. **三级评估**是在初步复苏和手术后进行的,可以确定是否存在**损伤漏诊**。全面地回顾患者病史、医疗记录、诊断性检查和再次体格检查是三级评估的全部内容。

　　Ⅲ. 创伤患者术后的**安置**(disposition),必须考虑护理的复杂程度和医疗资源强化程度。

　　A. 只有完成复苏且创伤负担有限,不太可能需要再次紧急手术的患者才允许进入**麻醉后监测室**(postanesthesia care unit,

PACU)。尽管术中复苏可能已经足够,但保持警惕还是非常重要的,因为患者可能存在被漏诊的损伤,或创伤和手术相关生理反应导致的继发失代偿。

1. 创伤管理出现了改变的趋势,包括**损伤控制性手术**和稳定性复苏,允许性低血压已取代积极的复苏成为成功止血前的首选措施。因此,患者可能在手术结束时还处于相对未复苏状态。这类患者通常不适合转送至 PACU。

2. 创伤患者常会在术后出现难以预料的事件,且休克、呼吸衰竭以及如下所列其他并发症的发生率高,因此,必须配备充足的**专业技术人员**。

3. 在一些情况下可能需要注意提高患者的**生命安全**,接受转送的 PACU 必须能够满足这些需求。

B. 需要进一步复苏、机械通气或有多发伤的患者应该建议其转送至**重症监护室**(intensive care unit,ICU)。当 ICU 空间不足阻碍收治,患者仍在 PACU 时,应该主张 **ICU 团队**参与管理。

Ⅳ. PACU 常见问题的管理

A. 循环**休克**是一种以组织氧合不足为标志的低灌注状态,经常发生于创伤患者。**复苏**是纠正休克、恢复灌注、恢复组织正常氧合的过程。在术中,由于强烈的系统灌注可能会加重出血并阻止血凝块形成,因此在止血完成之前,可能故意推迟或延缓复苏。然而,在已完成止血的情况下,术后复苏的**目标**应该集中在维持正常的血压和血容量上。

1. 对休克的鉴别诊断如表 11.4 所列。尽管存在很多种引起休克的病因,**失血性休克**仍是其最常见的原因(具体内容请参见第 21 章)。因此,在创伤患者中,低血压就基本等同于低血容量。然而,常常需要鉴别出梗阻性休克,因为其进展迅速且致命。

床旁超声,包括经胸超声,可通过 FAST 方案快速评估出休克的病因,超声越来越多地应用于危重症救护中。

表 11.4   对创伤患者术后立即发生的休克进行鉴别诊断

休克病因		具体原因
低血容量性		出血、烧伤、复苏不足、胃肠道失液
梗阻性		心包填塞、张力性气胸、肺栓塞、主动脉破裂、腹腔间隙综合征
心源性		心肌梗死、心肌顿抑、心律失常、心衰
分布性	感染性	菌血症、肺炎、胰腺炎、手术切口感染、导管相关感染
	神经源性	脊髓损伤
	过敏性	抗生素、乳胶
内分泌		急性或相对肾上腺功能不全、甲状腺危象
毒素		甲类链球菌、坏死性软组织感染

2. **全身炎症反应综合征**(systemic inflammatory response syndrome, SIRS)是由手术应激或前期创伤引起的细胞因子反应,以心动过速、呼吸急促、发热和白细胞数增多为特征性表现。当同时合并有血容量不足或非常强烈的炎症反应时,SIRS 可以进展为低血压和继发性分布性休克。即使面对可能的 SIRS 时,也应仔细考虑并排除其他导致休克的病因。

3. **休克**的**治疗**有赖于对潜在病因的确切诊断和纠正。通常来说,低血容量应该在应用血管活性药之前就被完全纠正,以防掩盖止血不确切的可能。**难治性低血容量**可能反应止血不充分或失败,外科团队应立即探查以防这种可能性进展。多种实验室指标可以用于判断创伤后是否复苏完全,包括 pH、乳酸、碱剩余及中心或混合静脉氧饱和度。尽管碱剩余易于检测且有明确的预测价值,但血乳酸值是更确切的生物标志物。

a. 在出血过程中行积极复苏需要**协调**多种因素,包括足够的静脉通路、充足的血液制品、仪器设备(加温装置和／或快速输注装置)和人员。在所有接收创伤患者的 PACU 中,一定要有能够保证上述所需迅速就位的预案。

b. 进行**静脉输液**时须慎重,仅在有临床证据表明有严重血容量不足时实施。不考虑低血压的原因而盲目地进行液体输注会迅速导致肺水肿、腹腔间隙综合征(abdominal compartment syndrome, ACS)、稀释性凝血障碍和容量过负荷等其他后果。对于创伤患者,已有的证据不支持胶体液比晶体液更有优势。此外,输注白蛋白与创伤性脑损伤(traumatic brain injury, TBI)后死亡率增加相关。

B. **低体温**是全麻常见的并发症,创伤患者由于转运和评估检查、出血、复苏、大范围外科术野暴露等原因也极易发生低体温。对于创伤患者,即使是轻度的低体温也**与多种不良结局有关**,而且会在很大程度上导致凝血障碍、酸中毒甚至死亡。最多间隔 15 分钟,就要测量一次核心体温,直到获得稳定趋势。当体温低于 36 ℃时需要迅速干预。**充气加温**(forced air warming)设备是一种既安全又有效的主要处理措施,在持续复苏过程中液体也应持续加温。复温后血管扩张可能突然导致低血容量的出现,因此,复温过程中需要密切关注血流动力学变化。具体内容请参见第 22 章。

C. **对神经性疾病的关注,虽然是**常规,但是对创伤患者迅速和成功的术后康复起关键作用。

1. 由于疼痛与原发创伤及后续外科干预都相关,因此**疼痛管理**常常具有挑战性。当胸或腹部损伤时,肺功能易受累,因为胸带及腹带减弱呼吸功能从而导致通气不足、肺泡逐渐塌陷和氧合减弱。此外,有人认为对疼痛过度积极控制减弱了疼痛引起的交感神经反应,从而削弱诸如微循环血管收缩、提高组织灌注、抑制纤维蛋白溶解并保护内皮细胞的多糖 - 蛋白质复合物不被破坏的作用。有关在 PACU 中疼痛管理的详细内容请参见第 14 章。

a. 阿片类是治疗术后疼痛的主要药物。此类患者的耐药性强且损伤严重,需要加大镇痛药剂量。因此与间断给药相比,患者自控镇痛（patient-controlled analgesia, PCA）是一种最合适方法，帮助实现术后充足且及时的疼痛控制。

b. **辅助药物**应该慎重使用。**非甾体抗炎药**（nonsteroidal anti-inflammatory drugs, NSAIDs）通过抑制环氧化酶-1抑制血小板功能。尽管这种担忧限制了此类药物在创伤后的应用，但大规模回顾性研究和meta分析研究结果不能证明酮咯酸可显著影响术后出血。**对乙酰氨基酚**的用量应控制在3 000mg/24h以下，并禁用于持续低血压患者，因其可致并发缺血性肝炎。

c. **氯胺酮**在以小剂量输注或间断给药时，是阿片类的有效辅助药物。对氯胺酮可能造成创伤后应激损伤的顾虑已经可以打消，因为现在对它的应用已经越来越多。尽管一些临床医师担心氯胺酮会升高颅内压和眼内压而不敢应用，但实际上这些作用是被过分夸大了，而在目前的实践中已经不再受限了。

d. **局部麻醉**是一种可行但常常被忽视的控制创伤患者术后疼痛的方法，因为急诊手术往往迅速开展且知情同意过程复杂。然而，对于有意愿的骨科创伤患者，有必要应用术后外周神经阻滞。操作前应关注患者的凝血状态，可能已有的神经损伤以及骨筋膜室综合征的可能。局部麻醉在没有阻滞运动的情况下时常会掩盖骨筋膜室综合征相关的疼痛，有观点认为对骨筋膜室综合征的识别不可能被延迟。

e. 因为低血容量和凝血障碍，创伤术后疼痛控制通常不选**择椎管内麻醉**。然而，胸部钝性伤以及3根或3根以上肋骨骨折的患者，在没有禁忌证的前提下，可能因硬膜外置管而受益。

2. 术后**谵妄**在创伤急诊手术后时常发生。尽管其内在病因尚不清楚，但来自择期手术的证据表明术前应用苯二氮草类药物、腹部手术以及长时间手术都是引起谵妄的原因。对于创伤患者，药物和／或酒精中毒、定向障碍、镇痛不足、恐惧以及交感神经过度兴奋都是需要额外考虑的因素。

a. 术后谵妄不仅对患者及其看护者是一种**严重的危险**，同时也是潜在生理紊乱的首发症状。

b. 对术后谵妄的**评估**和**治疗**内容详见第 19 章。需要迅速评估引起创伤患者谵妄的呼吸和代谢原因,因为这不仅是可纠正的,而且会威胁生命。镇痛不足和中毒或中毒解除都可能是造成谵妄的原因。当支持性干预失败,患者症状加重且人身安全受到威胁时,应考虑使用**氟哌啶醇**或其他抗精神病药。使用任何一种苯二氮䓬类药物只可能会使谵妄突然加重且不但常常不会起镇静作用反而适得其反。

3. 不论是手术室内还是 PACU 的**苏醒延迟**,由于可能的原因多种多样,故有很大的差别。表 11.5 列举了基本的诊断和评估创伤患者苏醒延迟的方法。**治疗**是以尽可能纠正潜在病因为导向的,否则就行支持疗法。呼吸道保护总是最重要的。因此,拔除气管导管后 90 分钟仍不能苏醒或意识持续减退的患者可能需要气管内插管直至症状缓解。对于这种患者使用**纳洛酮**和**氟马西尼**应非常小心,因为对于长期药物滥用患者,这两种药物的应用可能引发急性撤药反应。

表 11.5 创伤患者急诊手术后苏醒延迟的原因

潜在病因	具体病因	评估方法
药物作用	中毒	血清乙醇浓度、毒理学检测
	肌松药残留	外周神经刺激
	麻醉药残留	病例回顾、脑神经检测、临床评估
代谢性疾病	低血糖	指尖血糖
	低血压	核心温度测量
	酸中毒	动脉血气
神经性疾病	创伤性脑损伤	电子计算机断层扫描(CT)、回顾致伤机制
	脑缺血	CT、完整的神经系统检查
	颅内病变	CT、脑神经检查
	癫痫	脑电图检查

续表

潜在病因	具体病因	评估方法
呼吸性疾病	高碳酸血症	动脉血气
	低氧血症	脉搏血氧饱和度、动脉血气
	血红蛋白异常	脉搏或动脉 CO 仪

D. **呼吸衰竭**是引起并发症和死亡的主要原因,尤其是在高龄和胸部钝器伤的患者。尽管原因是多样的,围创伤期考虑因素如下。

1. **肋骨骨折**后疼痛剧烈,加之镇痛不完全会导致不可避免的呼吸受限和肺不张。对于继发于疼痛的呼吸受限患者,应考虑实施胸段硬膜外镇痛或胸椎旁神经阻滞。**无创正压通气**已被充分证实可以治疗继发于肋骨骨折和连枷胸综合征的呼吸功能不全。

2. **肺挫伤**常伴随于胸部钝器损伤并导致进展性呼吸受限和低氧血症。最初的胸部影像可能看似正常,然而随着复苏进展、术中持续正压通气及创伤引起的全身性炎症反应都会导致进行性肺功能障碍。

即使轻微肺损伤也可进展为**急性呼吸窘迫综合征**(acute respiratory distress syndrome,ARDS),并提示预后不良。以支持治疗为主,重点在于防止容量过负荷和采取肺保护性通气策略。通常应用正压机械通气并采用滴定法,将潮气量设置为理想体重的 4~6ml/kg,气道平台压小于 $30cmH_2O$。这类患者需要及时转送至 ICU。当发生重度 ARDS 时,应考虑转运至有 ECMO 的医疗中心。

E. **心脏**并发症可能是创伤引起的直接结果或是生理应激反应超过生理代偿能力而间接引起的。

1. 胸部创伤引起的**心脏钝挫伤**(blunt cardiac injury,BCI)可表现为不同的严重程度,从轻微的心电图异常到显著的心肌断裂。在 PACU 中创伤患者中最容易发生的后遗症是**心律失常**

和**心功能不全**。

　　a. **诊断 BCI** 的方法存在争议。**心电图**显示恶性心律失常、新发传导异常或者 ST 段或 T 波改变可提示胸部创伤的患者发生 BCI。然而,正常的心电图也不能完全排除 BCI,因此,目前指南推荐用心脏的**生物学标志物**作为确诊试验。然而,生物学标志物即使在没有胸部创伤或没有明显心肌损伤时,由多发伤引起的应激反应引起升高。不管怎样,应对临床上怀疑发生 BCI 且有难治性休克的患者行**超声心动图**检查,因为此时的根本原因可能是结构性损伤,而不仅是继发于心肌挫伤的心功能障碍。

　　b. 对 BCI 的**管理**以支持治疗为主。挫伤的心肌是心律失常的原因,这类患者不能耐受心律失常,可能会引发问题。应该按照 ACLS 的每一个步骤进行处理并高度重视适当**纠正代谢紊乱**,因为代谢紊乱可能会进一步导致心律失常的产生和持续。当怀疑有 BCI 的患者从 PACU 离开时,应该被收治在有无线监护或 ICU 环境中至少 24 小时。心内科会诊有助于确定持续随访的必要性。

　　2. **心肌缺血**和**心肌梗死**是心肌氧需和氧耗不平衡所产生的最终结局。对于创伤和外科干预所产生的生理性应激反应易导致有潜在心脏疾病的患者发生急性心脏事件。正如大多数围术期心梗一样,**有症状的心绞痛很少见**。创伤患者分散多处的损伤可能更会降低发现心脏问题的可能性。因此,心律失常和低血压可能是唯一症状。心肌梗死是 BCI 引起的少见后果,通常只在刺激性损伤后很短的时间内出现。PACU 内有可疑心肌梗死的患者很可能对以重建氧供需平衡为目标的干预措施有反应,包括药物干预、止疼、增加氧供及避免贫血。遭受急性创伤的患者很难耐受 β 肾上腺素受体阻滞剂和前负荷减少,必须谨慎调整。

　　有趣的是,回顾性研究数据显示在有轻度休克的老年创伤患者中,**肺动脉置管**与患者更好的转归相关。这个研究结果强调了小心谨慎地复苏在避免脆弱患者发生严重心脏事件中的重要性。

F. 择期手术术后很少发生**感染**和**菌血症**,只偶尔会出现在PACU。然而创伤患者在有贯穿伤、污染型伤口、紧急处置、误吸和侵入性装置的情况下,术后立即发生感染并发症的风险显著提高。尽管术后**发热**常代表创伤和术后正常的细胞因子反应,但持续或者高度发热应立即临床检查,注意手术部位并要考虑第 22 章所列的其他病因。

G. 预防和治疗**凝血障碍**对创伤患者非常重要。凝血障碍的发生率大约为 30%,与输血需求增加、住院时间和 ICU 住院时间延长、机械通气时间延长、器官功能不全以及死亡有关。尽管被选择转运至 PACU 的那部分创伤患者不太可能发生暴发性的凝血障碍,但创伤所致的炎性反应可能会突然引起凝血异常和止血不全。

1. 凝血障碍的**病因**与凝血和纤溶系统失衡有关。**低体温**、**酸中毒**和**血液稀释**是三大经典的造成凝血酶功能异常的原因。然而**消耗性凝血障碍**和病理性**纤维蛋白溶解**作为急性创伤性凝血障碍(acute traumatic coagulopathy,ATC)的影响因素,其重要性已得到越来越多的关注。

2. 由于反馈检验结果需要时间及凝血过程的动态特性,**确诊实验**往往难以在术中实现。因此,在大量输血过程中,富血浆输注策略是采用 1∶1∶2 的比例输注血浆、血小板和红细胞。包括部分凝血活酶时间(thromboplastin time,PTT)、凝血活酶时间、国际标准化比值(international normalized ratio,INR)、纤维蛋白原和全血细胞计数(complete blood counts,CBC)在内的术后**凝血试验**可用来评估凝血障碍的严重程度并指导治疗。值得注意的是,**纤维蛋白原**是在 ATC 中最先减少的。如果有条件的话,血栓弹力图(thromboelastography,TEG)和相关的血液黏滞度指标可用作凝血功能的图示。

3. **治疗** ATC 应该重在防止由低体温、酸中毒和凝血功能障碍构成的**死亡三联征**。最初的支持措施必须以恢复正常体温、改善全身灌注、纠正组织缺氧及在不稀释凝血因子的前提下成功恢复血容量为目的。在大量液体复苏过程中,经验性富血浆复苏策略可以改善围术期止血,然而该策略应持续多长时间才能达到止血效果还不明确。术后,根据辅助检查结果指导血制品的输注比例。

a. **抗纤维蛋白溶解药**是赖氨酸类似物,通过抑制纤溶酶抑制纤维蛋白原分解,防止 ATC 发生。**氨甲环酸**(tranexamic acid,TXA)就是这种药物,而且是唯一被前瞻证据表明可以降低创伤出血的死亡率的药物。TXA 在伤后 **3 小时内**应用有效,但如果超过这个时间则可能有害。不幸的是,虽然 TXA 相对价格低廉,但在美国的很多医疗中心难以获取。当无 TXA 可用时,常使用**氨基己酸**替代,但氨基己酸的最佳用药时间、剂量和治疗持续时间还不清楚。

b. 临床实践中获得的初步证据表明**重组因子Ⅶa** 对治疗 ATC 相关的广泛性微血管出血有效。然而,后续的随机前瞻研究不能证明这种昂贵的治疗对患者死亡率有任何影响。因此,目前主要还是将其作为一种挽救性治疗手段。

c. 最近,研制的**凝血酶原复合物**(prothrombin complex concentrates,PCCs)是由正常人血浆分离提取出含有凝血因子 Ⅱ、Ⅶ、Ⅸ和 Ⅹ 及蛋白 C 和 S 的易于保存和易于在水中溶解的制剂。在患者有液体容量不足、感染并发症及免疫风险时,与新鲜冰冻血浆相比,立即应用 PCC 是更好的选择。临床上应用 PCC 来纠正心脏手术和创伤所致凝血障碍的经验越来越多,大部分来自欧洲,这项治疗的费用高昂,因此目前限制了其在美国的广泛应用。目前,唯一明确的是,PCC 是能迅速逆转维生素 K 拮抗剂的抗凝剂。

d. 同样地,考虑到**纤维蛋白原浓缩物**在纠正 ATC 时有其潜在作用,故将之与抗纤维蛋白溶解药物共用,避免纤维蛋白原迅速消耗殆尽。

V. 特殊注意事项

A. **气道损伤**使患者处于严重危险中,故在初级评估中需要特殊识别。贯穿伤是最常见的元凶。皮下气肿、呼吸音减弱、咯血和呼吸困难是气道损伤体格检查中最有意义的体征。在术后出现其中任何一种表现都应立即考虑气道损伤可能并建立确切的气道。

B. **脑外伤**是一种比例增高的创伤亚型。2001—2010 年期间,因 TBI 所致 ED 而来医院就诊的比率,除 25~44 岁年龄段增加 40% 外,其他全部年龄段至少增加了 50%。TBI 在任何形式的损伤所致死亡原因中可占约 33%,有大约 530 万人因脑部损伤而留有永久性的残障。

1. 癫痫、无力、认知障碍、警觉性降低和气道反射改变是神经创伤患者的**主要症状**。潜在的原因包括蛛网膜下出血、硬膜下出血、颅内出血和弥漫性轴索损伤。重要的是要保证最佳的颅内和颅外血流动力学而获得适当的脑灌注压和脑血流量,从而避免由于缺血和缺氧造成的继发性脑损伤。此外应该强调维持**血碳酸值正常**。

2. 已有**颅内高压**的患者最应在 ICU 进行管理。然而,所有的 PACU 工作人员都应熟悉第 7 章所列的颅内高压管理原则。

C. **颈部贯穿伤**需要在进行气道管理及控制出血的初级评估时及时发现,因为颈部富含神经、血管、消化和内分泌结构。

1. 为了方便损伤分型,颈部分为 **3 个解剖区域**:1 区是从胸骨切迹到环状软骨,2 区是从环状软骨到下颌角,3 区是从下颌角到颅底。大多数的损伤都发生在 2 区,其中一部分原因是由于附近缺少骨性结构。

2. 颈部损伤的**严重征象**包括吞咽困难、发声困难、明显的漏气、出血、扩大的血肿、皮下气肿、听诊杂音和可触及震颤。在初级评估中判断和识别这些症状,可以保证立即实施外科干预。

3. 当没有明显的损伤时,**经典方法**要求对颈阔肌所在 2 区所有的损伤进行外科探查。然而高分辨率螺旋电子计算机断层扫描(CT)和 CT 血管造影(CT angiography,CTA)改变了颈部贯穿伤的管理方式,例如在没有明显手术指征的情况下,CTA现在已被常规用于对所有解剖区域的损伤评估。这种患者需要在术后**严密监护**。

D. **胸部创伤**严重程度可从良性挫伤到引起迅速且不可避免的死亡的损伤。PACU 人员应熟练掌握对张力性气胸、血胸和心脏压塞的诊断和管理,因为这些并发症如不处理可迅速致死。

1. **血胸**可根据 X 线影像下大面积渗出影、呼吸音减弱、血流动力学不稳定以及不断恶化的低氧血症等体征进行判断。尽管大面积血胸很容易通过初级评估被发现,但如果仅是小血管损伤则可能直到术后才被发现。胸腔穿刺术可以作为诊断和治疗手段。

2. 同样地,**气胸**也可能由于症状轻微而在初级评估中被漏诊。此外,仰卧位胸片可能出现假阴性。术中持续正压通气会加重小范围的气胸并延误诊断。呼吸窘迫伴有呼吸音消失或减弱可具有提示性。临床症状体征可能继续进展为气道压升高、血流动力学不稳定以及张力性气胸引起的气管偏移。应采取针刺减压和 / 或胸腔引流等方法进行处理。术后**直立位胸片**和**超声检查**对于可疑的气胸有辅助诊断价值。

3. 心音遥远、颈静脉怒张(jugular venous distention,JVD)和血流动力学不稳定是**心脏压塞**的指征,并应行心包穿刺术。当伴有低血压时,可能不会表现出颈静脉怒张。

E. **腹部创伤**根据损伤的原理进行分类来确定是何种形式的损伤。因机动车车祸、坠落和打斗导致的钝性腹部创伤可能会引起器官和血管发生挤压伤和剪切伤,或是由于腹内压增加导致内脏破裂。贯穿伤,特别是由枪击伤或刀刺伤引起的,常常伤及小肠、肝脏、胃、结肠和血管。由于超声检查可以让医生对状态不稳定的患者进行手术指征评估,并通过一系列超声检查进行非手术管理,因此初期行超声检查已经广泛替代了诊断性腹腔灌洗。

1. 在腹部贯穿伤和钝性伤中，**肝脏**是最易受损的实质性脏器。95% 以上的非手术治疗病例中，都没有发生再出血。手术患者对输血的需求高于非手术的患者，可能是因为创伤达到严重程度才需要手术。肝损伤后的并发症包括肝脓肿和胆道损伤，表现为腹腔内胆汁淤积和胆道出血。

2. **脾损伤**可能导致大量出血伴有血流动力学不稳定。非手术治疗失败的比例大约占 5%~10%，并随损伤严重程度升高而比例加大。止血后再出血可能发生在损伤后数天至数周。医生需要密切关注血细胞比容，如需不断输血可能提示需要进行手术或在造影下行血管栓塞治疗。大量失血时常需要行脾切除手术。

  a. 行脾切除手术的患者可能出现一过性的**血小板增多症**，目前指南推荐血小板计数超过 1 000 000 时应使用阿司匹林治疗。此外，患者易在脾切除术后出现白细胞增多症。因此，对不同的感染指标进行评估非常有必要。

  b. 对于依从性好的患者，可在手术后的两周内对流感嗜血杆菌、肺炎球菌和脑膜炎球菌进行**疫苗接种**。对于其他患者，应在出院时进行疫苗接种。

3. 创伤性**胰腺**损伤与高发病率和病死率有关，尤其多见于十二指肠损伤和高段腰椎损伤。由于胰腺是腹膜后器官，患者可能不会表现出腹膜刺激征。术后胰**淀粉酶**和**脂肪酶**升高提示可能有胰腺损伤。

因创伤紧急行**胰十二指肠切除术**应在术后转入 ICU，因为这类患者与其他遭受钝性创伤的患者相比，损伤更重且术后情况更复杂。

4. 在贯穿伤中，小肠是最常受损的**空腔脏器**。钝性创伤，尤其是不适当的佩戴安全带，也会导致小肠和结肠同时损伤。手术治疗的指征包括腹腔内有游离气体和液体、腹膜炎以及血流动力学不平稳。尽管游离液体可能是肠内容物，但通常是实质性脏器损伤所出的血液。对于血流动力学稳定的创伤患者，在 CT 扫描结果不能发现明确损伤证据时,一系列的腹部检查以及严密监测动脉血气(碱剩余)、乳酸和白细胞(WBC)计数可作为提示。

5. **腹腔间隙综合征**(abdominal compartment syndrome,ACS)是由腹内高压导致终末器官灌注减少从而造成的局部缺血和组织坏死。ACS 如果不被治疗会因缺血而使疾病继续进展发生肠道和肾脏缺血、多器官功能衰竭综合征,从而导致死亡。由于腹压增加,受累的膈肌发生偏移和腹部顺应性降低导致这类患者机械通气困难。此外,由于下腔静脉受压,心脏的静脉回流减少,从而导致混合休克状态并使组织低灌注进一步恶化。

a. ACS 可被划分为原发型、继发型和复发型。原发型 ACS 与盆腹腔损伤有关,需要手术或介入放射治疗。第三间隙液体减少造成的内脏水肿和手术或凝血障碍所致的进行性出血是造成原发型 ACS 发生的重要原因。继发型 ACS 不是由盆腹腔损伤直接引起的,而是由脓毒症及其导致的毛细血管渗漏造成的。然而,造成创伤患者发生继发型 ACS 的最常见原因是**大量液体复苏**(超过 10L 的晶体液或 10 单位的红细胞悬液)。复发型 ACS 是在原发型或继发型 ACS 行手术治疗后出现的。

b. ACS 的**临床表现**包括气道压升高、中心静脉压(central venous pressure,CVP)升高和复苏指标恶化,不管是在容量正常、少尿还是难治性休克的情况下。ACS 起病隐匿,医务人员必须对 ACS 的危险因素保持高度怀疑。用 Foley 导尿管测量腹内压可以帮助诊断:压力超过 12mmHg 为异常,读数超过 20mmHg 则更堪忧,最终,一旦临床诊断为 ACS 就意味着要进行开腹减压。

F. 尽管大多数的**矫形外科创伤**都行择期手术,但伴发血管、泌尿生殖或结肠损伤的骨盆创伤常需要立即干预处理。严重的骨盆骨折可能导致的血管损伤需要手术修复和 / 或用介入放射学行血管造影和栓塞治疗。对处理后的受伤区域或肢体进行**基**

线检查很重要,这是因为如果与基线检查相比,在急性期或几小时后出现改变,则可能需要进一步治疗处理。

G. **骨筋膜室综合征**会导致筋膜结构损伤,常因骨和血管创伤所致。继发性水肿会导致灌注不足并导致组织坏死、感染、功能缺失和需要外科治疗。

1. 创伤后需考虑多种造成骨筋膜室综合征的**原因**。

a. 存在严重的肌肉骨骼和血管损伤的**挤压伤**,最常引起骨筋膜室综合征。筋膜室压力增高继发于出血(来自血管损伤或骨科损伤)和 / 或筋膜室内组织水肿,会导致静脉回流受阻;但持续的出血诱发更严重的充血、缺血和组织坏死。

b. **再灌注损伤**常发生在血管损伤修复之后,是由组织缺血时聚集的多种神经激素的炎性介质的释放所引起。这些炎性介质和氧自由基一起促进毛细血管通透性提高和组织水肿。通常,再灌注损伤会因 SIRS 和循环休克造成的血流动力学不稳定而加重。

c. 长骨**骨折**和肌肉创伤也是可能的原因。

2. 在 PACU 的医护人员对骨筋膜室综合征的**识别**很重要,因为这些征象在创伤术后患者中**不易察觉**且容易被忽视。典型的**症状和体征**包括肿胀、被动拉伸时疼痛、与检查不成比例的疼痛、皮肤颜色异常、运动功能障碍以及外周血管搏动消失。

a. 需特别注意的是,脉搏消失是**晚期征象**,即使有末梢脉搏也不能排除骨筋膜室综合征。

b. 对筋膜室压力的评估是重要的诊断方法,尤其是对于有意识损伤的病人。在怀疑骨筋膜室综合征加重时,市售的由针和导管组成的测压套件能迅速测量筋膜室压力。压力在 20mmHg 以下通常被认为是正常值。对于有症状的患者,当压力为 20~30mmHg 时有必要进一步检查并可能需要手术干预。只要筋膜室压力超过 30mmHg 即应行筋膜切开术。

3. 当临床上怀疑 PACU 的患者有骨筋膜室综合征时,有必要请外科团队对患者进行仔细的评估检查。最明确的**治疗措施**

包括立即行筋膜切开术。

推荐阅读

Centers for Disease Control and Prevention, National Center for Injury Prevention and Control. Web-based injury statistics query and reporting system (WISQARS). Available at: http://www.cdc.gov/injury/wisqars/. Accessed March 1, 2015.

Clancy K, Velopulos C, Bilaniuk JW, et al. Screening for blunt cardiac injury: an Eastern Association for the Surgery of Trauma practice management guideline. *J Trauma Acute Care Surg* 2012;73:S301–S306.

Friese RS, Shafi S, Gentilello LM. Pulmonary artery catheter use is associated with reduced mortality in severely injured patients: a National Trauma Data Bank analysis of 53,312 patients. *Crit Care Med* 2006;34:1597–1601.

Gage A, Rivara F, Wang J, et al. The effect of epidural placement in patients after blunt thoracic trauma. *J Trauma Acute Care Surg* 2014;76:39–45.

Grossman MD, Born C. Tertiary survey of the trauma patient in the intensive care unit. *Surg Clin North Am* 2000;80:805–824.

Holcomb JB, Tilley BC, Baraniuk S, et al. Transfusion of plasma, platelets, and red blood cells in a 1:1:1 vs a 1:1:2 ratio and mortality in patients with severe trauma: the PROPPR randomized clinical trial. *JAMA* 2015;313:471–482.

Kirkpatrick AW, Roberts DJ, De Waele J, et al. Intra-abdominal hypertension and the abdominal compartment syndrome: updated consensus definitions and clinical practice guidelines from the World Society of the Abdominal Compartment Syndrome. *Intensive Care Med* 2013;39:1190–1206.

McNicol ED, Schumann R, Haroutounian S. A systematic review and meta-analysis of ketamine for the prevention of persistent post-surgical pain. *Acta Anaesthesiol Scand* 2014;58:1199–1213.

Morrison CA, Carrick MM, Norman MA, et al. Hypotensive resuscitation strategy reduces transfusion requirements and severe postoperative coagulopathy in trauma patients with hemorrhagic shock: preliminary results of a randomized controlled trial. *J Trauma* 2011;70:652–663.

Murthi SB, Hess JR, Hess A, et al. Focused rapid echocardiographic evaluation versus vascular catheter-based assessment of cardiac output and function in critically ill trauma patients. *J Trauma Acute Care Surg* 2012;72:1158–1164.

Myburgh J, Cooper DJ, Finfer S, et al. Saline or albumin for fluid resuscitation in patients with traumatic brain injury. *N Engl J Med* 2007;357:874–884.

Peitzman AB, Fabian TC, Rhodes M, et al. *The Trauma Manual: Trauma and Acute Care Surgery*. Philadelphia, PA: Wolters Kluwer Health; 2012.

Shakur H, Roberts I, Bautista R, et al. Effects of tranexamic acid on death, vascular occlusive events, and blood transfusion in trauma patients with significant haemorrhage (CRASH-2): a randomised, placebo-controlled trial. *Lancet* 2010;376:23–32.

Spahn DR, Bouillon B, Cerny V, et al. Management of bleeding and coagulopathy following major trauma: an updated European guideline. *Crit Care* 2013;17:R76.

Strom BL, Berlin JA, Kinman JL, et al. Parenteral ketorolac and risk of gastrointestinal and operative site bleeding. A postmarketing surveillance study. *JAMA* 1996;275:376–382.

第12章

烧伤患者

Andrew Vardanian and Jeremy Goverman

陆　菡　译　林　函　校

引言

　　烧伤患者发病率及死亡率极高,常需要接受手术治疗。烧伤最常见的原因是火焰伤(43%)和烫伤(33%),其他原因包括接触热物体和电化学烧伤。烧伤最常见于 20~60 岁,占烧伤患者的 50% 以上。在 2004 年至 2013 年的 10 年间,烧伤医疗方面的进展使得男性的总死亡率从 3.4% 降至 2.7%,而女性从 4.6% 降至 3.3%。

　　烧伤患者的治疗分为 3 个阶段:急性期、亚急性期和慢性恢复期 / 重建期,在各个阶段需要接受不同的治疗。常规的治疗流程包括清创、植皮、更换创面敷料和静脉置管。植皮依据烧伤深度和医院情况可选择自体移植、异体移植(尸体)和异种移植(猪)。清创和植皮范围取决于烧伤位置,可能是大面积植皮(如背部、躯干),也可能是较为精细的植皮(如手部)。

　　本文综述了烧伤手术各个阶段治疗所需的术后管理、常见的术后并发症及特殊种类烧伤的处理(化学烧伤、电烧伤和冻伤)。

烧伤手术的分期

　　烧伤手术可分为急性期、亚急性期和慢性恢复期 / 重建期(表 12.1)。急性期,手术的首要目标是保证患者存活,其次是最大限度地保留肢体、指和趾。此阶段,通过适当的复苏和治疗可以保留边界区的组织,减少需进一步处理的创面。一般手术着眼于减压和植皮。减压手术包括焦痂切开术、筋膜切开术、早期清创切除坏死组织。其他治疗包括静脉和动脉置管、肠内营养饲管放置和支气管镜检查。

表 12.1　烧伤手术的分期

手术分期	手术类型	术后管理要点
早期 / 急性	减压术 (痂皮切开术、筋膜切开术)	体位 体温调节
	清创	监测
	植皮	目标导向治疗
		伤口处理
		营养
		用药
		镇痛和镇静
		理疗 / 职业疗法
亚急性	清创	伤口处理
	植皮	疼痛管理
	培养的自体表皮移植	预防感染
		营养
		理疗 / 职业疗法

续表

手术分期	手术类型	术后管理要点
慢性恢复期 / 重建期	皮肤表面重塑 / 激光治疗	体位
		夹板
	局部组织重排（Z 成形术）	术后疼痛和恶心
	松解挛缩	伤口处理
		营养
		理疗 / 作业疗法

　　在经过最初的复苏和主要的清创和植皮，进入亚急性期，医生会依据患者的情况制定治疗方案，清创不完全或植皮缺失的区域需再次清创。新的植皮供给区或已愈合的植皮供给区可用于这些开放区域的再次植皮。大面积烧伤的患者常有植皮缺失的区域，需要尝试各种方法，连接体表和指趾部位各缺损区。烧伤面积超过 90% 的患者在亚急性期手术中可以使用培养的自体表皮移植物。其他常见的操作包括气管切开术（经皮或开放）、普通或长期气管插管要根据患者需要更换中心静脉通路。

　　慢性恢复期 / 重建期的手术类型复杂多样，包括挛缩松解、分层或全层皮肤移植、局部组织重建及更复杂的组织转移（游离组织转移）。由于危及生命的损害已经被处理，该阶段手术是为了改善功能和美观。

术后管理：急性期和亚急性期

　　急性期的主要手术包括减压手术（焦痂切除术、筋膜切开术）、清创术和皮肤移植（自体或异体移植）。焦痂切除术可在ICU 床旁进行电刀切除，也可在手术室进行，主要目的是释放覆盖的烧伤组织，从而允许组织减压和改善灌注，通常对于环形烧伤或大体表面积烧伤的患者需要大量液体复苏。胸腹压力也可通过这种方式减少,改善呼吸动力学,减少腹腔间隔室综合征发生率。若出现腹腔间隔室综合征,需紧急开腹减压;眼部间室压力过大时,则需行侧向眦切开术减压;深部热损伤、缺血再灌注损伤、复苏相关水肿及电烧伤时,可能引起肢体筋膜室综合征,需行筋膜切开术对手、前臂或下肢间室进行减压。

体位

在手术室对患者进行清创和植皮时,需要将其摆在适合的体位,以最大限度地便利外科医生操作。手臂或腿部常抬高,以便清创或获取移植组织。依据手术需要,术中可使患者处于俯卧、仰卧或侧卧等体位。

体温

术后维持核心体温对预防凝血功能恶化和调节高代谢具有重要意义,这两种情况都会导致组织灌注不足和代谢性酸中毒。烧伤患者的体温丢失很快,因为伴随表皮的丢失,烧伤患者不能正常的进行血管收缩来调节体温,热量从身体核心到表面组织。在烧伤患者中,使用加温的液体和维持较高室温对维持患者体温非常重要,还可以盖住头部和四肢、使用辐射器和充气加热毯。

监测和目标导向治疗

烧伤患者需要目标导向的术后管理,根据患者的具体情况进行调整。一般术后需进入 ICU,需要适当复苏治疗,常规监测心率、血压、平均动脉压、体温、血氧饱和度和液体出入量。烧伤面积达到 20% 以上会引起炎性介质的大量释放,进而损伤血管张力和心功能,导致全身炎症反应和高代谢反应。血管活性药如 α 激动剂、α/β 激动剂和 ADH 激动剂可用于维持平均动脉压,同时要注意防止过度复苏,可能会出现间隔室综合征、加深创面深度变、皮肤移植物的丢失和感染相关并发症。

烧伤患者清创和植皮会引发出血,一般需要输血,并监测血红蛋白、血小板计数、INR 和 PTT。烧伤患者手术前 3 天的失血量大约为 0.45~0.75ml/ 烧伤清创区域（cm^2）。若创面开放、裸露，术后仍可能持续失血，须监测血红蛋白水平防止严重贫血。持续观察敷料的情况，如敷料过饱和，预示着大出血。

术后需要评估肝肾功能和电解质紊乱。动脉 pH、碱剩余和乳酸水平可用于评估全身的灌注情况，并依此调整液体量及血管活性药物的使用。动脉血气对呼吸机管理也有提示作用。

呼吸机的管理取决于患者和医疗机构的具体情况。烧伤患者的机械通气以低压、低潮气量为原则，以保护气道防止气压伤。拔管的指征需考虑多因素，根据血流动力学、患者的精神状态及严重气道水肿或吸入性损伤的消退情况。

植皮区创口管理

创口的管理对植皮是否成功及供区预后都是至关重要的。皮肤移植物刚移植到植皮区是非常脆弱的。因剪切力、皮下血肿、感染或营养不良易发生移植物脱落，术后应注意这些潜在因素。

敷料是用于防止剪切力、植皮后固定和保护移植物，有各种敷料（如垫料、支架）可供选择，然而，烧伤敷料的原理是在术后稳定和保护移植物。一般先用纱布覆盖创口的移植物上，然后再用大块干燥无菌敷料固定，肢端通过 kerlix 绷带固定，胸腹部、胁部和背部通过厚纱布缝合固定。患者术后转运到恢复室或 ICU 时，需注意敷料位置，防止其脱落。负压伤口治疗（negative pressure wound therapy，NPWT）也可用于压迫皮肤移植物至创口床。先使用纱布压迫皮肤移植物，再用海绵压迫，然后用封闭的透明胶带以形成真空环境。术后须注意确保 NPWT 发挥正常作用。NPWT 可能会出现引流管堵塞、密封膜破裂或设备故障（如转运患者时电池未充电）等情况。及早发现破漏或故障对防止海绵移位、液体堆积（血肿）从而引起移植物脱落有重要意义。

术中严密止血可防止血肿。术后持续观察敷料渗血或饱满情况也利于血肿的预防,防止植皮失败。相较于网状移植,片状移植更易出现皮下积液。术中使用饼状痂皮可防止皮下积液所致的植皮失败,术后监测 NPWT 功能也能减少皮下积液的形成。根据每个烧伤中心的喜好,创面彻底切除、局部应用抗菌药(磺胺嘧啶银、磺胺米隆)、硝酸银浸泡移植物或敷料可预防感染。一般植皮术后 5~7 天取出敷料,此时供体和植皮区已开始愈合。

供皮区创口管理

术后供体部位的管理对于最大限度地促进伤口愈合是至关重要的,并且可防止浅层损伤恶化成需清创或皮肤移植的全皮层损伤或慢性创口。一般使用含银泡沫敷料(如美皮康银离子敷料),其结合了软硅树脂黏合技术和银离子提供持续抗菌作用,直接用于供皮创口位置,并以钉、缝线或 kerlix 绷带固定。术后 5~7 天清除敷料。资料显示美皮康银离子敷料可减轻更换敷料时的疼痛。其他可选择的敷料包括 xeroform、telfa、adaptec、tegaderm 和干燥无菌敷料。术后 telfa、adaptec 和干燥无菌敷料按需更换,而 xeroform 和 tegaderm 敷料通常会保留到创口上皮形成。对于大面积烧伤的患者,植皮区和供皮区可使用类似敷料,可以用磺胺或硝酸银浸泡伤口护理。供皮区创口管理取决于烧伤外科医师和烧伤中心的医疗偏好。

营养和用药

急性烧伤患者处于高代谢状态,术后营养对植皮和患者的生存至关重要,早期肠内营养可满足热量和提供足够氨基酸、碳水化合物和脂质。睾酮类似物(氧甲氢龙)和 β 受体阻滞剂对调节高代谢有效。多中心的随机对照试验已经证明氧甲氢龙可促进供皮区愈合、净氮平衡和蛋白质合成,同时维持体重并缩短住院时间。普萘洛尔还可以改善骨骼肌蛋白质代谢,尤其对烧伤儿童来说。也可以通过提高室温来调节代谢和减少能量消耗。

镇痛和镇静

术后充分的镇痛和镇静是非常重要的。烧伤患者的术后镇痛方案多种多样，可选择芬太尼、氢吗啡酮或吗啡与非甾体抗炎药、对乙酰氨基酚搭配滴注。镇静一般可选择咪达唑仑、右美托咪定或异丙酚。喹硫平和氟哌啶醇也作为患者个体化治疗用药。

术后管理：重建期

烧伤患者治疗的重建期可能早在受伤后 3~4 周就开始，并可能持续终生。在威胁生命的事件解除后，该阶段的目标是优化功能和美化外观。最常见的问题是松解挛缩。挛缩可能限制了关节的运动范围，如手指、肘关节或手臂的运动。在烧伤患者的头颈部，耳畸形、外翻、下唇和颈部挛缩是常见问题。根据患者的情况制定个体化的手术方案。标准化的术后管理方案适用于大多数患者。

因烧伤所致的颈部明显挛缩或小口畸形的患者，可能出现气道困难，必须进行术后监测。对颈部挛缩，可进行松解和皮瓣移植。该方法可松解紧绷的伤疤，并补充缺失的组织，虽然术后复发挛缩率高，但可改善颈部活动能力和范围。

体温

该阶段患者没有开放性创口或创口很小，因此不会有像急性期患者一样低体温风险。这类患者和其他外科择期手术患者基本类似，然而由于移植部位皮肤血管收缩 / 舒张变化，在温室环境中可能出现体温过高的风险，因此术后须监测核心温度。

创口管理

术后的创口管理的基本原则详见第 13 章。敷料需保持清洁、不能饱和。敷料需妥善固定但不能过紧，以免引起局部缺血。要可以检查伤口情况以评估伤口是否感染。

植皮区可以用枕垫防止剪切，并可减少血肿 / 积液的发生，如耳朵可以使用枕垫，其他部位也可以通过 NPWT 进行处理，一般在术后 5~7 天取出枕垫和 VAC 敷料。在手部也可以使用夹板或 K 线，防止剪切并改善关节部位的移植效果，还可依据患者的个体需要使用特定类型的夹板。标准敷料如美皮康银、xeroform 和 tegaderm 等也同样可以用于供皮区。

术后疼痛和恶心

疼痛和恶心的术后管理与其他术后患者类似(请参阅第 15 章)。

术后并发症

烧伤患者术后管理应熟悉可能的术后并发症。烧伤患者的并发症大多数与其他创伤和急症手术患者类似。表 12.2 列举了烧伤患者的重要术后并发症，包括肺炎、蜂窝织炎、尿路感染、呼吸衰竭、败血症、伤口感染、肾功能衰竭、心脏并发症(心律失常)、菌血症及中心静脉置管相关的感染。

脓毒症在烧伤术后患者中的鉴别和诊断十分困难，因高代谢，会出现心动过速，患者可能有发热和白细胞增多，进一步混淆诊断。一般可在高度怀疑的情况下进行经验性抗生素治疗和血培养。美国烧伤协会将脓毒症定义为由感染引起的全身临床状态改变，包括以下指标(≥ 3 个):体温(> 39℃或 <36.5℃)，进行性心动过速，进行性呼吸增快，血小板减少，高血糖，或无法继续进行肠内营养超过 24 小时。此外，细菌培养阳性、病理组织或抗生素治疗有效等临床资料也是必要的。这些数据可能有助

于正确诊断烧伤术后患者的脓毒症

表 12.2	烧伤主要并发症
肺炎	
蜂窝织炎	
尿路感染	
呼吸衰竭	
脓毒症	
创口感染	
肾衰竭	
心律失常	
菌血症	
导管相关性血流感染	
急性呼吸窘迫综合征	
其他血液 / 系统感染	
其他血液感染	

注意:肺炎是最常见的并发症(大火 / 火焰烧伤患者发病率 5.8%),其次是蜂窝织炎和尿路感染

注意事项

化学烧伤

化学烧伤需立即冲洗,或如在氢氟酸烧伤的情况下使用葡萄糖酸钙凝胶等特殊试剂进行初步处理。待伤情稳定后,须像其他急性烧伤患者一样进行必要的清创。术后管理须遵循上述

的创口管理、疼痛管理和术后并发症监测原则。

电烧伤

电烧伤的管理原则与其他烧伤患者相似。高压电烧伤有四种类型:闪光、火焰、电弧和电流伤。电弧和电流可能会在衣服上产生灼伤,从而产生火焰或闪光烧伤。电弧伤通常很局限,由电流的快速电离造成,但电烧伤一般会造成广泛的软组织损伤,超过初步检查的区域。电烧伤的严重程度取决于电流类型、电压和接触时间。只有在保证充足的液体复苏以及纠正如电流引起的心律失常等问题后才能进行一系列手术清创。术后管理需注重充足的液体复苏和优化创口处理,防止创口感染以至坏死。

冻伤

冻伤患者通常不需要紧急的清创手术,但需在受伤后24~48 小时内进行导管导向溶栓。初期的治疗包括复温和液体复苏,需通过对毛细血管充盈、皮肤颜色和多普勒超声对血管评估,如存在循环系统损伤,则可进行血管造影。组织纤溶酶原激活剂(tissue plasminogen activator, TPA)可用于治疗血管损伤,通过动脉内置管,到达目标血管按治疗方案给予 TPA。可使用肝素维持血浆凝血酶原时间(PPT)水平为 50~70 秒。每 12 小时重复进行血管造影,一直到 48 小时。TPA 停药指征包括再灌注、纤维蛋白原水平下降(<150mg/dl)或溶栓时间大于 48 小时。TPA 停药后肝素需继续使用 96 小时。

溶栓后需要密切注意导管穿刺处的出血或血肿。局部创口治疗后可愈合,而严重者,则需截肢。闭合性的小水疱不需要处理,破裂的则需清除以评估潜在组织灌注情况。局部使用抗生素并使用干燥无菌敷料包扎伤口。

推荐阅读

American Burn Association, National Burn Repository 2014. Version 10.0. Available at: http://www.ameriburn.org/2014NBRAnnualReport.pdf.

Bittner EA, Shank E, Woodson L, et al. Acute and perioperative care of the burn-injured patient. *Anesthesiology* 2015;122:448–464.

Gee Kee EL, Kimble RM, Cuttle L, et al. Randomized controlled trial of three burns dressings for partial thickness burns in children. *Burns* 2015;41(5):946–955.

Greenhalgh DG, Saffle JR, Holmes JH 4th, et al; American Burn Association Consensus Conference on Burn Sepsis and Infection Group. American Burn Association consensus conference to define sepsis and infection in burns. *J Burn Care Res* 2007;28(6):776–790.

Herndon DN, ed. *Total Burn Care*. 4th ed. Philadelphia, PA: Saunders Elsevier; 2012.

Ibrahim AE, Goverman J, Sarhane KA, et al. The emerging role of tissue plasminogen activator in the management of severe frostbite. *J Burn Care Res* 2015;36(2): e62–e66.

Jeschke MG, Pinto R, Kraft R, et al; Inflammation and the Host Response to Injury Collaborative Research Program. Morbidity and survival probability in burn patients in modern burn care. *Crit Care Med* 2015;43(4):808–815.

Sheridan RL, Martin RF, eds. Management of burns. *Surg Clin North Am* 2014;94(4): 721–944.

Tompkins RG. Survival from burns in the new millennium: 70 years' experience from a single institution. *Ann Surg* 2015;261(2):263–268.

第13章

整形外科患者

Andrew Vardanian and William (Jay) Gerald Austen

毛仲炫 译 罗放 校

引言

本章提供整形外科患者常见术后问题管理的一般原则（表13.1），也将讨论头面部、乳房、手和整容手术的特殊注意事项。

术后监测

与其他手术后患者一样，整形手术患者术后也需要严密监测生命征包括体温、心率、血压和氧饱和度。尽管术后发热很常见，持续或进行性的体温升高可能表明存在需要进一步评估和治疗的感染。应监测心率，因为心动过速可能由未控制的疼痛、低血容量、心律失常或贫血造成。血压应维持在正常水平。血压升高可能导致出血不止，需要探查和再次手术。高血压导致的术后血肿多见于皱纹切除术后，尤其是男性患者，但也可见于乳房手术或腹壁整形手术后。对于使用患者自控镇痛（patient-controlled analgesia，PCA）或大剂量阿片类药物的患者，监测氧饱和度和呼吸频率很重要。无法解释的呼吸急促、氧饱和度下降和心动过速需排查肺栓塞。

表 13.1 整形手术患者术后管理:一般原则

一般原则	术后策略
生命体征	监测血流动力学和氧饱和度
镇痛	监测镇痛是否充分
	辅助镇痛药
恶心 / 呕吐	止吐药
	减少阿片用量
抗生素	围术期
	手术 / 特殊患者指征
伤口管理	监测感染
	监测 NPWT 设备功能
	优化移植物获取方法从而减少供区并发症
引流管理	监测出血或感染
	改善组织黏附和防止血清肿
患者体位	避免压迫血管蒂
	促进伤口愈合
	减少水肿(颜面、四肢)
肠道治疗	粪便软化剂
	水化
预防 VTE	机械、化学预防
	早期活动

NPWT,创面负压疗法;VTE,静脉血栓栓塞

镇痛

由于许多整形外科手术本就属于择期手术,充分镇痛显得尤为重要。各家医院镇痛方案不尽相同。对于术后需要禁食的

患者,常用方案之一是使用吗啡或氢吗啡酮的 PCA。如患者能耐受口服,常用口服羟考酮方案:轻度疼痛时口服 5mg,中度疼痛时口服 10mg,重度疼痛时口服 15mg,每隔 4 小时用药 1 次。对于阿片类药物耐药的患者,羟考酮的剂量可能要增加,一般增加剂量为 5mg。静脉注射吗啡或氢吗啡酮用于暴发性疼痛。此外,可以加用静脉或口服辅助药物如对乙酰氨基酚,每 6 小时 1 次。交替给予辅助药物(在两次阿片类用药间隙,距阿片类用药 2~3 小时给药)可增强镇痛效果。注意,羟考酮和对乙酰氨基酚是分开给药的,而不是使用两者的复方片剂(如氨酚羟考酮),这样便可单独滴定羟考酮的剂量,避免对乙酰氨基酚的剂量过大。

恶心

术后恶心,尽管常见,往往影响患者对手术经历的整体感受。大部分恶心是全身麻醉或术后使用阿片类药物镇痛的直接后果。通常给予昂丹司琼、甲氧氯普胺、丙氯拉嗪和其他药物如东莨菪碱贴片、皮质类固醇进行治疗。虽然具体的治疗各异,康护团队应意识到恶心是术后护理质量的极重要因素,应及时关注和处理。与恶心伴随的干呕和呕吐,尽管不常见,但显然会引起极度的不适。这种被动的、痉挛的冲向关闭的声门的胸腹运动会升高胸腔内压,在颜面部、美容、重建外科术后会产生不良后果。

抗生素

为预防手术部位感染(surgical site infections,SSIs),整形手术常规预防性使用抗生素。常用第一代头孢菌素头孢唑啉,可覆盖葡萄球菌和链球菌、部分覆盖革兰氏阴性菌。对头孢菌素过敏或禁忌的患者,可以选择克林霉素,其对葡萄球菌和链球菌有效。此外,克林霉素还对厌氧革兰氏阴性杆菌有效。感染耐甲氧西林金黄色葡萄球菌的患者可选择万古霉素。

术后应用抗生素的指南(抗生素的选择和使用时间)尚未制定,实践中由于外科医生的偏好而有所不同。大多数情况下,使用组织扩张器或假体乳房重建手术,患者术后继续使用抗生素治疗。但使用时间各不相同,一些外科医生术后 24 小时停用抗生素,另一些外科医生在放置引流管的 1~2 周内持续使用抗生素。由于已发表的文献没有一致的结论,无法得出循证医学的确切推荐意见,术后抗生素治疗仍然取决于外科医生。

伤口管理和植皮

整形外科术后伤口管理涵盖了从简单的伤口观察到复杂的需要更换敷料的创面负压疗法(negative pressure wound therapy,NPWT)。一般原则是保持手术敷料完整直到术后 48 小时,此时伤口边缘已经上皮化。应安全地使用敷料,但不应包扎过紧造成皮瓣压力性坏死。应方便外科医生检查伤口 / 手术部位,以便发现需要立即处理的术后血肿或组织缺血。

术后伤口处理和敷料更换的时间及频率由外科医生决定。敷料应保持干净而不被血液或引流液浸透。大多数敷料术后 48 小时更换或去除。有些外科医生使用极少甚至不用敷料,这是由于手术结束时沿着手术切口应用了黏合剂,形成了很好的不可渗透的密封。常用有皮肤局部黏合剂(2- 辛基氰基丙烯酸酯)、皮肤黏合剂(prineo)和组织黏合剂(正丁基 -2 氰基丙烯酸酯)。

腹带或 ACE 绷带可用于表面积大的伤口加压,例如腹壁整形术或脂肪抽吸术后。绷带不能太紧而影响血流。手部骨折或肌腱修复术后应以夹板制动并保护手术部位。面颈部提升术后常使用弹性绷带或 ACE 绷带以合适的角度提供轻微的压力以预防血清肿 / 血肿。

植皮后可以使用的敷料有多种。对移植部位来说,可以选择包堆这种术中打好后一直留置到术后的敷料,它可以避免剪切力作用于移植物。包堆常采用丝线缝合固定,术后 5~7 天可拆除。另一种常见的敷料是使用负压辅助封闭技术(vacuum-assisted closure，VAC)的 NPWT 敷料，通常也在术后 5~7 天拆除。

移植物供区部位敷料也有多种选择。Tegaderm 伤口敷料，一种非封闭的透明敷料，常用于供区部位。当敷料下有积液时，术后可在敷料下有积液的地方切开一个小切口，并在切口部位使用更小的 Tegaderm 敷料以排出液体。干仿可用于供区部位并可原位保留至上皮再生。其他供区部位敷料包括美皮康银泡沫敷料，此敷料术后 5~7 天可撤除。

引流管理

引流管用于清除来自组织间隙的积液和积血，促进组织黏结和伤口愈合。术后引流管理取决于已用的引流方式。两类常用的引流装置是密闭负压吸引系统和被动引流系统。

密闭负压吸引系统分为 TLS(试管型)、负压引流袋型和球形引流型(如 Blake 和 Jackson-Pratt 引流装置)。TLS 引流适用于小的密闭空间，例如小耳畸形修复术中成形的耳部囊袋或者颅面部手术产生的小腔隙。TLS 引流需要经常更换收集试管，这种试管具有负压可以吸引少量液体。引流管理需要注意引流系统正常工作。当更换旧试管和确保新试管在合适位置时，可用塑料夹夹闭管道系统。塑料夹移除后便可正常引流。最后测量和记录旧试管的引流量。

球形引流容器有一系列尺寸，其中小号用于皱纹切除术后头皮或面部组织瓣的引流。大号的球形引流容器用于引流更大的潜在腔隙。例如腹壁整形术或腹壁下动脉穿支(deep inferior epigastric artery perforator，DIEP)皮瓣乳房重建术的腹壁引流，背阔肌游离组织瓣或带蒂皮瓣乳房重建术后的背部引流。球形引流装置也用于受区部位，例如乳房、上下肢游离组织移植物。术后必须检查引流液的性质和量。过多血性引流液、引流管或球形瓶存在血凝块可能表明存在出血，需要探查。大量的浆液性引流液表明需要持续引流。扩张器／假体乳房重建术后引流量增加可能提示潜在感染,需要进一步评估。引流液性质改变时,例如有臭味或流脓,可能表明感染,必须评估。

Penrose 型引流管或导管属于被动引流,它们可以引流从伤口创面渗透至敷料上的渗出液。这些引流装置可避免闭式负压引流引起的局部组织损伤,常用于易损伤区域的引流,例如,头颈部游离组织瓣血管吻合附近的引流就常用 Penrose 引流。

患者体位

整形手术患者需要特别注意术后体位。腹壁整形术或使用 DIEP 皮瓣乳房重建术的患者腹部缝合处可能张力较高。最佳的体位是半坐卧位,即床头抬高 30°~45°、髋部屈曲,通常在膝下放置一个枕头支撑。合适的体位可以防止腹部组织瓣被过度牵拉,最大限度地促进肋间后动脉外侧穿支输送血液以期伤口最佳愈合。术后第 1~2 周内,患者步行时,必须保持半屈位或滑雪者姿势,持续时间依外科医生和伤口缝合的紧密程度而定。

背阔肌肌皮瓣乳房或胸壁重建术患者术后必须使同侧手臂放在一枕头上保持抬高并外展 30°,以防止血管蒂受压。使用组织扩张器／假体或自体组织乳房重建术患者必须避免对重建的乳房施加压力。颅面部手术患者术后必须使床头抬高 30°~45° 以便引流和减轻水肿。面颈部提升术患者术后 12~24 小时在颈部后面放置一个枕头防止颈部屈曲,颈部屈曲可妨碍覆皮后皮肤与皮下组织的黏附。手部手术患者,术后保持手高于心脏水平以避免过度肿胀,如果肢体低于心脏水平,将导致肿胀。类似地,游离皮瓣重建下肢的患者,如果下肢低于心脏水平,可能会使皮瓣受损,因此术后应将肢体保持在心脏水平的中立位,以避免过度水肿和促进静脉回流。

游离皮瓣的管理以及监测

游离组织移植患者术后需要严密监测和管理,以辨别皮瓣受损的早期征象和促进重建手术成功。最重要的是患者的体位,合适的体位可以防止新移植的游离皮瓣受压和促进供区创面愈合。例如横向腹直肌肌皮瓣(free transverse rectus abdominis myocutaneous,TRAM)或 DIEP 皮瓣乳房重建的患者,术后采用半坐卧位可促进腹部伤口的闭合。如上所述,引流管用于引流供区和重建部位的过多渗出液。密闭负压引流通常用于使用 TRAM 或 DIEP 游离皮瓣的腹部供区,或使用背阔肌游离皮瓣重建头部、颈部或下肢时所造成的大面积伤口的引流。被动引流如 Penrose 管,应沿着头部、颈部和四肢在受区小心放置,引流渗出液,同时应避免在血管吻合口附近吸引的风险。

术后游离皮瓣的管理和监测方案包括维持正常生命体征,严格避免低血压或高血压,静脉输液对保证充分的组织灌注非常重要,且可避免使用血管收缩剂如加压素或咖啡因。大多数中心在术后第一个 48 小时开始积极加温皮瓣,以最大限度地扩张穿支血管。加温可以通过把患者放置在一个温暖的房间或使用一个隔离的空气加温毯,如 Bair Hugger,放置在游离皮瓣上方,以促使局部组织血管扩张。

皮瓣监测的基本原则是检查和评估血管的开放。检查皮瓣至关重要。通过检查,观察者应评估皮瓣的颜色。皮瓣应该是粉红色且温度正常。出现蓝色、发绀或斑点的外观或低温表明皮瓣受损,预示需要紧急干预。外科医生可以在皮瓣上使用温度探头与正常组织进行对照,温度差大于 3℃ 表明皮瓣受损。通过触诊,评估组织的肿胀程度以确保触感柔软、正常。结实、坚硬或肿胀的皮瓣提示受损,并需进一步评估血清肿/血肿。

吻合血管的通畅性,包括动脉和静脉,非常重要,必须严密监测。应评估毛细血管再充盈情况。正常的毛细血管再充盈时间为 2~3 秒。如果毛细血管充盈速度太快,如充盈时间少于 1 秒,应注意静脉淤血,需要进一步评估以避免皮瓣受损。静脉淤血可由静脉内血栓引起。如果毛细血管再充盈时间大于3秒，可能是动脉流入的问题，也需要紧急评估。

常用手持多普勒超声检查外科医生术中标记过的筋膜皮肤或肌皮穿支血管来评估动脉吻合口开放的情况。术后第一个48小时内每小时检查一次多普勒信号，术后第3天每2小时检查一次，以后每4小时检查一次，直到患者出院。三相多普勒信号表明动脉血流很好。静脉信号也可被外科医生识别和监测。其他监测评估皮瓣组织灌注的方法包括组织氧监测仪，如 Vioptix，可以无创、即时测量游离皮瓣局部组织的氧饱和度。局部组织氧饱和度下降预示皮瓣受损和需要进一步评估。

肠道治疗

虽然胃肠手术患者术后应用肠道治疗方案很常见，但是整形外科患者术后肠道治疗常被忽略。然而，在整形外科手术中，特别是体型雕塑术、腹壁整形术、采用 TRAM 或 DIEP 皮瓣重建的游离组织移植术，术后适当的肠道治疗很重要。这些手术操作时间较长，需要使用阿片类药物镇痛，患者术后活动较少，都可以导致便秘。标准的治疗方案包括多库酯钠、番泻叶、比沙可啶和栓剂，可以促进术后肠功能恢复正常。

静脉血栓栓塞的预防

整形手术患者术后发生静脉血栓栓塞（venous thromboembolism，VTE）的风险较高，乳房切除术后和采用皮瓣的乳房重建后有症状的 VTE 发生率为 2.2%，腹周吸脂术后发生率为 7.7%，腹壁整形术后为 5.0%，乳房或上半身体型雕塑术后为 2.9%。一般推荐肝素或依诺肝素用于整形手术患者术后预防 VTE。Caprini 风险评估模型已用于识别 VTE 高风险的患者，特别是那些长时间大手术、高龄、患恶性肿瘤、术后卧床超过 72 小时的患者。从目前的数据来看，应当谨慎使用药物预防来减少术后 VTE 的发生,尤其是体型雕塑术、腹壁整形手术、游离皮瓣移植术。此外,必须强调,医疗团队所有成员都有义务告诫每位患者早日下床活动。

特殊注意事项

颅面部、乳房、手部和美容手术患者有特殊的术后注意事项。表 13.2 简要列出和总结了此类常见手术术后的关键管理策略。上述分类中,需要特殊管理的手术有很多,更多的信息可在已列出的参考文献中获得。

表 13.2　整形手术患者术后管理:特殊注意事项

种类	监测	并发症	预防策略
颅面部			
• 颅内手术(如单骨瓣颅顶重建术)	• 评估引流量 • 监测脑脊液引流	• 血肿 • 血清肿 • 水肿 • 感染 • 罕见事件 　脑膜炎 　出血	• 抬高床头 • 伤口和引流管理 • 纠正贫血和凝血功能障碍
• 颅外骨相关(如切口复位内固定术、面部骨折正颌手术、牵引成骨术)	• 下颌骨:MMF或牵引橡皮圈完整性 • 面部骨折:ZMC,眼眶底/壁,眼球外肌运动,视力	• 血肿 • 感染 • 固定物故障	• 抬高床头 • 伤口和引流管理 • Peridex 漱口水和口腔护理 • 床旁钢丝剪/剪刀
• 颅外软组织(如唇裂/腭裂)	• 软组织和口切完整性	• 伤口裂开 • 组织瓣缺血	• 使用肘部夹板 • 牙垫或腭护板 • 口腔护理

续表

种类	监测	并发症	预防策略
乳房 ● 缩小 / 乳房固定术 ● 增大 ● 重建(基于扩张器 / 假体或联合背阔肌的植入) ● DIEP游离皮瓣/TRAM(见下)	● 评估皮瓣完整性,切口,乳头 ● 检查引流(量 / 性质)	● 感染(蜂窝组织炎) ● 皮瓣或乳头缺血 / 坏死 ● 伤口裂开 ● 扩张器 / 假体暴露 ● 血清肿 / 血肿	● 引流管理 ● 非压迫性敷料 ● 合适的体位 ● 抗生素(假体重建术)
手部 ● 肌腱修复 ● 软组织 ● 骨	● 评估水肿,疼痛,夹板和修复部位的完好性	● 感染 ● 皮瓣缺血 ● 修复断裂(肌腱) ● 固定物问题	● 抬高手部 ● 克氏针 / 外固定针的针道口护理 ● 夹板护理
美容 ● 脸 ● 体型雕塑术	● 评估水肿、软组织和切口	● 感染 ● 伤口问题 ● 血肿 ● 血清肿	● 抬高和合适的体位 ● 引流和伤口管理 ● 避免鼻通气(鼻整形术后) ● 冷敷布 ● 紧身衣(臀部成形术后)
微血管游离组织移植物	● 评估皮瓣颜色、温度、毛细血管再充盈和多普勒(血管吻合)	● 动脉或静脉问题 ● 伤口裂开 ● 皮瓣缺血 ● 脂肪坏死	● 血流动力学监测,皮瓣变暖,水化,避免血管收缩剂,合适的体位

MMF,颌间固定;ZMC,颧上颌复合体;DIEP,腹壁下动脉深支皮瓣;TRAM,横向腹直肌肌皮瓣

颅面手术患者

颅面外科涉及的范围比较广泛,按术后注意事项的重要性来说可分为颅内手术或颅外手术。颅内手术涉及神经外科和整形外科团队,而且需要暴露脑膜。例如治疗颅缝早闭的面部分块额眶前移或颅骨重建。术后管理包括进入重症监护病房,严密的血流动力学监测,每小时一次神经系统检查。积极地检查术后并发症包括出血(严密监测引流液)、脑组织水肿引起的颅内压增高(评估视神经乳头水肿)、未被发现的硬脑膜裂口导致的脑脊液漏(评估鼻漏和引流液增加)、或感染(脑膜炎,不常见但严重)。面部和眶周/眼睑肿胀常见,且持续到 4~5 天,通常术后 36~48 小时最为严重。

颅外手术范围广,从面部骨折切开复位内固定、正颌手术、下颌或面中部牵引到唇腭裂手术。

面部骨折手术后抬高床头和在面部放置冰纱布以减少面部肿胀。口腔和牙齿的护理从使用 Peridex(0.12% 葡萄糖酸氯己定)漱口开始。正颌手术后应监测咬合情况。如果行颌间结扎,床边应放置钢丝剪,以便在呕吐或呼吸道紧急情况时使用。类似地,如果使用牵引橡皮圈,床边也应放置剪刀。应定期检查牵引器的活动臂,以确保其功能正常。牵引器穿出组织部位应使用枯草杆菌抗生素软膏,每日两次。

唇腭裂患者离开手术室前需要放置肘部夹板,以防止手破坏修复部位。舌远端应缝 1 针,并将缝线松弛地固定到脸颊防止舌后坠,以方便紧急气道时气管插管。小儿手术当天晚上需要监测,术后 24 小时内应由静脉过渡到口服补液。应监测修复部位,包括伤口裂开、组织瓣缺血、过度肿胀或出血。腭护板或牙骨粉膏可用于保护上腭修复部位或牙槽骨移植物部位。

乳房手术患者

乳房整形手术患者术后管理包括了大多数已经讨论的原

则,如控制疼痛和恶心最重要。应观察引流液的量和性质来监测出血征象,而出血可能需要紧急再次手术。乳房手术后会使用各种敷料。一些患者则不使用敷料,只是简单使用运动胸衣或在切口上使用免缝胶带。一些患者使用安全但并不束紧的敷料,以评估蜂窝织炎、皮瓣的活力或术后血肿。

乳房重建包括基于组织扩张器/假体重建,或游离组织的重建。重建是以即刻或延迟的方式进行。组织扩张器/假体重建术后需要引流,围术期常应用抗生素。组织扩张器/假体放置在胸大肌间隙时,术后可能发生严重的肌肉痉挛,此时使用巴氯芬或其他肌松药治疗是适当的。假体重建可能会联合使用皮瓣例如背阔肌肌皮瓣。如前所述,在这种情况下患者的体位显得非常重要,抬高和外展30度手臂可以防止带蒂皮瓣受压。

乳房固定术或乳房成形术后必须评估乳头的活力和皮瓣缺血或坏死的证据。术后即刻发生的乳头缺血,需要松开缝线并返回手术室进行再次手术减压。

手外科患者

夹板应固定在保持手抬高位从而减少肿胀。夹板的选择取决于手术类型,例如伸或屈肌腱修复,桡骨远端、腕骨或掌骨骨折切开复位内固定术。各种敷料都可安全使用,但应允许监测毛细血管再灌注或血肿的发生。克氏针或外固定针的针道口可以使用稀释的1:1比例双氧水和生理盐水,或者必妥碘和生理盐水护理。杆菌肽和/或干仿也用于针道口以防止感染。被动引流装置(如Penrose引流管)用于手部感染引流或手术后的液体引流。应根据手术的情况经常更换敷料及包扎。

整容手术患者

整容手术后管理取决于外科医生。体型雕塑术后患者需要使用紧身衣,例如臀部成形术,可减少术后水肿和血清肿的形成。Ace绷带和腹带用于腹部、躯干、侧腰吸脂术后可提供轻柔的压力。可压缩性的带状敷料用于面颈部提升术患者以优化颏颈角的轮廓和预防水肿。同时,抬高床头可帮助减少面部的肿胀和水肿。冰纱布和其他类型的冷敷布可用于眼睑成形术后以减少眼睑肿胀。

鼻夹板用于鼻整形术后,使鼻孔通畅或鼻背和鼻尖部得以塑形以减少术后肿胀。甲泼尼龙敷料也可用于减少术后水肿。冷敷料可敷在双眼下方 48 小时,指导患者坐位和卧位时抬高床头 45° 可以减少水肿。鼻腔流液比较常见,应告知患者根据需要更换鼻下纱布垫直至流液停止,通常在术后 48 小时。应告知患者术后 3 周内不能通过鼻腔(可通过口腔)打喷嚏或用力呼气。术后鼻充血现象很常见,术后 2 周可用非处方生理盐水或羟甲唑啉短疗程治疗。外科医生判断后可摘除鼻夹板,通常在术后 5~7 天。术后 4~6 周应避免身体接触的运动或剧烈活动。

推荐阅读

Ariyan S, Martin J, Lal A, et al. Antibiotic prophylaxis for preventing surgical site infection in plastic surgery: an evidence based consensus conference statement from the American Association of Plastic Surgeons. *Plast Reconstr Surg* 2015;135(6):1723–1739.

Guyuron B, Eriksson E, Persing JA, et al, eds. *Plastic Surgery Indications and Practice.* 1st ed. Philadelphia, PA: Saunders; 2008.

Pannucci CJ, Bailey SH, Dreszer G, et al. Validation of the Caprini risk assessment model in plastic and reconstructive surgery patients. *J Am Coll Surg* 2011;212(1):105–112.

Thaller SR, Bradley JP, Garri JI, eds. *Craniofacial Surgery.* New York, NY: Informa-Healthcare; 2007.

Thorne CH, Chung KC, Gosain AK, et al, eds. *Grabb & Smith's Plastic Surgery.* 7th ed. Philadelphia, PA: Lippincott, Williams & Wilkins; 2014.

Wolfe SW, Hotchkiss RN, Pederson WC, et al, eds. *Green's Operative Hand Surgery.* 6th ed. Philadelphia, PA: Elsevier; 2011.

第二部分

术后并发症

第 14 章

术后疼痛

Mark Hoeft

邹望远　译　刘　睿　校

引言

国际疼痛研究协会将"疼痛"定义为"与实际或者潜在组织损伤（或描述的类似损伤）相关的一种令人不愉快的感觉和情感体验"。疼痛管理对术后患者的护理十分重要，它可以促进患者的早期功能恢复，提高患者的舒适度与满意度。目前，疼痛管理是联合委员会对医院质量评价的指标之一，同时也是从医疗保险和医疗补助服务中心的医院消费者对医疗保健提供者和体系的评估（Centers for Medicare and Medicaid Services' Hospital Consumer Assessment of Healthcare Providers and Systems，HCAHPS）中获得补偿的质量评价指标。由于缺乏真实客观的评价指标，并受到多种社会心理因素的影响，因此很难对疼痛进行测定。鉴于美国阿片类药物滥用的增加，非阿片类药物或阿片类药物抵免技术（如区域阻滞、椎管内麻醉技术和非阿片类药物辅助技术）的使用已相当广泛。据估计，2002—2011 年间有 2 500 万人使用非医疗用途的镇痛药。2010 年，处方类阿片药物导致的年死亡人数达到了 16 651 人。

流行病学

尽管有阿片类和非阿片类镇痛药物、区域阻滞和椎管内阻滞这众多的术后疼痛管理方法，估计仍有 50% 的患者经历了严重到不可忍受的手术和创伤后疼痛,所以术后疼痛仍是世界范围内的一个重要问题。许多危险因素会导致术后疼痛控制不佳。这些危险因素包括:年轻患者、女性、术前慢性疼痛程度、长期阿片类药物使用史、既往精神疾病病史、药物成瘾史、麻醉技术(如瑞芬太尼诱导的痛觉过敏)、手术切口大小和特定的外科手术(如全膝关节置换术和胸廓切开术等)。

疼痛的主要病理生理学

正常人的基本疼痛感觉

痛觉的感知可以分为以下 4 步:痛觉信号的转导、传递、调制与感知。在信号转导过程中,机体感受有害刺激(伤害性刺激)能力取决于伤害性感受器(痛觉感受器)的激活。这些感受器可以被分为热感受器、机械性感受器和多模式感受器。热感受器在受到极端温度刺激时将被激活;机械性感受器对尖锐物体的穿刺、挤压、针刺做出应答;而多模式感受器对热、机械和化学刺激产生的破坏性介质(如钾、5-羟色胺、缓激肽、组胺、前列腺素、白三烯或 P 物质)做出应答。经转导后,伤害感受器产生的信号被转化为电信号,这就使得伤害性的刺激能够在外周神经传递。痛觉的传递通常是由背根神经节通过外周 Aδ 和 C 类神经纤维,再通过 3 条主要的上行传递通路之一(脊髓丘脑束、脊髓中脑束、脊髓网状结构)进行传递。痛觉的调制(对疼痛刺激的抑制或者增强)可发生在外周感受器、脊髓或者脊髓上结构(如脑干、下丘脑、大脑皮层)水平。最终,痛觉的感知发生在丘脑、体感皮层、前扣带回、岛叶、小脑和额叶皮层水平。其中,丘脑和体感皮层与疼痛的定位相关,前扣带回与伤害性刺激引起的情绪反应有关。岛叶、小脑和额叶皮层则与疼痛的记忆、学习并从中产生逃避行为相关。

急性疼痛与慢性疼痛

临床上以时间划分急性疼痛与慢性疼痛,3~6 个月以内的任何一个时间点均可以作为急性疼痛与慢性疼痛的分界点。

急性疼痛被定义为由内脏或肌肉组织的损伤或功能异常引起的伤害性刺激。通常出现在创伤后、术后、产科和急性医学疾病(即心肌梗死或肾结石)后。按疼痛性质通常可分为躯体痛或内脏痛。躯体痛是由皮肤,皮下组织和黏膜中的伤害感受器的激活引起的。这种类型的疼痛通常定位明确,且常被描述为锐痛、搏动性疼痛或灼烧感。内脏痛源于体内脏器的损伤,患者通常描述为钝痛、胀痛且定位不明确。急性疼痛通过前述的传递通路进行传递,且消除病因后其可在数秒或数周之内得到缓解。

慢性疼痛可继发于周围神经,脊髓或脊髓上结构的损伤。许多心理因素可能使慢性疼痛复杂化,例如寻求注意的行为,诱发疼痛的情绪压力(丛集性头痛)和单纯的心理因素机制。

急性和慢性疼痛可划分为 4 类:伤害性疼痛、炎性疼痛、神经病理性疼痛和功能障碍性疼痛。伤害性疼痛发生于痛觉感受器受到阈上刺激时,并且通常作为机体的保护机制。在伤害性疼痛中通常没有神经系统的损伤或变化。这种类型的疼痛通常见于急性创伤或手术后,作为一种适应性机制,以保护受伤的身体部位。伤害性疼痛本质上也可以是慢性的,这可见于某些特定的病理状态,例如骨关节炎,其中关节的破坏可导致伤害感受器在机体运动时受到刺激。

炎性疼痛继发于受损组织和炎性细胞释放的介质(如缓激肽、5- 羟色胺)。这些介质导致外周和中枢神经系统变化引起的疼痛感知阈值降低。

这种疼痛可以是创伤或手术后的急性疼痛,也可以是癌症或骨关节炎引起的慢性疼痛和伤害性疼痛。一旦消除炎症,其造成的痛觉超敏症状通常也会消失。

神经病理性疼痛是继发于外周或中枢神经系统的病变。这些病理状态包括糖尿病神经病变,丘脑卒中后神经痛和带状疱疹后遗神经痛。所有神经病理性疼痛综合征都具有阳性体征、症状(如痛觉异常和痛觉过敏)和阴性症状(如虚弱、感觉丧失和反射减弱)。与炎性疼痛相反,神经病理性疼痛在消除诱发因素后仍会持续很长时间。功能障碍性疼痛是一种排除性诊断,在排除伤害性疼痛、炎症性疼痛及病理性疼痛后可作出诊断。常见的引起功能障碍性疼痛的疾病包括纤维肌痛和肠易激综合征。

疼痛管理的临床意义

疼痛控制不良与发病率和病死率、术后肺炎、深静脉血栓形成、心肌缺血和梗死、抑郁和再次入院的增加有关,而满意的疼痛控制与患者早期活动、提高患者满意度和降低护理成本相关。尽管手术的目的是纠正病症或帮助去除病症所致的疼痛,但手术本身导致的慢性疼痛在手术和创伤患者中分别达到了 22.5% 和 17.5%。

疼痛的诊查

疼痛的评估

有效的术后疼痛管理始于术前评估和管理计划的制定,这对阿片类药物耐受或既往存在慢性疼痛的患者尤为重要。为了实现充分的镇痛,对于阿片类药物诱导的痛觉过敏和 / 或阿片类药物耐受患者需要增加阿片类药物剂量和辅以非阿片类镇痛药。手术前的评估可能需要允许术前阿片类药物戒断以降低患者的耐受性和痛觉过敏。术前评估也可用于与患者讨论其他疼痛管理选择,包括区域阻滞和椎管内麻醉,以及患者术后对疼痛管理的期望。一个全面的疼痛评估需要阐明患者先前的慢性疼痛病史、术前基础疼痛阈值、既往的用药史、成瘾史和异常行为,而疼痛加重则提示出现需要进行干预的急性病理过程。许多州现在都有处方监测计划,允许临床医生审查患者的阿片类药物和苯二氮䓬类药物处方,以评估其依从性和 / 或有无异常的寻药行为。肾功能(阿片类药物和非甾体抗炎药的使用)、肝功能(对乙酰氨基酚)、尿液或血液毒理学(阿片类药物)、凝血功能(椎管内和局部麻醉)、白细胞和血小板计数(椎管内和局部麻醉)这些实验室检查结果可能会对制定术后疼痛管理计划有所帮助。在区域或椎管内麻醉之前,必须仔细检查患者的用药史,以排除抗凝血药物的使用。

疼痛评估工具

在评估术后疼痛时,通常使用口头数字量表。量表范围从0 到 10,0 表示无疼痛,10 表示可以想象的最严重的疼痛。疼痛重要的定性描述包括疼痛的位置、疼痛的牵涉范围和疼痛的性质(锐痛或钝痛)。其他多种疼痛评估工具包括数字评定量表、视觉模拟量表和 Wong-Baker 面部表情疼痛评分量表。

导致对术后疼痛管理监测加强的因素及加强术后疼痛管理监测的方法

阿片类药物

对于某些具有发生镇痛药物(如阿片类药物)不良事件风险的术后患者可能需要加强监测。患有阻塞性睡眠呼吸暂停、慢性阻塞性肺疾病、肾衰竭、肝衰竭、精神状态改变的患者和老年患者可能会因使用阿片类药物而出现不良副作用,如意识状态改变和呼吸抑制。了解这些药物的代谢和消除进行剂量调整或避免使用非常的关键。因为在这些人群中使用阿片类药物,特别是与其他精神药物联合使用,可能会产生包括低氧血症和死亡在内的毁灭性的后果。对于这些患者,持续脉搏血氧饱和度和二氧化碳浓度监测可将潜在的不良事件迅速地向临床医生作出提示。

阿片类药物滥用的危险因素

对所有患者进行围术期成瘾和异常疼痛行为的风险筛查,

以制定一个切实可行的疼痛管理方案是非常重要的。多种风险因素与阿片类药物成瘾和异常行为有关,包括个人或家族药物滥用史、合并吸烟、先前的非法药物滥用和心理健康问题。多种筛查工具可用于确定慢性疼痛患者阿片类药物成瘾和异常行为的风险,包括阿片类药物风险工具(Opioid Risk Tool,ORT)和疼痛患者的筛查和阿片类药物评估(Screener and Opioid Assessment for Patients with Pain,SOAPP),以评估长期使用阿片类药物治疗的风险。

阿片类药物运用面临的一些主要挑战包括药物耐受、躯体依赖、戒断症状和药物成瘾。阿片类药物耐受的定义是,随着时间的推移,使用一种固定剂量的阿片类药物其镇痛效果逐渐减弱,为达到同等程度的疼痛缓解需加大用药剂量。躯体依赖是一种生理状态,通常表现为突然停用阿片类药物后导致的戒断症状。阿片类药物戒断症状表现为易怒、焦虑、失眠、发汗、打哈欠、流涕和流泪。随着时间推移,症状可能包括发烧、发冷、肌痛、腹部绞痛、腹泻和心动过速。阿片类药物戒断具有自限性,通常持续 3~7 天。与躯体依赖相反,成瘾的定义是,使用阿片类药物导致身体、心理或社会功能障碍,且尽管存在上述问题仍继续使用阿片类药物。最能表明成瘾的行为是街头购买毒品、偷钱购买毒品、试图从多种渠道获取阿片类药物、卖淫以获取毒品、伪造处方和销售处方药。

沟通

对于阿片类药物滥用、成瘾、依赖或转移的高风险患者,与患者的初级保健医生、外科医生、疼痛医生、精神科医生、药物滥用提供者或其他阿片类药物处方提供者的沟通对于确定 / 怀疑患者的药物滥用病史和风险因素非常重要,这有助于制定患者的围术期管理计划,以最大限度地减少高成瘾性药物的使用。对于那些需要高成瘾性药物治疗的患者,建议与他们的初级保健医生、外科医生或疼痛科医师密切随访,同时服用短疗程的阿片类药物。对这些患者可能需要签署阿片类药物使用合约,为其指定单一阿片类药物提供者,进行随机药物筛选和阿片类药物风险分层。

术后疼痛的管理方案

通常采用多模式的方法进行疼痛治疗,这意味着可以结合多种治疗方法来镇痛,以期减轻疼痛和减少阿片类药物的使用。急性疼痛的治疗通常可始于初次手术前。术前的超前镇痛常用于减少或终止伤害性刺激信号的传入。非甾体抗炎药(NSAIDs)如塞来昔布(口服)、酮咯酸(静脉注射)和布洛芬(口服)或对乙酰氨基酚可以在术前与其他药物如加巴喷丁联合使用,以预防中枢敏化。与其他 NSAIDs 相比,塞来昔布和其他环氧合酶 -2(COX-2)抑制剂的主要优点包括降低胃肠道出血的风险,但可能会出现其他不良事件,如心肌梗死、中风、磺胺类药物过敏反应和肾脏问题。

超前镇痛也可以通过椎管内麻醉和区域阻滞技术获得,例如对股神经和臂丛等周围神经进行阻滞。对于中度至重度疼痛患者,阿片类镇痛药如氢吗啡酮或吗啡可与对乙酰氨基酚或 NSAID 类药物联合用于镇痛。外科医生可以通过在手术部位采用局麻药如利多卡因或丁哌卡因局部浸润来帮助缓解疼痛。

对于那些术后无法口服镇痛药物的患者,患者自控镇痛(patient-controlled analgesia,PCA)装置允许患者自己按下按钮经静脉途径或硬膜外导管输注镇痛药物。PCA 装置通常允许患者在特定的时间间隔内输注预定量的镇痛药。同时,PCA 装置有一个锁定期,在锁定期间患者可以尝试输注镇痛药,但为了预防阿片类镇痛药使用过量,此时(PCA 装置)并不会给予任何药物。PCA 装置还可以持续注入药物以提供基线水平的镇痛,而无需患者自行使用药物。

下面列出了术后疼痛管理中常用的方法和药物类别

椎管内镇痛与区域镇痛
连续硬膜外镇痛
适应证：下肢、盆腔、腹部和胸部手术及肋骨骨折术后镇痛。
药物：局部麻醉药，阿片类药物，可乐定。
不良反应：局麻药毒性反应，低血压，嗜睡，瘙痒，运动阻滞，恶心。
禁忌证：患者拒绝，菌血症，低血压，凝血功能障碍，颅内压增高。
并发症：硬膜外血肿，硬膜外脓肿，神经损伤，高位脊髓麻醉，腰穿后头痛，药物误入血管。

区域神经阻滞

患者自控镇痛
适应证：阻断上肢（肌间沟，锁骨上，锁骨下，腋窝）和下肢（股，腘，隐，踝）的外周神经，用于术中和／或术后疼痛控制的基础麻醉，腹横肌平面阻滞，椎旁阻滞。
药物：局部麻醉药（丁哌卡因，罗哌卡因，甲哌卡因）。
不良反应：声音嘶哑（喉返神经阻滞），呼吸短促（膈神经阻滞），霍纳综合征（星状神经节阻滞）。
并发症：气胸，血肿，脓肿，神经损伤，药物误入血管内。

镇痛药
适应证：术后疼痛控制。
给药途径：患者静脉或皮下全身给予阿片类镇痛药物。
作用机制：μ- 受体激动剂。
药物：吗啡，氢吗啡酮，芬太尼，美沙酮，哌替啶。
不良反应：过度镇静，呼吸抑制，瘙痒，肠梗阻，恶心，呕吐，成瘾，躯体依赖。

其他需要考虑的因素:最好用于无法耐受口服镇痛药的患者。取决于患者理解 PCA 装置的能力。基础焦虑水平过高和社会支持过少与高 PCA 使用率和高阿片类药物消耗相关。

非甾体抗炎药

适应证:轻度至重度炎性疼痛。

作用机制:抑制环氧合酶(COX)。

不良反应:胃肠道不适/溃疡,肾功能衰竭,出血,过敏反应。

阿片类药物

适应证:术后中度至重度疼痛。

给药途径:静脉注射,口服,透皮,口腔,鼻内,鞘内,皮下注射(常用阿片类药物给药见表 14.1)。

作用机制:μ-、δ- 和 κ- 阿片受体。这些受体在脊髓背角、背根神经节和周围神经中表达最为丰富。

不良反应:过度镇静,呼吸抑制,瘙痒,便秘,肠梗阻,恶心,呕吐,成瘾,躯体依赖。

表 14.1　常用口服阿片类药物药效学和使用剂量

阿片药物	半衰期	持续时间 /h	等效镇痛口服剂量 /mg	起始剂量 /mg	间隔时间 /h
可待因	3	3~4	80	30~60	4
氢吗啡酮	2~3	2~3	2	2~4	4
氢可酮	1~3	3~6	10	5~7.5	4~6
羟考酮	2~3	3~6	7	5~10	6
美沙酮	15~30	4~6	10~20	20	6~8

续表

阿片药物	半衰期	持续时间 /h	等效镇痛口服剂量 /mg	起始剂量 /mg	间隔时间 /h
吗啡	2~3.5	3~4	10	10~30	3~4
普罗帕吩	6~12	3~6	43~45	100	6
曲马多	6~7	3~6	40	50	4~6

抗惊厥药（加巴喷丁、卡马西平和奥卡西平、普瑞巴林）

抗惊厥药通过多种机制发挥作用，包括调节电压门控性钙通道、钠通道、GABA 和谷氨酰胺受体。FDA 批准的疼痛适应证包括三叉神经痛（卡马西平）、带状疱疹后遗神经痛（加巴喷丁、普瑞巴林）、糖尿病神经病变（普瑞巴林）、纤维肌痛（普瑞巴林）和偏头痛的预防（双丙戊酸和托吡酯）。常见的不良反应包括嗜睡、疲劳和戒断（突然停用加巴喷丁）。

5- 羟色胺 - 去甲肾上腺素再摄取抑制剂（文拉法辛、度洛西汀）

5- 羟色胺 - 去甲肾上腺素再摄取抑制剂（SNRIs），顾名思义，即阻断去甲肾上腺素和 5- 羟色胺的再摄取。度洛西汀是第一种在美国具有特定疼痛适应证（糖尿病神经病变）的抗抑郁药。这些药物也被证明可用于治疗纤维肌痛。与三环类抗抑郁药（TCAs）相比，SNRIs 的副作用发生率较低。

三环类抗抑郁药（去甲替林、阿米替林）

适应证：这些药物用于治疗神经病理性疼痛综合征，如带状疱疹后遗神经痛、糖尿病神经病变、继发于脊髓损伤的疼痛、癌症相关的神经病理性疼痛，以及其他疼痛综合征，如腰痛、骨关节炎和纤维肌痛。

作用机制:TCAs通过其在多个位点的作用促进疼痛症状的改善,包括5-羟色胺能受体、去甲肾上腺素能受体、阿片受体、NMDA受体、腺苷受体、钠通道和钙通道。TCAs的作用包括改善情绪,使睡眠模式正常化和肌肉松弛。

不良反应:困倦,尿潴留,口干,老年人跌倒风险增加,嗜睡,头晕,体重增加,直立性低血压,昏睡。

替扎尼定

适应证:在镇痛药中,替扎尼定通常作为肌肉松弛剂和/或助眠剂。

作用机制:α_2-受体激动剂。

不良反应:低血压,口干,嗜睡。

小剂量氯胺酮输注

适应证:重度术后疼痛。

作用机制:NMDA受体拮抗剂。

不良反应:幻觉,流涎,心动过速,高血压。

利多卡因输注

适应证:术后疼痛(创伤,腹腔手术),中枢性疼痛,癌性疼痛,糖尿病神经病变。

作用机制:阻断钠通道,抑制G蛋白偶联受体和NMDA受体。

不良反应:恶心,呕吐,腹痛,腹泻,头晕,口周麻木,震颤,口干,金属味,失眠,心动过速。

推荐阅读

Gerbershagen HJ, Pogatzki-Zahn E, Aduckathil S, et al. Procedure-specific risk factor analysis for the development of severe postoperative pain. *Anesthesiology* 2014;120:1237–1245.

Gil KM, Ginsberg B, Muir M, et al. Patient-controlled analgesia in postoperative pain: the relation of psychological factors to pain and analgesic use. *Clin J Pain* 1990;6:137–142.

Guignard B, Bossard AE, Coste C, et al. Acute opioid tolerance: intraoperative remifentanil increases postoperative pain and morphine requirement. *Anesthesiology* 2000;93:409–417.

International Association for the Study of Pain. Unrelieved pain is a major global healthcare problem. *International Association for the Study of Pain* 2004–2005. Available at: http://www.iasp-pain.org/files/Content/ContentFolders/GlobalYear AgainstPain2/20042005RighttoPainRelief/factsheet.pdf. Accessed June 14, 2015.

Kalkman CJ, Visser K, Moen J, et al. Preoperative prediction of severe postoperative pain. *Pain* 2003;105:415–423.

Macintyre PE, Walker S, Power I, et al. Editorial I: Acute pain management: scientific evidence revisited. *Br J Anaesth* 2006;96:1–4.

Overdyk FJ, Carter R, Maddox RR, et al. Continuous oximetry/capnometry monitoring reveals frequent desaturation and bradypnea during patient-controlled analgesia. *Anesth Analg* 2007;105:412–418.

第 15 章

术后恶心和呕吐

Ryan J.Horvath and William Benedetto

陈万坤　译　曹俊　校

Ⅰ. 引言

术后恶心和呕吐（postoperative nausea and vomiting, PONV）一直是麻醉复苏室（post-anesthesia care unit, PACU）中常见的并发症,在全身麻醉后的发生率超过 30%,对于具有多种高危因素的患者来说,如果未采取预防措施,其发生率甚至超过 80%。PONV 的不良后果从相对轻微（患者不适和患者满意度降低）到严重（电解质异常,脱水,疼痛,特别是腹部和胸部手术,伤口或吻合口裂开,高血压,颅内压增高,以及气胸和误吸）都有。PONV 也是导致 PACU 停留时间延长、门诊手术患者的出院受限和住院率的上升的重要因素,仅在美国,每年因为 PONV 就要多花费数亿美元。因此,预防和治疗 PONV 至关重要。本章的重点是介绍与 PONV 相关的危险因素,讨论 PONV 的预防和处理,并总结 PONV 的治疗方法。

Ⅱ. 危险因素:患者因素

已有数项研究评估了与 PONV 相关的患者危险因素,并且已经开发了几种预测模型来帮助确定哪些患者将从 PONV 预防中获益最多。最近的循证医学证据表明,以下危险因素与 PONV 密切相关:**女性、PONV 病史、不吸烟状态、晕动症病史和年龄。**

A. **女性**与 PONV 高度相关,风险大约是男性的 2.5 倍。然而,这种效应的机制尚不清楚。一些小样本的临床研究表明,女性对致吐刺激更敏感,PONV 的发生率是男性的 2~3 倍。这种易感性被认为是激素介导的,因为这些研究表明,女性在月经期间 PONV 的发生率是平时的 4 倍,而绝经后 PONV 的发生率则只有未绝经时的四分之一。然而,大型随机对照研究未能支持激素周期中 PONV 易感性的这些变化。

B. **有 PONV 病史**的患者在再次手术后出现 PONV 的可能性大约是一般人群的 2 倍。此外,**晕动症病史**预示 PONV 的易感性可能是遗传介导的,因为与对照人群相比,PONV 病史与晕动病和 PONV 的发生具有一级相关性。

C. **非吸烟者**出现 PONV 的可能性大约是吸烟者的 2 倍。吸烟对 PONV 的保护作用目前尚不清楚,虽然对此已经有了许多不同的假设但都有待证实。经香烟烟雾诱导产生的细胞色素 P450 已经被证明可增加吸入麻醉药的代谢,但是这种代谢上的微小差异很难解释吸烟者和非吸烟者之间 PONV 易感性的显著差异。另一个假设是吸烟和尼古丁改变了导致 PONV 的神经递质环境。

D. **年龄**已被证明对 PONV 具有保护作用,每增加十岁,PONV 的风险降低约 20%。尽管 PONV 在年龄小于 3 岁的儿童中相对不常见,但在 PONV 发生率随着年龄的增长而减少之前,青春期和成年早期 PONV 的发生更常见。然而,导致这种趋势的机制尚不清楚,一些假设包括,青春期和青春期的激素变化以及老年人的自主神经反射减少。

Ⅲ. 危险因素:手术

手术类型对 PONV 影响的证据受到发表偏倚的限制。然而,对于与 PONV 相关的高风险手术还是存在着高度的历史共识。

A. 众所周知,**眼科手术**,特别是斜视治疗手术,会导致头晕和 PONV。

B.**耳鼻喉科**的中耳手术可能导致严重的 PONV,并且耳鼻喉科手术时出血流入胃肠道可导致呕吐。

C.**妇科**、**泌尿科**和**腹部**手术操作时的内脏刺激有强烈致吐作用。此外,**腹腔镜手术**可导致内脏受压和腹部二氧化碳潴留,引起 PONV。

D. 其他手术因素研究较少,但仍可能在 PONV 中发挥作用,包括切口疼痛、低血压、缺氧、肠梗阻和使用鼻胃管。

E. 此外,应特别注意术后恶心呕吐会造成严重后果的患者,特别是喉 / 气管手术、行血管吻合的手术或存在颅内高压的手术。

Ⅳ. 风险因素:麻醉

长期以来,麻醉方式被认为可以影响 PONV,特别是在易感人群中。最近的荟萃分析表明,PONV 最强烈相关的麻醉相关风险因素是**使用吸入麻醉药、麻醉持续时间、使用笑气和术后使用阿片类药物**。

A. **吸入麻醉药**已被证明是早期 PONV 的最强预测因子,毫无疑问,延长吸入麻醉药的暴露将进一步增加 PONV 的风险。

B. **笑气**已被证明与 PONV 有关,特别是当使用时间超过 45 分钟至 1 小时。笑气引起 PONV 的可能机制包括肠扩张、中耳压力变化以及对大脑致吐中枢受体的直接作用。

C. **术后阿片类药物**被认为通过激活外周 μ- 阿片受体,导致肠蠕动减少、胃和结肠排空减少和内脏膨胀,从而引起 PONV。

Ⅴ. PONV 风险评分和预防

用于治疗 PONV 的药物并非没有副作用。因此,许多风险评分被用于对患者发生 PONV 的可能性进行分层,以帮助和指导预防措施的选择。其中大多数指出了已知的患者,手术和麻醉风险因素（如上面列出的那些因素）并给出了近似的 PONV 风险和预防的建议。鉴于治疗的成本效益和可能的药物副作用，常规采用 PONV 预防措施的益处仍有争议，但是对于特定患者人群，还是很有必要的。

A. 成人的改良 Apfel 风险评分（表 15.1）是被研究和验证最多的风险评分之一。它定义了多个风险因素及其评分并据此估计 PONV 的风险。

表 15.1　成人的改良 Apfel 风险评分用于评估 PONV 风险

危险因素	分值	总分	PONV 风险 /%
女性	1	0	10
非吸烟者	1	1	20
有 PONV 病史	1	2	40
术后使用阿片类药物	1	3	60
总分	1-4	4	80

B. 许多其他 PONV 风险评分是根据 Apfel 评分创建的，通常在其表格中增加几项其他危险因素，然而，它们都同样将患者分为低、中和高风险组。

C. **PONV 风险较低患者**（10%~20%）无需常规预防。但是，如果存在手术或麻醉相关的危险因素，那么使用一类药物（见下文）进行 PONV 预防是合理的。

D. 具有 **PONV 中度风险患者**（20%~40%）需要使用一到两类药物（见下文）进行 PONV 预防。

E. **PONV 高风险患者**（60%~80%）需要二到三类药物（见下文）进行 PONV 预防。并且通过避免使用笑气、吸入麻醉药和术后阿片类药物可以获益。

F. **全凭静脉麻醉**（total intravenous anesthesia，TIVA），包括

丙泊酚输注和镇痛药,以及**区域麻醉**,都是减少 PONV 的有效方法,特别是在高危患者中。

Ⅵ. PONV 的治疗

在没有预防性给药或预防失败后,治疗 PONV 是必要的。

A. 如果**没有给予 PONV 预防**,那么治疗应该从使用一类药物开始。

B. 如果 **PONV 预防失败**,那么治疗应继续使用与之前不同类别的止吐药。

C. 大多数止吐药物已被证明可**使 PONV 发生率降低约 25%**。

D. 当从不同种类的止吐药联合使用时,可引起**协同作用**(组合效果大于个体疗法的累加效应)。因此,使用几种不同的止吐药比单一用药更有效。临床上使用最常用和常见的联合用药方法包括昂丹司琼、地塞米松和氟哌啶醇/氟哌利多。

E. 如果标准治疗**无法减轻 PONV** 时,有时在 PACU 中需要进行镇静剂量的丙泊酚输注。但这将要求患者在输注期间滞留在 PACU 或 ICU 中。

Ⅶ. 药物:按药理学分类

A. 5- 羟色胺(5-HT₃)受体拮抗剂

5- 羟色胺(5-HT$_3$)受体拮抗剂是最常用于预防和治疗 PONV 的药物。基础和临床研究表明,5-HT$_3$ 拮抗剂在第四脑室底部的髓质化学感受器触发区中心和迷走神经末梢外周阻断 5-HT$_3$ 受体。

1. **昂丹司琼**(Zofran,手术结束时 4~8mg 静脉注射),作为"金标准"的止吐药和 5-HT$_3$ 受体拮抗剂原型,具有预防和治疗 PONV 的功效。

2. 第二代 5-HT$_3$ 拮抗剂包括:**帕洛诺司琼**(手术结束时 0.075mg 静脉注射,半衰期为 40 小时),**格雷司琼**(手术结束时

0.35~3mg 静脉注射),**托烷司琼**(手术结束时 2mg 静脉注射,未在美国批准),**多拉司琼**(手术结束时 12.5mg 静脉注射,需注意可增加尖端扭转型室性心律失常的风险,美国已不再使用),以及**雷莫司琼**(手术结束时 0.3mg 静脉注射,未在美国批准)。关于这些新药的效力的研究正在进行中。

3. 该类 5-HT$_3$ 受体拮抗剂的常见**副作用**包括头痛,嗜睡 / 镇静和便秘。不常见但具有重要临床意义的是这些药物可以延长 QTc 间期。尽管每次使用时 QTc 延长时间(大多数药物使用临床相关剂量时,约延长 5~20 毫秒)通常不会限制其使用或再次使用,但当 5-HT3 受体拮抗剂与其他具有类似倾向延长 QTc 间期的药物联合给药时,延长时间可能会变得显著。

B. 镇静剂

这里的镇静剂是指各种具有止吐作用的镇静药物,包括丁酰苯和抗精神病药等。除了能够治疗恶心和呕吐外,它们在大剂量时都具有镇静作用。

1. 已经发现**氟哌啶醇**(Haldol,手术结束时 0.5~2mg 静脉或肌肉注射)对 PONV 的预防和治疗都有效。但应该注意的是,它在较高剂量下具有抗精神病和镇静作用(5mg 或更高剂量重复给药)。抗精神病剂量氟哌啶醇的副作用包括锥体外系反应和 QTc 延长。尽管在较低剂量给药后锥体外系反应很少,但仍可发生 QTc 延长。对于 QTc 延长(> 450 毫秒)的患者以及和其他 QTc 延长药物联合应用时,氟哌啶醇的使用应谨慎。

2. **氟哌利多**(Inapsine,手术结束时 0.625~1.25mg 静脉注射)目前具有 FDA 黑框警告,该警告涉及 QTc 延长和尖端扭转型室性心律失常,出现剂量与用于 PONV 时相似。因此许多单位已严格限制其临床使用。

3. 其他治疗 PONV 的药物包括**丙氯拉嗪**(Compazine,5~10mg 静脉注射),**羟嗪**(Vistaril,25~100mg 肌肉注射),**奋乃静**

（5mg 静脉注射）和**地西拉嗪**（10mg 静脉注射）。地西拉嗪已被证明可有效预防 PONV；然而，关于丙氯拉嗪，羟嗪或奋乃静用于预防或治疗 PONV 的有效性尚无定论。

C. 多巴胺受体拮抗剂

多巴胺受体拮抗剂被认为通过抑制中枢和外周多巴胺受体来预防 PONV。髓质化学感受器触发区中央 D2 受体的拮抗作用减少了恶心，而在后区的拮抗作用减少了呕吐。此外，对于胃肠道外周多巴胺受体的拮抗作用在不增加分泌物的情况下，增加了胃肠运动，导致胃排空增强。

1. **甲氧氯普胺**（Reglan，10~20mg 静脉注射）是典型的多巴胺受体拮抗剂，其用于治疗术后最初 24 小时的 PONV 疗效不佳。

2. 多巴胺受体拮抗剂的副作用包括运动障碍或锥体外系反应。

D. 胆碱能受体拮抗剂

胆碱能受体拮抗剂，包括东莨菪碱，已被证明具有预防晕动病和 PONV 的功效。

1. **东莨菪碱**（1.5mg 透皮贴剂，手术前 > 2 小时使用）最好与其他止吐剂一起预防性使用。值得注意的是，它不应被重复使用。

2. 胆碱能受体拮抗剂的副作用包括视觉障碍，口干和头晕。

E. 糖皮质激素

糖皮质激素，尤其是地塞米松，可有效预防 PONV。研究表明其 PONV 抑制作用是中枢性的，然而，确切的作用机制目前尚不清楚。

1. **地塞米松**（手术开始时，4~8mg 静脉注射）已被证明可有效预防 PONV。值得注意的是，它不应被重复给药。

2. **甲泼尼龙**（手术开始时，40mg 静脉注射）已被证明可有效预防 PONV。

3. 用于预防 PONV 的皮质类固醇的副作用包括在给药后

6~12 小时血糖显著升高。因此,应谨慎用于糖尿病患者。目前没有足够的证据表明单剂量给予预防 PONV 的糖皮质激素后伤口感染的风险增加。然而,对于术后感染风险较大的患者应谨慎使用。

F. 神经激肽 -1 拮抗剂

神经激肽 -1(NK-1)拮抗剂是一类新的止吐药,其竞争性地抑制 P 物质与中枢神经系统中 NK-1 受体的结合。

1. **阿瑞匹坦**(Emend,胶囊,40mg 或 80mg 口服)作为治疗性止吐剂非常有效,然而,其用于预防的作用尚未确定。到目前为止,口服剂型和较高的价格限制了其临床应用。

2. **福沙吡坦**(Emend,注射剂,150mg 静脉注射)是 Apreitant 前体药的静脉制剂。临床应用同样受到较高的价格限制。

3. **卡索匹坦**(150mg 口服)尚未批准在美国使用。

4. **罗拉吡坦**(200mg 口服)半衰期为 180 小时,但尚未批准在美国使用。

G. 抗组胺药

1. **苯海拉明**(1mg/kg)已被证明具有与昂丹司琼和地塞米松相似的止吐效果。然而,最佳给药时机和剂量目前尚不清楚。

2. **美克洛嗪**(50mg 口服)是另一种抗组胺药,已被证明具有预防 PONV 的一些功效。

H. 其他止吐药

1. **丙泊酚**是一种镇静催眠药,通过 γ- 氨基丁酸受体起作用,通常用于麻醉的诱导或维持。它作为全凭静脉麻醉的一部分可以显著降低 PONV,特别是在伴有多种危险因素的患者中。在亚催眠剂量[1mg/kg 负荷量和 20μg/(kg·min)输注]时,丙泊酚已被证明对治疗 PONV 有效。

2. **α_2- 受体激动剂**可乐定和右美托咪定具有弱止吐功效。这种作用的可能机制包括其减少阿片类药物使用,镇静或直接中枢止吐作用。

I. 非药物疗法

有许多非药物治疗方法用于预防和治疗 PONV，然而，这些方法很少经过严格的研究。

1. 针灸／针压和静脉液体治疗在治疗 PONV 方面表现出一些有限的作用。

2. 尚**未发现**以下疗法在治疗 PONV 方面有效：音乐疗法、异丙醇吸入、术中给氧、术中胃肠减压、质子泵抑制剂、姜根、尼古丁贴剂、大麻素和催眠。

J. 儿科人群

研究表明，儿童 PONV 的发病率是成人的两倍。与成人相似，具有中度和高度 PONV 风险的儿童应接受多种药物的联合治疗。

1. **昂丹司琼**（0.05~ 0.1mg/kg）是儿科人群中研究最多的止吐药，其在 1 个月大的儿童中用于 PONV 的预防作用和安全性已经得到证实。

2. **地塞米松**（0.5mg/kg）也是儿科人群的常用药，通常与昂丹司琼联合使用。

Ⅷ. 结论

PONV 是围术期常见且花费巨大的一种并发症。对于有 PONV 危险因素或正在接受高风险外科手术的患者，有必要采取预防措施，最好通过联合使用不同作用的止吐药来进行预防。同样，治疗 PONV 最好也采用多种药物联合使用。

推荐阅读

Apfel CC, Heidrich FM, Jukar-Rao S, et al. Evidence-based analysis of risk factors for postoperative nausea and vomiting. *Br J Anesth* 2012;109:742–753.

Apfel CC, Läärä E, Koivuranta M, et al. A simplified risk score for predicting postoperative nausea and vomiting. *Anesthesiology* 1999;91:693–699.

Apfelbaum JL, Silverstein JH, Chung FF, et al. Practice guidelines for postanesthetic care: an updated report by the American Society of Anesthesiologists Task Force on Postanesthetic Care. *Anesthesiology* 2013;118:291–307.

Gan TJ, Diemunsch P, Habib AS, et al. Consensus guideline for the management of postoperative nausea and vomiting. *Anesth Analg* 2014;118:85–113.

Jokinen J, Smith AF, Roewer N, et al. Management of postoperative nausea and vomiting: how to deal with refractory PONV. *Anesthesiol Clin* 2012;30:481–493.

Silverstein JH, Apfelbaum JL, Barlow JC, et al. Practice guidelines for postanesthetic care: a report by the American Society of Anesthesiologists Task Force on Postanesthetic Care. *Anesthesiology* 2002;96:742–752.

Skolnik A, Gan TJ. Update on the management of postoperative nausea and vomiting. *Curr Opin Anesthesiol* 2014;27:605–609.

第 16 章

术后气道并发症

Tara Kelly and Mazen Maktabi

孙永涛　译　刘艳红　校

　　尽管麻醉医生对安全地实施气管插管和术中机械通气十分熟悉,但对术后气道并发症的关注却并不多。据报道,术后气道并发症比较常见(1.3%~19%),其中近30%麻醉相关的不良事件发生在麻醉结束时或复苏期。因此,进一步强调和关注麻醉的这一阶段是十分有必要的。本章主要讨论术后早期气道并发症的危险因素、诊断和处理。

　　作为麻醉医师,我们与术后患者的首次接触实际上是在手术室。患者苏醒拔管时。正如 Popat 等所说,拔管"不单是插管过程的逆转,因为我们面临的情况比麻醉开始时更为不利。"完整的气管拔管计划包括术前对困难气道患者的识别。困难气道协会为麻醉医师提供了包括4个步骤的"基本流程":计划拔管、准备拔管、实施拔管和拔管后的管理。根据患者和手术的具体情况,该流程可进一步分为"低风险流程"和"风险流程",以优化拔管操作。

患者因素

　　由于目前的研究对术后气道并发症的定义不完全一致,在确定患者特定危险因素方面尚存局限。已被证明会增加术后气道并发症的因素包括:男性、年龄 >60 岁、糖尿病,肥胖和阻塞性睡眠呼吸暂停。

阻塞性睡眠呼吸暂停与无创通气

术后常用的两种无创通气方式是：无创持续正压通气和无创正压通气。这两种无创通气方式都有利于减少呼吸做功、改善肺不张促进更好的气体交换、减少左心室后负荷并提高心输出量。强烈推荐以下高风险人群术后使用无创通气：老年人，肥胖人群，有慢性阻塞性肺疾病的患者，胸腹部手术后的患者或在家使用无创通气的患者。在高危人群中，术后无创通气的使用可减少术后再插管的概率，降低术后发生肺炎的风险，提高院内存活率。

肥胖

肥胖[体重指数（BMI）$\geqslant 30kg/m^2$]和病态肥胖（BMI $\geqslant 35kg/m^2$)的患者对麻醉医师来说存在许多挑战，其中就包括术后气道并发症的风险。麻醉医生必须重视肥胖人群中阻塞性睡眠呼吸暂停低通气综合征的高发病率。因为，阻塞性睡眠呼吸暂停低通气综合征与咽部肌肉松弛有关，使患者对麻醉药物和阿片类药物更为敏感（Popat et al., 2012）。如果可能的话，在麻醉后监护室（postanesthetic care unit, PACU），肥胖患者应抬高头背部至少 25°，以减少功能余气量，减少肺不张和改善气体交换。肥胖患者易患肥胖低通气综合征，其定义为肥胖（BMI $\geqslant 30kg/m^2$)、清醒时高碳酸血症（动脉二氧化碳分压 $\geqslant 45mmHg$)和低氧血症（氧分压 $\leqslant 70mm Hg$)（Chau et al., 2012）。由于肥胖低通气综合征患者易发生上呼吸道阻塞，并存在呼吸力学受损及中枢呼吸驱动力减弱，此类患者在 PACU 发生由阿片类药物导致的术后肺通气下降的风险增加。所以，如前所述，应该采用无创通气的方式改善此类患者的情况。

手术因素

手术时长超过 4 小时和急诊手术均会增加气道并发症的

发生风险。扁桃体、腺样体、声带和气管部位的手术患者发生术后气道并发症的风险较高。此外，术中俯卧位的手术操作，可引起气道水肿，并增加术后气道不良事件的发生率。同样地，涉及膈肌的胸部和腹部手术也可增加术后气道和肺部并发症的风险。

甲状腺手术

美国每年完成的甲状腺手术有 90 000 余例。甲状腺手术导致术后气道并发症的原因很多。一过性或永久性喉返神经麻痹、低钙血症、气管软化和术后血肿均可影响术后气道的通畅，导致可能危及生命的气道并发症。

血肿

据报道称，甲状腺术后血肿发生率为 0.19%~4%，这一严重并发症的风险在术后 6 小时内最高，并持续到术后 24 小时。关注血肿形成导致的气道阻塞是颈中部手术后住院治疗的基本原则。血肿发生风险可源于手术技巧、患者易感性和甲状腺的病理改变。研究表明，甲状腺手术后发生血肿患者的死亡率是术后未发生血肿患者的 3 倍。一些特定的患者群可以在 24 小时内安全离院。甲状腺手术患者术后床旁应常规放置"甲状腺器械包"，其中应包含基本的无菌外科器械(手术刀、手术剪、外科钳和纱布)，以便血肿发生后进行开放和减压。若 PACU 患者主诉新发呼吸困难，或声音嘶哑进一步加重，则应高度怀疑是否存在危及生命的血肿。应对突发血肿造成的气道阻塞的措施包括迅速通知外科和 PACU 团队，必要时，应打开缝线，开放切口，以减轻气道压迫。之后可能需行紧急外科手术探查。值得强调的一点是，在甲状腺术后血肿的进展期，早期的干预措施十分重要。若气道受压情况处理不及时，将导致淋巴管和静脉回流受阻，并进一步加重气道水肿和肿胀，如发生这种情况，清除血肿将不能改善气道受压的情况。此时，气管切开才能挽救患者生命(表 16.1)。

表 16.1	与术后切口血肿相关的临床研究		
	通气情况	颈部情况	患者一般状态
早期	声音改变	引流增加	烦躁
	呼吸困难	缝合口出血	激动
中期	喘鸣	颈前水肿	恐慌
	发绀	颜面浮肿／多血质	困倦
晚期	呼吸暂停	气管偏移	反应迟钝, 呼之不应

引自 Palumbo MA, Aidlen JP, Daniels AH, et al. Airway compromise due to wound hematoma following anterior cervical spine surgery. *Open Orthop* 2012 ; 6 : 108–113.

低钙血症

高达 83% 的甲状腺切除患者术后会出现一定程度的低钙血症。然而, 其中只有小部分患者因有症状的低钙血症而需要治疗。晚期甲状腺癌, Graves 病或术前存在有症状的甲状旁腺功能亢进的患者出现有症状的低钙血症概率较高。术中将至少一侧甲状旁腺腺体进行自体移植可降低永久性甲状旁腺功能减退的发生风险, 但可增加术后急性低钙血症的发生率。低钙血症引起的气道并发症主要表现为术后 12~48 小时内的喘鸣和通气不良, 还可出现嘴唇的麻刺感。

喉返神经麻痹

据报道, 甲状腺切除术后发生双侧喉返神经麻痹的概率低至 0.58%, 然而, 单侧喉返神经损伤较为常见 (3.5%~6.6%)。尽管术中神经监测水平提高, 且手术结束时通过内窥镜直视可再次确认, 但 PACU 若缺乏对应手段仍可能危及患者生命。

颈动脉内膜切除术

术后颈部血肿和颈部水肿导致的气道并发症是颈动脉内膜切除术后的严重不良事件。

颈部血肿

颈部血肿的发生率 5.5%, 是颈动脉内膜切除术后的严重并发症。颈部血肿一般在术后 6 小时左右发生,其中 50% 需行外科手术探查。血肿和水肿的形成对气道的压迫均可引发气道梗阻。颈部血肿逐渐扩大的患者需要紧急再插管,这对有经验的麻醉医生来说,都是一个巨大的挑战。对于存在呼吸窘迫的患者而言,拆开手术切口缝线解除血肿压迫可能有助于改善插管条件,因此应在尝试建立气道之前或同步进行切开减压(Shakespeare et al.,2010)。

气道水肿

由黏膜损伤或淋巴管、静脉阻塞引起的水肿是颈动脉内膜切除术的并发症。在很多报道中,清除血肿并不能改善气道梗阻,因此有人提出了气道水肿导致气道梗阻的理论。在发生持续性的气道水肿的情况下,术后插管和机械通气可为气道通畅提供保障,并为水肿的改善赢得时间(Munro et al.,1996)。使用激素类药物也有利于减轻气道水肿(Hughs et al.,1997)(表 16.2)。

表 16.2　术后气道并发症的其他危险因素

手术因素	患者情况	麻醉情况	院内制度
暴露部位超过 3 个椎体	病态肥胖	气道显露不理想	非 24 小时的住院麻醉监护
暴露部位包括 C2~C4 节段	阻塞性睡眠呼吸暂停综合征	反复插管尝试	手术人员非 24 小时在院
失血量超过 300ml	肺部疾病		
手术时间超过 5 小时	颈髓病变		
双入路手术	颈椎前路手术		

引自 Palumbo MA,Aidlen JP,Daniels AH,et al.Airway compromise due to wound hematoma following anterior cervical spine surgery.*Open Orthop* 2012 ;6 :108–113.

颈椎前路手术

据报道,颈椎前路手术后气道梗阻的发生率为 1.2%~6.1%,其原因包括咽部水肿、血肿形成、脑脊液渗漏、血管性水肿和植骨块移位。颈椎前路椎间盘摘除或融合手术后发生血肿的概率为 0.2%~1.9%。发生气道梗阻的危险因素包括：手术时间超过 5 小时，手术范围超过 3 个椎体，失血量超过 300ml，暴露部位包括 C_2、C_3 或 C_4 椎体。须注意临床上许多患者术后会佩戴颈托，从而影响颈部水肿的早期诊断和发现。这样一来，尽早识别气道周围水肿的体征，如声音的改变、轻度的喘鸣、说话困难、情绪激动，就显得尤为重要。在 PACU 发生的其他颈椎前路手术术后并发症包括单或双侧喉返神经麻痹，因颈神经压迫导致的呼吸衰竭（因植骨块移位或血肿直接压迫）。表 16.3 列出了颈椎手术后气道并发症发生原因与时间的关系。

表 16.3   颈椎前路手术后气道并发症的可能病因

术后阶段	距手术结束时间	可能原因
即刻	<12h	切口血肿
早期	12~72h	咽部 / 椎前水肿
晚期	>72h	脓肿，脑脊液聚积，固定失败

引自 Bertalanffy H, Eggert HR. Complications of anterior cervical discectomy without fusion in 450 consecutive patients. *Acta Neurochir* (*Wien*)1989；99(1/2)：41–50.

麻醉特定因素

研究发现，特定的麻醉操作可能会增加术后气道并发症的发生率。这些操作包括：单独使用阿片类药物或阿片类药物与苯二氮䓬类联合的术前用药，硫喷妥钠诱导（与丙泊酚相比），术中应用芬太尼剂量 >2μg/(kg·h)，联合应用芬太尼和吗啡，以及肌松药拮抗剂使用不当或用量不足。

肌松药残余作用

中效和长效肌松药的未完全恢复，增加了患者术后发生呼吸系统并发症的风险。在浅麻醉的健康志愿者中，肌松药的残余作用可使机体对低通气所致缺氧的反应减弱、上呼吸道阻塞、咽功能紊乱和呼吸力下降。此外,还发现使用过量的新斯的明来拮抗肌松药也会增加患者发生呼吸并发症的风险。

喉罩

在美国,麻醉医师经常使用喉罩。喉罩术后相关并发症包括喉返神经和舌下神经损伤,即塔皮亚综合征。临床上,塔皮亚综合征通常表现为发音障碍、吞咽困难、呼吸困难、患侧软腭抬高困难和舌体向患侧偏移(Wadelek et al.,2012;Shah et al.,2015)。可能的危险因素包括使用氧化亚氮、喉罩尺寸不合适、侧卧位、喉罩置入困难和手术时间过长。保守治疗包括语言治疗,通常可以使这种神经功能损伤完全恢复(Wadelek et al.,2012;Shah et al.,2015)。

钢丝加强管

钢丝加强气管导管的管壁中有一根螺旋状的不锈钢丝。这种管子被患者咬后,会发生不可逆的变形,导致气道梗阻。术中使用钢丝加强管的主要适应证是可能发生气管导管弯曲和阻塞的手术,如颈部严重弯曲的上颈椎手术、后颅窝手术、颈部手术、耳鼻喉和口腔手术。如果麻醉中选择了钢丝加强管,并且决定术后保留气管插管,为防止因患者咬管导致导管永久性变形,应在患者出手术室前将导管更换为常规气管内导管。如果患者气道水肿或存在更换气管导管困难或高风险,为防止气管导管变形,应放置牙垫以确保安全。同时,应当在术后医嘱中清晰明确的注明,并在钢丝加强管上和病床旁设置清晰醒目的警示标语,提醒护士、呼吸治疗师和 ICU 的医务人员钢丝加强管的存在,最大限度地预警以避免患者在术后咬到气管导管。

总之,在术后管理中,识别和预测术后气道相关并发症的危险因素非常重要,须及早干预以防止气道状况恶化,并确保能够尽早获得有效的帮助和医疗设备,以便必要时对麻醉后监护病房患者重新进行气管插管。

推荐阅读

Abboud B, Sleilaty G, Rizk H, et al. Safety of thyroidectomy and cervical neck dissection without drains. *Can J Surg* 2012;55:199–203.

Campbell MJ, McCoy KL, Shen WT, et al. A multi-institutional international study of risk factors for hematoma after thyroidectomy. *Surgery* 2013;156(6):1283–1291.

Canet J, Gallart L, Gomar C, et al. Prediction of postoperative pulmonary complications in a population-based surgical cohort. *Anesthesiology* 2010;113:1338–1350.

Cavallone LF, Vannucci A. Extubation of the difficult airway and extubation failure. *Anesth Analg* 2013;116(2):368–383.

Chau EH, Lam D, Wong J, et al. Obesity hypoventilation syndrome: a review of epidemiology, pathophysiology, and perioperative considerations. *Anesthesiology* 2012;117:188–205.

Cook TM, Woodhall N, Frerk C, on behalf of the Fourth National Audit Project. Major complications of airway management in the UK: results of the Fourth National Audit Project of the College of Anaesthetists and the Difficult Airway Society. Part 1: Anaesthesia. *Br J Anesth* 2011;106:617–631.

Dixon BJ, Dixon JB, Carden JR, et al. Preoxygenation is more effective in the 25 degrees head up position than in the supine position in severely obese patients: a randomized controlled study. *Anesthesiology* 2005;102:1110–1115.

Glossop AJ, Shepard N, Brydon DC, et al. Non-invasive ventilation for weaning, avoiding reintubation after extubation and in the postoperative period: a meta analysis. *Br J Anaesth* 2012;109:305–314.

Hazem MZ, Naif AA, Ahmed AS. Recurrent laryngeal nerve injury in thyroid surgery. *Oman Med J* 2011;2:34–38.

Hughs R, McGuire G, Montanera W, et al. Upper airway edema after carotid endarterectomy: the effect of steroid administration. *Anesth Analg* 1997;84(3):475–478.

Isono S. Obstructive sleep apnea of obese adults: pathophysiology and perioperative airway management. *Anesthesiology* 2009;110(4):908–921.

Jaber S, Pierre M, Chanques G. Role of non-invasive ventilation (NIV) in the perioperative period. *Best Pract Res Clin Anaesthesiol* 2010;24:253–265.

Lo CY, Kwok KF, Yuen PW. A prospective evaluation of recurrent laryngeal nerve paralysis during thyroidectomy. *Arch Surg* 2000;135:204–207.

Munro FJ, Makin AP, Reid J. Airway problems after carotid endarterectomy. *Br J Anesth* 1996;76:156–159.

Murphy GS, Szokol JW, Marymont JH, et al. Residual neuromuscular blockade and critical respiratory events in the postanesthesia care unit. *Int Anesth Res Soc* 2008;107(1):130–137.

Palumbo MA, Aidlen JP, Daniels AH, et al. Airway compromise due to laryngeal edema after anterior cervical spine surgery. *J Clin Anesth* 2013;25(1):66–72.

Palumbo MA, Aidlen JP, Daniels AH, et al. Airway compromise due to wound hematoma following anterior cervical spine surgery. *Open Orthop J* 2012;6:108–113.

Pompei L, Della Rocca G. The postoperative airway: unique challenges? *Curr Opin Crit Care* 2013;19:359–363.

Popat M, Mitchell V, Dravid R, et al. Difficult Airway Society Guidelines for the management of tracheal extubation. *Anesthesia* 2012;67:318–340.

Rose DK, Cohen MM, Wigglesworth DF, et al. Critical respiratory events in the postanesthesia care unit: patient, surgical and anesthetic factors. *Anesthesiology* 1994;81(2):410–418.

Sagi HC, Beutler W, Carroll E, et al. Airway complications associated with surgery on the anterior cervical spine. *Spine* 2002;27(9):949–953.

Shah AC, Barnes C, Spiekerman CF, et al. Hypoglossal nerve palsy after airway management for general anesthesia: an analysis of 69 patients. *Anesth Analg* 2015;120(1):105–120.

Shakespeare WA, Lanier WL, Perkins WJ, et al. Airway management in patients who develop neck hematomas after carotid endarterectomy. *Anesth Analg* 2010;110(2):588–593.

Takahoko K, Iwasaki H, Sasakawa T, et al. Unilateral hypoglossal nerve palsy after use of the laryngeal mask airway supreme. *Case Rep Anesthesiol* 2014;2014:369563.

Wadelek J, Kolbusz J, Orlicz P, et al. Tapia's syndrome after arthroscopic shoulder stabilization under general anesthesia and LMA. *Anesthesiol Intensive Ther* 2012;44:31–34.

Weiss A, Lee KC, Brumund KT, et al. Risk factors for hematoma after thyroidectomy: results from the nationwide inpatient sample. *Surgery* 2014;156(2):399–404.

Wingert DJ, Friesen SR, Iliopoulos IJ, et al. Post thyroidectomy hypocalcemia: incidence and risk factors. *Am J Surg* 1986;152:606–610.

第17章

术后呼吸系统并发症

Tao Shen and Richard M.Pino
尚 游 译 傅 强 校

Ⅰ. 概述

术后呼吸系统并发症经常发生并且是发病率和死亡率的重要来源。澳大利亚的一项大型研究显示,在收治到麻醉后监护室(postanesthetic care unit,PACU)的 8 372 名患者中,呼吸道和气道并发症发生率为 2.2%。显著的并发症是氧合不足和通气不足,上呼吸道阻塞和误吸。由于大多数呼吸事件最终导致低氧血症,因此在 PACU 中常规使用脉搏血氧仪可以及时监测这些并发症的发生。然而,由于大多数患者接受吸氧治疗,因此血氧饱和度下降可能到呼吸事件后期才会出现,PACU 监护人员必须使用其他参数和临床症状来协助他们评估肺部状态。在对患者术后肺部问题的评估中,PACU 的麻醉医生必须决定哪些问题可以继续在 PACU 中进行额外监护治疗,或者将患者转入 ICU 病房加强监护治疗。

Ⅱ. 影响因素

A. 术后呼吸系统并发症是由患者的身体状况与全身麻醉(general anesthesia,GA)和手术对呼吸系统影响之间的协同作用造成的。

1. 患者因素

年龄 >70 岁、ASA 分级 ≥ 2、吸烟、营养不良(血清白蛋

白 <30g/L)、功能依赖和合并症如潜在的慢性呼吸系统疾病、充血性心力衰竭和神经肌肉无力都会降低肺功能储备并增加对手术和麻醉作用的易感性。

　　a. 如果**哮喘**患者有症状经常加重,近期住院或由于哮喘需要行气管插管病史,则其出现支气管痉挛、肺炎和呼吸衰竭的风险均增加。在 1 500 多名哮喘患者的研究中,全身麻醉与区域麻醉的并发症发生率相似。

　　b. **慢性阻塞性肺疾病**(chronic obstructive pulmonary disease, COPD)与发生术后肺部并发症的高风险相关。除了原有的阻塞性疾病外,患者还可能患有慢性呼吸肌疲劳,未被发现的肺心病和支气管痉挛。

　　c. **阻塞性睡眠呼吸暂停**(obstructive sleep apnea, OSA)受麻醉和手术的影响很大,患者有更频繁和严重的术后低氧血症发作的风险。镇静剂和镇痛药会减少咽部张力并削弱机体对缺氧和高碳酸血症的反应。由于联合使用阿片类药物,全身麻醉可导致睡眠模式的短暂改变,这可能是术后睡眠障碍进展和阻塞倾向的重要因素。

　　d. 所有患者都应该强制**戒烟**。禁烟 12~48 小时后,一氧化碳和尼古丁恢复正常。1 周后气道反应性降低,2 周后痰量减半。术前戒烟 4~6 周可降低围手术期呼吸系统并发症的总体发生率。

　　2. 手术因素

　　a. 胸腹部手术(包括大血管手术)导致**膈肌**功能障碍。这通过手术切口对呼吸肌的功能性破坏以及膈神经和肋间神经的收缩、刺激或损伤以及术后疼痛限制深呼吸的影响而发生。这些因素在术后急性期产生限制性呼吸模式。在接受剖腹手术的患者中,功能残余容量(functional residual capacity, FRC)降至基线的 50% 左右,在 1~2 周后恢复正常。**神经外科手术**可以影响呼吸控制,并且涉及**头颈部**的手术会增加术后发生气道并发症的风险。

b. **手术损伤的程度**,如创伤程度、手术持续时间(> 3 小时)和失血量与术后肺部并发症有关,可能是全身炎症反应综合征的一部分,复苏期间大量液体移位及放大前面描述的局部因素。与**急诊手术**一样,**术中输血**是独立的危险因素。

3. 麻醉因素

a. **全身麻醉**可以引起 **FRC 下降**及局限性或广泛性肺不张。在全身麻醉状态下,FRC 减少约 20%,肥胖和 COPD 患者减少更多。这是由于胸壁肌张力丧失和膈肌向上移位引起压迫性肺不张。降低的 FRC 也会部分降低肺顺应性并增加气道阻力。与闭合容积相比,FRC 相对减少导致肺内分流和通气 - 血流不匹配。麻醉还与**抑制低氧和高碳酸血症性的呼吸驱动**相关,其在术后持续一段时间并且可能引起通气不足和低氧血症。

b. 不复合全身麻醉的**椎管内麻醉**几乎没有肺不张形成。在高风险患者中,可以优先选择椎管内麻醉。

c. **麻醉药、镇静药和镇痛药**残留会抑制低氧和高碳酸血症性呼吸驱动作用,易于引起通气不足和低氧血症。

B. 风险分层

虽然可以确定发生术后呼吸系统并发症风险增加的患者,但很难以更高的精确度来量化其风险大小。

1. 除非存在诊断或存在不明原因症状的问题,否则实验室检查、基础动脉血气、肺功能检查和术前胸片检查均未发现有用。

2. 既往研究指出术后呼吸衰竭或肺炎的预测性**肺风险指标**(表 17.1)。患者风险的主要原因仍然是临床因素。这些结果是基于对退伍军人事务患者数据库的分析,虽然包括大量患者,但倾向于主要包括男性退伍军人。

表 17.1　呼吸衰竭风险指标

术前预测	分值
手术类别	
● 腹主动脉畸形	27
● 胸科手术	21
● 神经外科、上腹部、外周血管手术	14
● 颈部手术	11
● 急诊手术	11
白蛋白 <30g/L	9
血尿素氮(>30mg/dl)	8
部分或全部功能依赖状态	7
慢性阻塞性肺疾病病史	6
年龄(岁)	
● ≥ 70	6
● 60~69	4

呼吸衰竭风险：≤ 10 分,0.5%;11~19 分,2.2%;20~27 分,5%;28~40 分,11.6%;>40 分,30.5%

引自 Arozullah AM, Daley J, Henderson WG, et al. Multifactorial risk index for predicting postoperative respiratory failure in men after major noncardiac surgery. The National Veterans Administration Surgical Quality Improvement Program. *Ann Surg* 2000 ; 232 : 242-253.

Ⅲ. 上呼吸道阻塞

A. 上呼吸道阻塞通常是由气道反射和肌张力恢复不足引起的。

B. **临床症状**通常包括胸廓运动不良、吸气时腹部和胸壁运动不协调,以及肋间和胸骨内收。如果是部分阻塞,则可能存在吸气喘鸣和打鼾;完全阻塞则无任何呼吸音

C. 高危人群是指有阻塞性睡眠呼吸暂停病史、颅面畸形、

多余软组织(肥胖)、肢端肥大症、扁桃体和腺样体肥大的患者。

D. 鉴别诊断

1. 舌后坠导致的**咽部阻塞**和浅昏迷患者的咽部张力较低是导致术后气道阻塞的最常见原因。研究最多的是维持上呼吸道扩张的肌肉颏舌肌和张力肌,两者都参与开放由负咽压引起的气道梗阻。麻醉药物以及神经肌肉阻滞剂残余可导致术后患者的括约肌功能障碍和气道塌陷。

a. 咽部阻塞可以通过简单的气道操作解决,包括下巴上提(chin tilt)和托下颌(jaw thrust,下颌骨前移位)、侧卧位以及口咽或鼻咽通气道的使用。鼻咽通气道通常耐受性较好,因为它们不会刺激呕吐反射。

b. 阻塞性睡眠呼吸暂停患者可以从持续气道正压通气(continuous positive airway pressure,CPAP)中受益,理想情况是从拔管前开始使用。患者将他/她自己的CPAP设备带到医院是有利的。

2. 喉阻塞

a. 喉痉挛是由喉部肌肉强烈的紧张性收缩和喉部入口上会厌的下降引起的。PACU中的喉痉挛通常由麻醉中出现气道刺激物(如分泌物和血液)所引起。部分性喉痉挛很难从气道阻塞的其他原因中辨别出来,因为仍然会存在部分气流。**声带麻痹**可由喉返神经(recurrent laryngeal nerve,RLN)损伤或声带机械损伤引起。损伤的RLN阻止同侧声带外展,由于环甲肌(喉上神经支配)尚起作用,该同侧声带固定在旁中心位置。在甲状腺、甲状旁腺、喉和胸外科手术期间及在支气管镜检查和插管期间持续的创伤中,喉返神经和声带可能受伤。单侧喉返神经损伤通常伴有声音嘶哑,主要关注的是胃内容物反流吸入的风险。喉痉挛和声带麻痹典型的临床表现是高调的吸气性哮鸣音。也可以观察到反常呼吸(吸气相出现腹部扩张同时胸部内收)。如果出现喉痉挛,则应用正压通气可以有效地"打开"声带。如果这种治疗方法无效,那么应该立即行气管内插管,特别是可能出现双侧声带外展神经损伤时。大多数声带麻痹是短暂的,并且将在数周至数月后恢复正常。也会发生永久性麻痹。完全喉痉挛和声带麻痹可引起**负压性肺水肿**。

  b. 喉水肿最常发生于儿童(儿童气道直径较小),经过大量液体输注的长时间外科手术以及头部以下或俯卧位的外科手术。术中困难插管和呼吸肌直接损伤可能导致气道水肿。套囊漏气试验既不敏感也不特异,不应作为唯一的测试方式来决策是否在 PACU 内疑似气道水肿的插管患者进行拔管。在大多数情况下,治疗包括吸氧、使患者**直立**以促进静脉引流、**限制液体**、利尿药,并给予**雾化肾上腺素**(2.25% 溶液,溶解于 0.5~1.0ml 生理盐水)。静脉注射**地塞米松** 4~8mg 静脉注射,每 6 小时静脉一次,一共注射 24 小时,也有助于减轻肿胀。通过降低气体密度来改善气流的**氦氧混合气**(80% 氦气,20% 氧气)可以在等待其他治疗措施起效时使用。在严重的情况下,需要重新插管。

  3. 外部气道压迫,最常见的是血肿,可在甲状腺切除术、甲状旁腺手术、颈动脉内膜切除术和根治性颈部解剖后发生。来自颈部组织内扩张的血肿的压力破坏了静脉和淋巴引流,这进一步加剧了水肿。患者可能出现局部疼痛和压迫感、吞咽困难和呼吸窘迫。可见气管偏离和双相喘鸣音。应迅速行气管内插管,由于颈部解剖结构改变,这可能极具挑战性。治疗涉及在手术室中的紧急再次行手术探查。通过拆除手术缝线可以在床边抽吸皮下血凝块。

Ⅳ. 通气不足

  A. **不当的低肺泡通气**引发通气不足,导致高碳酸血症($PaCO_2 > 45mmHg$)和呼吸性酸中毒。其在全身麻醉之后很常见,并且在大多数情况下是轻度的和临时的。严重情况下通气不足可引起低氧血症,CO_2 麻醉($PaCO_2$ 达到 90~120mmHg),并最终导致呼吸暂停。

  B. 嗜睡、呼吸频率降低、气道阻塞征象,以及呼吸浅快、呼吸困难引起的通气不足的迹象各异。交感神经刺激可导致心动过速、高血压和心脏应激。严重的呼吸性酸中毒可引起心肌抑制和低血压。先前存在心肺疾病（例如肺动脉高压）的患者可能不能耐受轻度高碳酸血症。

C. 在 PACU 内，在自主通气患者中辅助供氧吸氧通常掩盖了检测通气异常的能力。只有当患者呼吸空气时才能靠**脉搏血氧仪**检测通气不足。

D. 鉴别诊断

1. 呼吸驱动降低

PACU 中的通气不足通常是麻醉药物残余，抑制呼吸驱动造成的。

a. **阿片类药物**通过向下和向右移动 CO_2 反应曲线产生呼吸抑制，特征性地导致呼吸潮气量增大以及呼吸频率下降。通常存在过度镇静，并且患者可能在没有刺激的情况下出现呼吸停止。实际上，患者入睡时阿片类药物的呼吸抑制作用变得更加严重。通常在术中联合使用**挥发性麻醉药**和**苯二氮䓬类药物**的残余，这些均会与阿片类药物产生协同作用。

b. 治疗麻醉相关通气不足的最安全方法是继续行**辅助通气**，直到药物被完全代谢。否则，可以考虑**药理学拮抗**。

（1）过量麻醉的治疗包括给予**纳洛酮**（成人 0.04~0.08mg），1~2 分钟内起效。大剂量的纳洛酮可导致不必要的镇痛逆转以及交感神经兴奋引起高血压危象、肺水肿和心肌缺血。值得注意的是，纳洛酮的作用持续时间为 30~60 分钟，比大多数阿片类药物短，应密切监测患者是否再次出现通气不足。

（2）**氟马西尼**（每 5 分钟递增一次，0.2~1mg 静脉注射，最多 5mg）可以逆转苯二氮䓬类药物的镇静作用。氟马西尼的起效时间为 1~2 分钟，5~10 分钟达到峰值。其再分布半衰期仅为 5~15 分钟，患者可能会再次出现镇静状态。在长期服用苯二氮䓬类药物的患者中，氟马西尼可能导致戒断性癫痫发作。

c. **中枢神经系统紊乱**是术后低通气的罕见原因。当然，在涉及颈动脉和椎动脉的颅内外科手术术后,必须考虑它们。这些包括颅内中风和出血(特别是脑干)、脑栓塞以及肿瘤和脓肿的质量效应。

2. PACU 中出现的**通气功能不全**可能是由于呼吸肌无力引起的胸壁运动不足、切口疼痛和膈肌功能障碍造成的。当这些因素由于先前存在的肺、神经肌肉或神经系统疾病而叠加在受损的呼吸储备上时,可能发生显著的通气不足和呼吸性酸中毒。患者经常出现呼吸急促、潮气量下降、胸部运动不协调及全身无力。

a. PACU 中**残余的神经肌肉阻滞**通常是由**药物拮抗不足**引起的。**药代动力学改变**(如体温过低、肝肾功能障碍)、**药物 - 药物相互作用**和**代谢紊乱**(如低钾血症、低磷血症、低钙血症和高镁血症)可以影响肌肉松药拮抗的可预测性。神经肌肉恢复的证据应该包括 TOF> 0.9、保持呼吸道通畅、充分的通气和氧合及 > 5 秒的持续抬头(最敏感)。如果在充分的药物拮抗后肌肉无力仍然存在,最好重新开始或继续行机械通气,给予抗焦虑药并等待肌肉力量恢复。试图拮抗肌松而使用**过量新斯的明**本身可能导致类似于去极化肌肉松弛药的作用引起呼吸肌无力。此时,应考虑特殊情况,如假性胆碱酯酶缺乏和琥珀胆碱诱导的 II 期阻滞。表 17.2 列出了可以延长肌肉松弛药效果的因素。

表 17.2 引起神经肌肉阻滞剂效果延长的因素

药物

抗生素

氨基糖苷类抗生素,如庆大霉素、妥布霉素

四环素

多黏菌素

挥发性麻醉药

局麻药(特别是静脉注射时)

续表

抗胆碱酯酶抑制剂
抗心律失常药,如奎尼丁
钙离子通道阻滞剂
镁离子
丹曲林
锂
生理或代谢模式改变
低体温
酸中毒
肝肾功能障碍
电解质紊乱
低钙血症
低钾血症
高镁血症
高钠血症

b. **有一些因素会影响机体对神经肌肉阻滞药的反应**,这需要引起 PACU 额外注意。

(1)**重症肌无力和肌无力综合征**——对非去极化肌肉松弛剂极度敏感,导致术后严重肌无力。使用治疗重症肌无力的乙酰胆碱酯酶抑制剂可通过抑制假性胆碱酯酶从而延长去极化肌肉松弛剂的作用时间。

(2)**肌强直性综合征**(如肌强直性营养不良)的特征在于肌肉松弛受损、刺激后的持续收缩(肌强直)和由于钙代谢异常导致的进行性肌肉萎缩。肌强直的触发因素包括体温过低、颤抖、依托咪酯、异丙酚、甲氧嘧啶、琥珀胆碱和新斯的明。这些患者的呼吸功能减弱,且对阿片类药物、苯二氮䓬类药物及吸入麻醉药的呼吸抑制作用极为敏感。

c. 在正常呼吸期间,膈肌运动占肺容量变化的 70%。上腹部和胸部手术后的**膈肌功能障碍**可以显著减少通气并引起高碳酸血症。膈神经刺激或损伤可由手术创伤及同侧臂丛神经阻滞(肌间沟 > 锁骨上 > 锁骨下)引起。肥胖、胃扩张、高腹内压、加压包扎和身体支具等**限制因素**也会抑制呼吸肌并导致 CO_2 潴留。

d. 具有**预先存在的气流受限**(如 COPD)的患者在基线时通气负荷较高,由于手术创伤、气道反应性和分泌物的存在而恶化,这进一步减少了通气和气体交换。

e. **切口疼痛**引起的呼吸幅度变小会减少肺泡通气(浅快呼吸),从而导致肺不张、高碳酸血症和低氧血症。早期有效的缓解疼痛(如硬膜外镇痛和肋间神经阻滞)可以促进深呼吸和肺部排痰,这对于潜在的呼吸和神经肌肉疾病患者尤其重要。

V. 低氧血症

A. 低氧血症在术后很常见。PACU 的观察性研究发现,30%~55% 的患者至少有一次血氧饱和度(SpO_2)<90% 发作,10%~13% 的患者 SpO_2 <80%。在没有补充氧气的情况下到达 PACU 的患者中,30% 的患者 SpO_2 <90%。

B. 年轻健康患者可以很好地耐受轻度低氧血症。随着持续时间延长和严重程度的增加将发生酸中毒和循环抑制,这些在心脏和肺部疾病(如肺动脉高压)的患者中耐受性差。

C. 通常可以通过脉搏血氧仪快速检测低氧血症。低氧血症的首要**临床表现**之一是焦躁不安和昏睡。其他表现可能包括呼吸困难、交感神经刺激引起的心动过速和心脏应激(如房性和室性期前收缩)。心动过缓和低血压是晚期症状。当存在超过 5g/dl 的脱氧血红蛋白时将出现**发绀**,因此发绀可能在患有严重贫血的患者中不存在。

D. 鉴别诊断

在恢复期患者中,低氧血症的最常见原因是同时存在通气不足和肺内分流。术后低氧血症患者的系统性评估应包括以下原因:

1. 肺不张

FRC 的减少始于全身麻醉诱导并在术后持续数天。FRC 的减少可导致呼气末呼吸点移至无效腔量,促进依赖肺的潮式呼吸期间的气道闭合,启动分流或降低通气 / 血流比值。任何导致无效腔量增加(如高龄)或 FRC 减少(如肥胖、感染、误吸、肺水肿、胸部和上腹部手术)的情况都会使患者发生低氧血症的风险增加。然而,FRC/ 无效腔容积的关系并不是围手术期气体交换受损的唯一决定因素;其他重要因素包括胸壁肌张力降低及支气管运动和血管张力的变化一直持续到术后。

a. **治疗**包括肺复张以增加肺活量,例如深呼吸、肺活量测定和采取坐位。足够的镇痛对于防止呼吸浅快是很重要的。已证实无创通气可有效治疗某些患者组中更严重的低氧血症并降低再插管的发生率。

b. 当分流比例 > 15% 时,将发生**严重的肺内分流**并且通常与肺不张和肺浸润的影像学表现有关。在这些患者中,应考虑和治疗诸如支气管插管、分泌物或血液阻塞支气管、吸入性肺炎和肺炎、肺水肿及气胸等病因。

2. 通气不足

仅仅由于通气不足引起的低氧血症并不常见,特别是在接受吸氧治疗的患者中。低通气促进肺泡萎陷并增加 CO_2 分压,从而降低肺泡氧分压。

3. 弥散性缺氧

这可以在从全身麻醉快速洗入 N_2O 期间发生。因为 N_2O 比 N_2 溶解高 32 倍,它会稀释吸入的空气,从而稀释肺泡氧浓度。临床上很少见到弥散缺氧,因为拔管后给予氧气吸入很容易预防其发生。

4. 肺水肿

通常可以通过观察喘息而发现,肺水肿出现最常见的时间是在手术完成后 60 分钟内。肺水肿的原因可分为:

a. **血管静水压增加**(心源性肺水肿),通常发生在合并心脏病且输注大量液体、心律失常和心肌缺血患者。心脏病专家的评估可能是谨慎的,特别是管理需要导管插入和介入治疗的急性冠状动脉事件。利尿剂、血管扩张剂和强心药仍然是治疗的主要手段。

b. **肺毛细血管通透性增加**,见于各种临床情况,如败血症、创伤、烧伤、误吸、血液制品输注和弥散性血管内凝血。它可以发展为成人呼吸窘迫综合征。治疗主要是支持性的,涉及解决潜在的疾病。

c. **间质静水压持续降低**,又称负压肺水肿,这经常出现在患者试图开放闭合的声门时,通常会出现喉痉挛。治疗可能涉及无创通气。利尿剂的使用是有争议的。如果能早期发现并及时提供呼吸支持治疗,这种情况通常在 24 小时内可以消退。

5. 反流误吸

由于气道反射抑制,胃内容物可在全麻诱导、急诊手术或转入 PACU 期间进入气管。纤维支气管镜检查所使用的局部麻醉药可在术后数小时内使气道处于不受保护状态。严重误吸的迹象包括支气管痉挛、低氧血症、肺不张和血流动力学不稳定。初始治疗包括口咽部位吸痰、支气管扩张剂改善支气管痉挛和氧疗。如果低氧血症严重则可能需要机械通气治疗。如果怀疑吸入物含有大量细菌(如小肠梗阻),则可以应用抗生素治疗。类固醇没有任何益处。在误吸 2 小时后仍无症状的患者一般无肺部并发症。

6. 在中心静脉导管置入、锁骨上和肋间阻滞、胸部创伤(包括肋骨骨折)、颈部手术及腹腔和腹膜后手术(可能损伤膈肌)后应考虑**气胸**。胸膜下积液和肺大疱患者在正压通气期间可能出现气胸。胸管置入适用于所有症状性气胸,或者气胸面积大于肺容积的 15%~20%。

7. **肺栓塞**是术后低氧血症的罕见原因,但应考虑存在恶性肿瘤、深静脉血栓形成、多发伤、骨科手术(脂肪栓塞)和颅内手术(空气栓塞)的患者。

E. PACU 中低氧血症患者的治疗

1. 立即采取行动

a. 评估呼吸道通畅程度。

b. 评估血流动力学稳定性。

c. 给予或增加补充氧气。

d. 考虑立即治疗,如针对急性气道受损、张力性气胸减压及心律不稳定的电复律等情况进行气管内插管。

2. 临床表现

a. 床旁检查相关症状(如胸痛、心悸),呼吸频率,精神状态,听诊双肺呼吸音是否对称,以及喘鸣、喘息是否存在。

b. 观察生命体征,血氧饱和度和氧气需求的趋势。注意使用阿片类药物、抗焦虑药、镇静止吐药(如异丙嗪)等药物情况。

c. 考虑临床常见模式

(1)低呼吸频率和镇静,SpO_2 缓慢下降:残留麻醉药,如阿片类药物和镇静药。

(2)呼吸急促和烦躁不安:镇痛不足、肌肉无力、膈肌功能障碍、代谢性酸中毒。

(3)呼吸急促和喘息:节段性支气管阻塞、支气管痉挛、肺水肿。

(4)急性低氧血症发作:气胸、气道阻塞、大面积肺栓塞和急性循环衰竭。

3. 初步检查

a. 动脉血气评估高碳酸血症、呼吸性 / 代谢性酸中毒和 A-a 梯度。

b. 12 导联心电图评估心肌缺血和实验室检查(血红蛋白、凝血功能、肌钙蛋白)

　　c. 胸片检查可发现局灶性浸润、气胸和肺水肿。理想情况下，胸片是在患者采取直立坐姿时拍摄的。如果怀疑是气胸，在呼气末时行胸片有助于诊断气胸。

　　d. 由于分泌物、血液或组织引起的支气管阻塞和肺不张，可以使用纤维支气管镜检查进行诊断和治疗。

　　4. 治疗

　　a. 有或没有气道正压的氧疗是治疗低氧血症的主要方法。

　　(1) 患有潜在心脏病和肺部疾病的患者可能需要更吸入高浓度的氧气以维持足够的氧含量。

　　(2) 在确定病因的同时，严重低氧血症患者可能需要行气管内插管。

　　b. 针对低氧血症的病因进一步治疗。

推荐阅读

Eugene SF, Downs JB, Schweiger JW, et al. Supplemental oxygen impairs detection of hypoventilation by pulse oximetry. *Chest* 2004;126:1552–1558.

Jakob TM, Minna W, Sophus HJ. Hypoxaemia in the postanaesthesia care unit: an observer study. *Anesthesiology* 1990;73:890–895.

Jones JG, Sapsford DJ, Wheatley RG. Postoperative hypoxaemia: mechanisms and time course. *Anaesthesia* 1990;45:566–573.

Kluger MT, Bullock MF. Recovery room incidents: a review of 419 reports from the Anaesthetics Incident Monitoring Study (AIMS). *Anaesthesia* 2002;57:1060–1066.

Smetana GW, Lawrence VA, Cornell JE. Preoperative pulmonary risk stratification for noncardiothoracic surgery: a systematic review for the American College of Physicians. *Ann Intern Med* 2006;144:581–595.

Squadrone V, Coha M, Cerutti E, et al. Continuous positive airway pressure for treatment of postoperative hypoxemia: a randomized controlled trial. *JAMA* 2005;293:589–595.

Tyler IL, Tantisira B, Winter PM, et al. Continuous monitoring of arterial oxygen saturation with pulse oximetry during transfer to the recovery room. *Anesth Analg* 1985;654:1108–1112.

Warner MA, Warner ME, Weber JG. Clinical significance of pulmonary aspiration during the perioperative period. *Anesthesiology* 1993;78:56–62.

第18章

围术期心脏并发症

Milad Sharifpour and Kenneth Shelton
李 林 译 尚 游 校

手术类型、患者术前合并症的状态及围术期管理均会影响到术后心脏并发症发生的概率。术后并发症可能是普遍性的、也可能只对应特定手术。根据其发生时间可分为术后即刻、术后早期及晚期并发症。本章将着重阐述常见术后心脏并发症。

心脏并发症[包括非致命性心肌梗死（myocardial infarction，MI）、心搏骤停、死亡]在非心脏手术患者的发生率约为5%，在大血管手术患者发生率高达8%。非心脏手术后发生MI的患者其院内死亡率达15%~25%，且在术后6个月内发生非致命性MI和致死性心血管事件的风险增高。

在术后即刻发生的常见心脏并发症包括血压波动（高血压/低血压）、心律失常、MI以及心搏骤停。

Ⅰ. 高血压

本章高血压定义为收缩压大于140mmHg或舒张压大于90mmHg。与低血压相比，患者在麻醉后监护室（postanesthetic care unit，PACU）期间若发生高血压，其转入ICU治疗的风险更高。

A. PACU内发生高血压的常见原因

1. 既往高血压病史：是PACU内高血压的最常见原因，尤其见于那些在术日晨没有服用降压药的患者。

2. 疼痛：此类高血压常伴有心动过速和呼吸急促。

3. 尿潴留和膀胱充盈:术中大量静脉补液、既往前列腺良性增生病史、神经阻滞麻醉导致的患者膀胱张力不足及术中未留置导尿管。

4. 高碳酸血症。

5. 低氧血症。

6. 液体过负荷:术中大量静脉补液或输血、泌尿外科手术(前列腺)中大量使用冲洗液等。

7. 撤药反应(β 受体阻滞剂、血管紧张素转换酶抑制剂、阿片类及苯二氮䓬类药物)

8. 酒精戒断反应:最早可发生于末次饮用含酒精饮料 24 小时后。

9. 焦虑、激惹、或苏醒期谵妄。

B. 处理措施

1. 给予患者日常服用的降压药物以预防 / 治疗反跳性高血压。

2. 术后充分镇痛:水杨酸类、非甾体抗炎药(无禁忌证)、必要时给予阿片类药物。

3. 测量膀胱残余尿量,必要时导尿。

4. 利用普通鼻导管、面罩、经鼻高流量、持续正压通气等措施提供充分氧供,必要时重新气管插管。

5. 对于高碳酸血症的患者,可放置口咽 / 鼻咽通气道、实施无创机械通气,必要时重新气管插管。

6. 对于容量过负荷的患者给予利尿剂。

7. 怀疑酒精戒断症状者可使用苯二氮䓬类药物或巴比妥。

8. 评估并处理可逆性的焦虑诱因(疼痛、膀胱充盈或低氧血症);可静脉给予氟哌啶醇或毒扁豆碱以处理焦虑、苏醒期谵妄或激惹状态。

Ⅱ. 低血压

PACU 内低血压的诱因包括前负荷降低、心肌收缩力降低或血管张力降低(体循环血管阻力降低)等。

A. PACU 内低血压的常见原因：

1. 继发于术中 / 术后失血,或容量复苏不充分。检查胸腔引流瓶、手术引流管、尿管及尿袋有助于发现额外丢失的容量。

2. 心律失常。

3. MI。

4. 肺栓塞(pulmonary embolus,PE)。

5. 张力性气胸。

6. 感染性 / 过敏性休克。

7. 麻醉药物残余作用。

8. 椎管内麻醉(硬膜外麻醉或腰麻)

9. 长效抗高血压药物(血管紧张素转换酶抑制剂或血管紧张素受体拮抗剂)的残余作用。

B. 处理措施

1. 低血容量:可给予 500ml 静脉快速补液并评价患者的容量反应性,必要时可重复。对于存在左心衰 / 右心衰合并低射血分数的患者,应避免容量过负荷。

2. 心律失常的治疗措施请参见本书第三部分。

3. MI 的治疗措施请参见本书第四部分。

4. PE 治疗:保证充分氧供,使用缩血管药物(去甲肾上腺素优于去氧肾上腺素)保证冠状动脉血供充足;使用正性肌力药物(多巴酚丁胺或米利农)维持足够的心输出量同时降低右心室后负荷;通知血管外科或心胸外科团队准备实施静脉 / 动脉溶栓治疗(需排除其他禁忌证),进行取栓术或者考虑体外膜肺氧合。为防止加重右心衰,应避免容量负荷。

5. 张力性气胸:在置入胸管前,可利用注射器针头实施紧急胸穿以稳定病情。

6. 感染性休克或过敏性休克:液体复苏并选择合适的血管活性药物(去甲肾上腺素或肾上腺素滴定)。

7. 因吸入麻醉药或椎管内麻醉的残余作用,给予静脉快速补液联合小剂量去氧肾上腺素滴定进行处理,也可以考虑降低硬膜外镇痛的给药速度。

8. 长效降压药(血管紧张素转换酶抑制剂、血管紧张素受体拮抗剂)的残余作用:快速补液同时使用缩血管药物(去氧肾上腺素,必要时血管升压素)。

Ⅲ. 心律失常

A. PACU 内的心律失常常见诱因包括:电解质素乱(高钾血症或低钾血症、低镁血症)、低氧血症、冠脉供血不足、高碳酸血症、酸碱失衡、对心肌或心包结构的刺激(特别是胸科术后患者)及药物的残余作用。

1. 窦性心动过速:常见原因包括镇痛不足、低血容量、低氧血症、高碳酸血症、焦虑 / 激惹。

2. 室性期前收缩:最常见的术后心律失常类型。

3. 尖端扭转型室速:易感人群可使用能够导致 Q-T 间期延长的药物(昂丹司琼、甲氧氯普安、氟哌啶醇、氟哌利多等)可诱发多形性室速(尖端扭转型室速 TdP)。TdP 可迅速恶化为心室纤颤或心搏骤停。

4. 心房纤颤:最常见于心胸手术后对心包的机械刺激。大部分术后新发房颤会在 24~48 小时内自动转复。

5. 室性心动过速 / 室颤:最常见于有冠心病病史的患者。PACU 内,低氧血症和心肌缺血是室速 / 室颤的常见原因。

6. 缓慢型心律失常:常继发于抗高血压药物(β 受体阻滞剂或钙拮抗剂)而引起,或是胆碱酯酶抑制剂(新斯的明)的残余效应,或高位硬膜外 / 脊髓麻醉引起的交感神经阻滞作用。

7. 心搏骤停:常见诱因为低氧血症、心肌缺血、活动性失血。非心脏手术后患者发生心搏骤停,其院内死亡率可高达 65%。

B. 处置措施

1. 识别并处理窦性心动过速的潜在原因（镇痛不足、低血容量、低氧血症、高碳酸血症、苏醒期谵妄和激惹）。

2. 室性期前收缩未必会恶化成威胁生命的恶性心律失常，通常不需要进行干预。

3. 尖端扭转型室速，应纠正可能存在的低镁血症。若患者出现进一步的血流动力学不稳定（低血压、低氧血症、心电图上心肌缺血的证据、神志改变、胸痛、呼吸急促），应遵循高级心血管生命支持指南（advanced cardiovascular life support，ACLS）进行处理。

4. 房颤患者应首先纠正存在的电解质紊乱。对于快速心室率的患者可尝试静脉给予负荷量β受体阻滞剂（美托洛尔或艾司洛尔）或钙离子通道拮抗剂（地尔硫䓬）。若无效，应用负荷量胺碘酮并继以静脉泵注以控制心室率。若血流动力学不稳定，准备直流电复律，并参考 ACLS 指南治疗房颤。

5. 对于室颤患者，保证充分氧供及冠脉灌注（包括快速静脉补液、缩血管药物、静脉扩张药物）。参考 ACLS 指南治疗室颤。

6. PACU 内发生的缓慢型心律失常多为自限性，不需特殊处理。对于血流动力学不稳定的患者可给予抗胆碱药（阿托品、长托宁）、正性肌力药（多巴胺或去甲肾上腺素）、经皮或经静脉血管内起搏。若上述治疗无效，可请心脏电生理专家会诊，放置永久起搏器。

7. 识别并处理潜在的心跳骤停原因（MI、出血等），参考 ACLS 指南治疗心搏骤停。

Ⅳ. 心肌梗死

A. 对于非心脏手术患者，围术期 MI 的发生率约为 1%~5%。其病理生理过程涉及多种风险因素，目前尚不完全清楚。小型回顾性研究表明，对于因 MI 导致围术期死亡的患者，（冠状动脉内)粥样斑块破裂可能仅是一个弱的危险因子。炎症反应、高凝状态、氧供／氧需失衡均会增加患者围术期 MI 的风险。在术后早期,机体氧消耗可增加 50% 左右。以下所列均为增加氧需求、降低氧供给、增加心肌缺血风险的危险因素:

1. 高血压。

2. 贫血。

3. 低血容量。

4. 心律失常。

5. 镇痛不充分。

6. 低温、寒战。

7. 外科手术应激。

B. 处理措施

减少氧耗、增加氧供、重建血运,这三项原则是处理围术期 MI 的基石。

1. 提供充足的氧供。

2. 使用水杨酸类药物(口服、直肠、经口／鼻胃管)。

3. 若血压尚可耐受,舌下含服／静脉内给予硝酸酯类药物以减少前负荷、室壁张力、舒张冠脉。

4. 使用短效药物(艾司洛尔、氯维地平、硝酸甘油等)控制心率及血压,减少心肌氧耗。

5. 参考 ACLS 指南处理快速／缓慢型心律失常。

6. 针对低血容量实施液体复苏,贫血患者应输注压积红细胞。

7. 充分镇痛,避免疼痛诱发高血压和心动过速,增加心肌氧耗。

8. 寒战会增加氧耗。应使用温毯、充气加温毯以及液体加温等措施来避免低体温及寒战。

9. 请心脏团队会诊以实施必要的经皮冠状动脉介入治疗。

推荐阅读

Carney A, Dickinson M. Anesthesia for esophagectomy. *Anaesth Clin* 2015;33:143–163.

Chobanian AV, Bakris GL, Black HR, et al. Seventh Report of the Joint National Committee on prevention, detection, evaluation, and treatment of high blood pressure. *Hypertension* 2003;42:1206–1252.

Dawood MM, Gutpa DK, Southern J, et al. Pathology of fatal perioperative myocardial infarction: implications regarding pathophysiology and prevention. *Int J Cardiol* 1996;57:37–44.

Devereaux PJ, Goldman L, Cook DJ, et al. Perioperative cardiac events in patients undergoing noncardiac surgery: a review of the magnitude of the problem, the pathophysiology of the events and methods to estimate and communicate risk. *Can Med Assoc J* 2005;173:627–634.

Glick DB. Overview of complications occurring in the post-anesthesia care unit. Available at: https://www.uptodate.com/contents/overview-of-post-anesthetic-care-for-adult-patients. Accessed February 27, 2015.

Landsberg G, Beattie WS, Mosseri M, et al. Perioperative myocardial infarction. *Circulation* 2009;119:2936–2944.

Lee TH, Marcantoni ER, Mangione CM, et al. Derivation and prospective validation of a simple index for prediction of cardiac risk of major noncardiac surgery. *Circulation* 1999;1000:1043–1049.

Maia PC, Abelha FJ. Predictors of major postoperative cardiac complications in a surgical ICU. *Rev Port Cardiol* 2008;27:321–328.

Mangano D, Layug EL, Wallace A, et al. Effect of atenolol on mortality and cardiovascular morbidity after noncardiac surgery. *N Engl J Med* 1996;335:1713–1720.

第 19 章

术后中枢神经系统功能障碍

Meredith Miller and Ala Nozari

侯武刚　译　聂　煌　校

五十多年前人们就已描述了麻醉和手术后精神功能的变化。近年来这些现象已被阐明,分为谵妄和术后认知功能障碍(postoperative cognitive dysfunction,POCD)等不同类型综合征。本章描述了这些综合征的流行病学、危险因素、临床意义及治疗方法。

Ⅰ.流行病学

苏醒期发生谵妄的高危人群包括:既往已存在的脑结构性疾病患者(如有中风史或老年痴呆症的患者),现有精神疾病或智力障碍,醉酒,儿童和青年,术前对手术操作高度焦虑,术前或术中给予精神类药物,以及术前就存在沟通困难的患者或与手术操作有关的沟通困难(非母语人士、听力受损的患者或行下颌固定手术的患者)。增加患者术后谵妄风险的麻醉和手术因素包括手术失血量、术中输血量、术中血流动力学紊乱(如低血压)、术中生理功能紊乱(如缺氧)、术中大剂量使用麻醉药及全身麻醉(与局部麻醉相比)。

Ⅱ.临床意义

术后精神状态的改变使患者面临严重并发症的风险,如意外创伤、治疗所需设备(缝线、管道、敷料)的移位和妨碍护理。此外,患者精神状况的改变会干扰麻醉后监护室(postanesthetic care unit,PACU)的护理人员和其他患者。术后精神状态的显著改变可延迟 PACU 的转出时间,增加 PACU 工作人员的护理负担。苏醒期谵妄的范围从昏睡及迷糊到肢体好斗和极度躁动。澳大利亚的一项研究表明,8% 的恢复室事件主要与中枢神经系统功能障碍有关。

对术后精神状态改变的患者进行分类以区分苏醒期谵妄还是 POCD 很重要。急性谵妄发生于手术后,包括意识水平和注意力水平的改变。POCD 可能是短期的也可能是长期的,出现在手术后的几天、几周或几个月。POCD 包括正常的意识水平,但与术前状态相比发生微妙的认知减退,包括注意力、记忆力和学习能力方面。POCD 可能是暂时的也可能是永久性的。

III. 鉴别诊断

为了评估潜在的精神异常,鉴别术后感觉异常非常重要。苏醒期谵妄的鉴别诊断包括残留药物的作用(吸入麻醉药、麻醉剂、包括术前用药的镇静剂和抗胆碱能药物)、缺氧、类似意识状态不佳的肌松残余作用、低体温、低血糖、高血糖、高血糖导致的高渗性昏迷、低钠血症和二氧化碳麻醉。感觉异常的罕见原因包括:局麻药毒性作用(过量或误入蛛网膜下腔注射所致)(译者注:误入蛛网膜下腔定义为全脊髓麻醉而非局麻药中毒更合适),非痉挛性癫痫,缺氧性脑损伤,急性脑血管意外,或在正常的情况,未被识别的颅内改变如脑出血、张力性气颅或其他引起神经外科手术后颅内压升高的原因。鉴别患者有无与肾功能或肝功能障碍相关的潜在性脑病也很重要,这些脑病可因手术而加重。

术后疼痛或不适是术后躁动的鉴别诊断需要考虑的。少见的不适来源可能有:膀胱扩张,胃胀气,包扎过紧,角膜擦伤,静脉渗漏,患者身体下方被遗忘的小物体,以及体位。

Ⅳ. 检查诊断

A. 临床评估

1. 生命体征,特别注意脉搏氧饱和度、血压和体温。

2. 谵妄快速筛查工具如 CAM-ICU 或简易意识模糊评估方法(confusion assessment method,CAM)具有较高的特异性,但敏感性较低,可由 PACU 的护士等卫生保健提供者实施。

CAM-ICU 标准:急性起病或精神状态波动、注意力不集中(字母测试)、意识改变(RASS 0 分除外)、思维混乱(提问回答错误,无法执行两部分指令)。

3. 体格检查包括:评估充足的通气和氧合比、如肤色和呼吸活动的质量,评估呼吸力度检查肌松残余作用,检查皮肤和四肢末端判断患者不适的罕见原因(患者身下异物,体位不当,静脉渗漏)。

4. 神经系统检查,特别注意瞳孔的大小、反应性和对称性,以及大脑偏侧迹象(例如,眼睑被动睁开时凝视点偏移,身体一侧的活动少于另一侧)。详细的神经系统检查通常很困难,检查目的是筛查确定需要进一步头部影像学检查的患者,如计算机断层扫描(CT)或脑电图(EEG)明确中枢神经系统原发疾病。

5. 心电图表现可提示电解质紊乱或缺血改变。

B. 实验室评估

动脉或静脉血气分析评估氧合和通气是否充分,检测血钠、血糖和血乳酸水平,因为酸血症可引起焦虑,可能反映全身低灌注状态。

C. 影像学检查

对于原发颅内病变导致精神状态改变的高危患者,特别是出现局灶性神经体征的情况下,可行头颅 CT 平扫或 EEG 对颅内病变进行评估是否有出血或占位效应,急性脑血管意外或癫痫发作。高危患者包括开颅术后、颈动脉内膜剥脱术或支架植入术、心脏手术或胸主动脉夹层修补术、已知有严重颈动脉狭窄或房颤病史、术中血流动力学不稳定和/或长时间缺氧的患者。

V. 治疗选择

治疗的必要性取决于引起术后精神状态改变最可能的病因。立即纠正任何生理紊乱,如缺氧,高碳酸血症,或低血压,确保充足的氧合,呼吸运动及血压。高血压病史的患者可能需要增加"正常"血压以达到足够的脑灌注。可以用阿片类药物治疗疼痛,寻找引起不适的罕见原因,如膀胱扩张。可以用苯二氮䓬类药物治疗焦虑。药物残余作用导致精神状态的改变可以用拮抗剂治疗:阿片类拮抗剂(20~40mg 的纳洛酮)、苯二氮䓬类拮抗剂(氟马西尼)和毒扁豆碱治疗东莨菪碱等抗胆碱能药物的残留作用,葡萄糖治疗低血糖,其他肌松拮抗剂用于逆转肌松剂的残余作用,脂肪乳剂用于可疑局麻药中毒。也应评估和治疗精神状态改变的罕见原因,如癫痫、颅内出血或颅内高压、低体温和电解质紊乱。

VI. 预后

尽管使患者和医务人员感到痛苦,但苏醒期谵妄通常具有自限性,而且对于对因治疗如疼痛、焦虑、呼吸困难和低血糖等有反应。苏醒期谵妄与 POCD 不同,后者是由于手术和麻醉引起持久的 CNS 损害。然而,即使苏醒期谵妄是自限性的,也会增加长期 POCD 的风险,降低患者的自理能力。此外,恢复室早期谵妄的发生是 POCD 发生的有力的预测因素。

POCD 表现为手术后可能发生的认知功能轻微的下降。尽管 POCD 可能发生在 PACU，但典型的 POCD 通常是在几天到几周内出现。典型的认知功能轻微下降发生在注意力、记忆力和学习能力方面。文献中 POCD 的定义有所不同，但许多研究使用的标准是指患者术后和术前相比，在 20% 的神经生理学测试中下降 20%，因此每个患者都是以自身为对照。

早在 20 世纪 50 年代，Bedford 就报道了 POCD，称老年患者在全身麻醉后出现精神错乱。心脏手术后相关文献中详细描述了该症状，50%~70% 的患者在第 1 周发生，20%~40% 的患者在 1 年后发生。POCD 也出现在非心脏手术后。心脏手术相关危险因素包括体外循环的时长、低红细胞比容、高血糖、复温过高、没有使用动脉管路滤器、使用膜式氧合器、动脉粥样硬化疾病主动脉插管的患者未使用超声监测。其病因一般被认为部分是由于大脑中有大量固体和气体微栓。

POCD 也出现在非心脏手术后。非心脏手术后的危险因素包括高龄，尤其是大于 60 岁、麻醉时间、术后呼吸系统并发症或感染、既往存在认知功能障碍或抑郁、术前受教育水平较低、大手术相比于小手术、全身麻醉相比于局部麻醉。病因可能包括麻醉药物的中枢神经系统毒性、应激反应的激活伴应激激素生成增加、全身炎症、术中生理或代谢紊乱（如与低血压或低血糖相关的缺氧或脑灌注不足）。

推荐阅读

Card E, Pandharipande P, Tomes C, et al. Emergence from general anaesthesia and evolution of delirium signs in the post-anaesthesia care unit [published online ahead of print December 23, 2014]. *Br J Anaesth* 2015;115(3):411–417. doi:10.1093/bja/aeu442.

Fowler MA, Spiess BD. Post anesthesia recovery. In: Barash P, ed. *Clinical Anesthesia*. 7th ed. Philadelphia, PA: Lippincott Williams & Wilkins; 2013:1421–1443.

Neufield KJ, Leoutsakos JMS, Sieber FE, et al. Outcomes of early delirium diagnosis after general anesthesia in the elderly. *Anesth Analg* 2013;117:471–478.

Nicholau D. The postanesthesia care unit. In: Miller RD, Eriksson LI, Fleisher LA, et al, eds. *Miller's Anesthesia*. 7th ed. Philadelphia, PA: Churchill Livingstone; 2010: 2708–2729.

Rasmussen L, Stygall J, Newman SP. Cognitive dysfunction and other long-term complications of surgery and anesthesia. In: Miller RD, Eriksson LI, Fleisher LA, et al, eds. *Miller's Anesthesia*. 7th ed. Philadelphia, PA: Churchill Livingstone; 2010:2805–2820.

Sharma PT, Sieber FE, Zakriya KJ, et al. Recovery room delirium predicts post-operative delirium after hip fracture repair. *Anesth Analg* 2005;101:1215–1220.

第 20 章

围术期急性肾功能不全

Michael Hermann and Sheri Berg

韩 光 译 徐懋 校

流行病学

急性肾损伤(acute kidney injury,AKI)患者的确切比例难以评估,确诊 AKI 因为其定义差异而不同,其发病率也相应改变。发病率也随着手术类型的不同而有所变化,然而,约 25% 的医院获得性 AKI 与手术相关。

已知的术前危险因素会增加 AKI 发病率,包括:

1. 年龄 >55 岁
2. 男性
3. 不稳定性充血性心力衰竭
4. 存在腹水
5. 需要口服药物治疗或胰岛素治疗的糖尿病
6. 高血压
7. 轻度或中度围术期肾功能不全
8. 肾毒性药物(造影剂)

术中危险因素: 紧急实施的需要心肺转流的手术和许多血管外科手术,可能继发于术中相对低血容量和肾缺血,增加了发生 AKI 的风险。

容量不足、围术期低血压和尿路梗阻可能会诱发术后AKI。

病理生理学

AKI 的病因通常分为肾前性、肾性和肾后性因素 (表 20.1)。

围术期肾功能障碍常是多因素导致, 鉴于术前低血压和低血容量的风险, 急性肾小管坏死 (acute tubular necrosis, ATN) 为最常见原因。

术中发生的围术期肾缺氧是麻醉引起肾脏灌注和功能下降的结果, 通常是可逆的, 不会导致永久性损害。

肾前性损伤可由灌注减少引起, 这是低血压和低血容量的常见并发症。此外, 手术中腹内压力的增加 (腹腔镜手术) 会导致肾脏出现低血压状态。

正常情况下, 肾血流量 (renal blood flow, RBF) 为心输出量的 20%, RBF 的 90% 供应肾皮质。因为髓质摄取了 80% 的供氧, 肾脏对低灌注非常敏感。肾脏血流在血压 80~160mmHg 之间可自我调节。髓质的血流通常是由血管舒张剂 (一氧化氮、前列腺素、腺苷、多巴胺)、血管收缩剂 (内皮素、血管紧张素 II、抗利尿激素) 和管 - 球反馈 (钠重吸收不足引起肾小球入球血管收缩从而减少滤过的反射机制) 所控制。低至 60mmHg 的平均动脉压 (mean arterial pressure, MAP) 水平能维持血流和肾小球滤过率 (glomerular filtration rate, GFR)。自我调节是通过前列腺素降低入球小动脉阻力和借由血管紧张素 II 增加出球小动脉阻力来维持。低于自我调节范围, 内源性血管收缩剂会增加入球小动脉阻力, 反过来降低 GFR, 导致肾前性氮质血症。

表 20.1 急性肾损伤的原因

肾前性	肾性	肾后性 (梗阻性)
血管内容量消耗	**急性肾小管坏死**	**上尿路梗阻**
● 胃肠道液体丢失 (如	● 缺血	● 肾结石
呕吐、腹泻、肠外瘘)	● 毒素诱导	● 血肿

续表

肾前性	肾性	肾后性（梗阻性）
● 肾性液体丢失（如利尿剂）	● 药物	● 主动脉瘤
● 烧伤	● 静脉造影剂	● 肿瘤
● 失血	● 横纹肌溶解	
● 液体再分布（如"第三间隙"、胰腺炎、肝硬化）	● 大量溶血	
	● 肿瘤溶解综合征	

肾灌注压力下降	**急性间质性肾炎**	**下尿路梗阻**
● 休克（例如，脓毒症）	● 药物诱导	● 尿道狭窄
● 血管舒张药物	● 感染相关	● 血肿
● 肾小球前（入球）	● 系统性疾病（例如，系统性红斑狼疮）	● 良性前列腺肥大
● 肾小球后（出球）小动脉扩张	● 恶性肿瘤	● 神经性膀胱功能障碍
		● 导尿管错位
		● 肿瘤

心输出量下降	**急性肾小球肾炎**	
● 充血性心力衰竭	● 感染后	
● 心肌缺血	● 全身性血管炎	
	● 血栓性血小板减少性紫癜/溶血性尿毒综合征	
	● 急进性肾小球肾炎	
	血管	
	● 粥样硬化性疾病	
	● 肾动脉或静脉血栓形成	
	● 肾动脉夹层	
	● 恶性高血压	
	肝肝肾综合征	
	腹腔内压力增加	

缺氧破坏细胞代谢的多种途径，并伴有细胞骨架破坏。这种机制可能导致细胞脱落，并可导致肾小管阻塞。进一步的氧

化损伤导致血管收缩加重,并触发进一步的损伤恶性循环,最终以急性肾小管坏死告终(见下文)。血管收缩剂可引起显著的肾缺血,因为在肾血管床上缺乏 β_2 受体的情况下,α_1 的活化不受阻碍。心肺转流会产生低血容量和低心输出量,继之造成缺血再灌注损伤。主动脉手术中主动脉阻断,RBF 的减少高达40%,导致肾血管阻力增加 75%。

持续低血容量和低氧血症导致肾内损伤即为 ATN。ATN通常是由低灌注和缺血引起的,这会破坏代谢途径。毛细血管内皮细胞也受到破坏。ATP 减少和缺氧激活蛋白酶和磷脂酶,导致氧化损伤。

血管收缩和低灌注循环造成黏附分子和细胞因子表达,从而趋化白细胞浸润,造成微循环障碍。白细胞也表达自身活性氧、酶和细胞因子,造成进一步的损害。

其他原因包括造影剂引起的肾病、药物、横纹肌溶解、溶血、肾小球肾炎和血管原因等。

肾后性损伤是由于肾小管和集合管远端梗阻造成(尿路阻塞或导尿管扭结、良性前列腺增生或其他因素)所致。尿素(非肌酐)从肾小管扩散到血液中,导致血中尿素氮(blood urea nitrogen,BUN)与肌酐的比值增加。

临床意义

AKI 是住院患者 30 天和长期死亡率的独立预测因子。肌酐每增加 0.5mg/dl,死亡率增加 6.5 倍、住院时间增加 3.5 天和医院开支增加 7 500 美元。

对接受普外科手术的患者已制定 AKI 相关风险指数,共11 个:

1. 年龄大于 56 岁,男性,急诊手术,腹腔内手术,需要口服治疗或胰岛素治疗的糖尿病,不稳定性 CHF,腹水,高血压,术前轻度肾功能不全和术前中度肾功能不全。

2. 伴有 6 个或 6 个以上的危险因素则术后发生 AKI 风险为 9%。

诊断检查

询问相关病史,评估可能导致急性肾损伤的诱发因素或事件。针对性的体检以评估容量状态。

低血容量的典型体征包括(但不限于):皮肤隆起 / 张力降低,毛细血管充盈减少,静脉塌陷,四肢冰冷伴直立性低血压和心动过速。其他辅助检查包括中心静脉压(central venous pressure,CVP)、肺动脉楔压(pulmonary artery wedge pressure,PAWP)、经食管超声心动图(transesophogeal echocardiography,TEE)或腹部超声检查下腔静脉(inferior vena cava,IVC)宽度。

放置导尿管有助于准确测量每小时的尿量。包含尿素氮和肌酐的基本代谢组合对于诊断 GFR 下降及 AKI 的病因至关重要。然而,血清肌酐对肾功能的急性变化并不敏感,因为 GFR 的突然下降只会导致血清肌酐缓慢而延迟的升高(2~3 天)。基础血清肌酐值也受年龄、水合状态和体质的影响(表 20.2)。量化 GFR 的金标准是 24 小时肌酐清除率,但是由于完成检测所需的时间长,这种方法很少被使用。其他必要的检测包括尿钠和肌酐来评估钠排泄分数(可能应用利尿剂时并不可靠),尿液显微镜检查评估是否存在活动性肾小球疾病,评估内在肾损伤,以及肾超声来评估梗阻(包括肾盂积水)的迹象。

表 20.2　急性肾损伤的尿液检测

	肾前性	肾性
显微镜检查	透明管型	异常
比重	>1 020	~1 010
渗透压 /mOsmol·kg^{-1}	>500	<350
尿 / 血浆尿素	>8	<3
尿 / 血浆肌酐	>40	<20
尿钠 /mol·L^{-1}	<20	>40
钠排泄分数 /%[*]	<1	>2
肾衰竭指数[†]	<1	>2

[*] 钠排泄分数(Fe_{Na})=［尿钠 × 血肌酐 ×100］/［血浆钠 × 尿肌酐］。

[†] 肾衰竭指数 =［尿钠 × 血肌酐］/尿肌酐

管理措施

预防 AKI 可能是避免肾功能受损的最佳方法。手术过程中肾损伤高危患者应给予"充足的"容量治疗,根据患者之前伴随疾病及手术本身的不同,通常也会有所变化。值得注意的是,肾灌注的最佳 MAP 尚不清楚。过量的输液可能会导致患者机械通气时间和伤口愈合时间延长。此外,继发于第三间隙和容量负荷过度导致的腹腔内压力过大或腹腔内高压(intra-abdominal hypertension,IAH),可能导致患者易出现 AKI。肾功能下降和体液过负荷的恶性循环可能会使 AKI 持续恶化。目标导向治疗和术前血流动力学优化,避免容量超负荷和腹腔内高压的不良影响,是减少术后肾功能损害的可能管理策略。可优化的潜在变量包括心脏指数、肺动脉阻塞压力、全身血管阻力和氧供。有趣的是,液体的选择似乎对转归并无影响。

某些药物已被证实使患者易患 AKI。造影剂具有肾毒性,可能有多种机制(血管痉挛,直接肾毒性和活性氧)。术前应用生理盐水水化(无论有无碳酸氢盐)和 N- 乙酰半胱氨酸是目前仅有的可预防造影剂诱导肾病的方法。万古霉素、头孢菌素和氨基糖苷类等抗生素会导致急性间质性肾炎引发肾脏功能恶化。非甾体抗炎药通过改变前列腺素的合成降低 RBF。此外,它们还可引起急性间质性肾炎。长期使用还会使患者有发展为终末期肾病的风险。然而,非甾体抗炎药可能不会引起肾功能正常患者肾功能的显著改变。其他降低 RBF 的药物有血管紧张素转换酶抑制剂和血管紧张素拮抗剂。

治疗

除了足够的水化,AKI 的治疗还取决于病因和去除可能的损害,如去除肾毒性药物和解除梗阻。AKI 在实际低血容量的情况下很难诊断,无论是由于外科手术造成的失血,还是由于毛细血管通透性改变(脓毒症)引起的再分布性血管内容量耗竭。

液体补充的选择包括晶体液,胶体液或血液制品。然而,在预防作用方面,晶体液和胶体液对比并没有优势,考虑到胶体液应用的费用和缺乏额外的益处,建议使用晶体液。如有需要(低血红蛋白/血细胞比容、凝血障碍等),建议使用血液制品。尽管考虑到乳酸林格液可能会加重高钾血症,通常选用生理盐水而非乳酸林格液,但目前的证据并不支持这一建议。历史上,有理论认为呋塞米可以减少肾脏的代谢需求,并将少尿性肾衰竭转化为非少尿性肾衰竭,并被认为可以改善预后。然而,利尿剂在减少肾衰竭持续时间、最终需要透析或提高生存率方面并没有显示出任何益处,实际上利尿剂还可能会导致预后恶化。滴定液体的目标可能类似于感染性休克,包括控制血压(MAP>65~70mmHg),HR<110 次/min,CVP 约 15cmH_2O, 尿量 >0.5ml/(kg·h)。

严重、持续性高钾血症和代谢性酸中毒传统治疗方法难以治愈、肺水肿/容量超负荷、尿毒症(脑病、心包炎)和清除毒素等情况下,启动肾脏替代治疗可能是必要的。

推荐阅读

Abuelo JK. Normotensive ischemic acute renal failure. *N Engl J Med* 2007;357(8): 797–805.

Bihorac A, Yavas S, Subbiah S, et al. Long-term risk of mortality and acute kidney injury during hospitalization after major surgery. *Ann Surg* 2009;249(5):851–858.

Brienza N, Giglio MT, Marucci M, et al. Does perioperative hemodynamic optimization protect renal function in surgical patients? A meta-analytic study. *Crit Care Med* 2009;37:2079–2090.

Brienza N, Giglio MT, Massimo M. Preventing acute kidney injury after noncardiac surgery. *Curr Opin Crit Care* 2010;16:353–358.

Carmichael P, Carmichael AR. Acute renal failure in the surgical setting. *ANZ J Surg* 2003;73(3):144–153.

Dalfino L, Tullo L, Donadio I, et al. Intra-abdominal hypertension and acute renal failure in critically ill patients. *Intensive Care Med* 2008;34:707–713.

Jones DR, Lee HT. Perioperative renal protection. *Best Pract Res Clin Anaesthesiol* 2007;22(1):193–208.

Kheterpal S, Tremper KK, Heung M, et al. Development and validation of an acute kidney injury risk index for patients undergoing general surgery: results from a national data set. *Anesthesiology* 2009;110(3):505–515.

Mangano CM, Diamondstone LS, Ramsay JG, et al. Renal dysfunction after myocardial revascularization: risk factors, adverse outcomes, and hospital utilization. *Ann Intern Med* 1998;128(3):194–203.

Moran SM, Myers BD. Acute renal failure studied by a model of creatinine kinetics. *Kidney Int* 1985;27:928–937.

Navar LG. Renal autoregulation: perspectives from whole kidney and single nephron studies. *Am J Physiol* 1978;234(5):F357–F370.

Novis BK, Roizen MF, Aronson S, et al. Association of preoperative risk factors with postoperative acute renal failure. *Anesth Analg* 1994;78(1):143–149.

O'Malley CM, Frumento RJ, Hardy MA, et al. A randomized, double-blind comparison of lactated Ringer's solution and 0.9% NaCl during renal transplantation. *Anesth Analg* 2005;100(5):1518–1524.

Sear JW. Kidney dysfunction in the postoperative period. *Br J Anaesth* 2005;95(1):20–32.

Vincent JL, Gerlach H. Fluid resuscitation in severe sepsis and septic shock: an evidence-based review. *Crit Care Med* 2004;32(11):S451–S454.

Wijeysundera DN, Karkouti K, Beattie WS, et al. Improving the identification of patients at risk of postoperative renal failure after cardiac surgery. *Anesthesiology* 2006;104(1):65–72.

第 21 章

术后出血

Matthew Tichauer，Martha DiMilla，and D.Dante Yeh

宋健楠　译　吴　刚　校

Ⅰ. 引言

　　围术期出血是任何手术都会面临的风险，对外科医生和麻醉医生来说都是一个挑战。虽然根据手术性质大多数外科手术的死亡率通常在 0.1% 到 8% 之间，但术后出血可以显著增加死亡率，估计高达 20%。术后出血除了增加相关的发病率和死亡率外，如其不被及时发现和处理，可能导致非计划转入 ICU 和延长住院时间。

Ⅱ. 围术期出血的危险因素

手术和患者相关的危险因素

　　围术期出血的所有因素中，术中止血不彻底是最常见的原因。虽然这并非外科医生的本意，但这强调了在计划和执行所有外科手术过程中尽职尽责和注意细节的重要性（表 21.1）。虽然大多数手术都有出血的风险，但某些因素会增加严重出血的可能性。

　　1. 外科手术，如创伤、心脏 / 心血管和肿瘤手术。

　　2. 大量失血导致凝血障碍（如稀释性凝血功能减弱、凝血因子缺乏、血小板丢失或消耗）。

　　3. 药物引起的凝血功能障碍（如华法林）。

4. 肝病。

5. 遗传性凝血功能障碍（如血友病和血管性血友病）。

6. 低体温。

7. 酸血症。

表 21.1　术中及术后出血原因

术中	术后 0~2 天	术后 2~7 天
组织结构异常／手术技术缺陷	组织结构异常／手术技术缺陷	血小板减少症
弥散性血管内凝血	血小板减少症	获得性血小板功能障碍
肝素过量	遗传性或获得性血小板功能障碍	维生素 K 缺乏
纤溶亢进		多器官衰竭
在使用牛凝血酶纤维蛋白后产生 V 因子抗体	轻度至中度遗传性凝血障碍	

Marietta M，Facchini L，Pedrazzi P，et al.Pathophysiology of bleeding in surgery. *Transplant Proc* 2006；38（3）：812-814.

Ⅲ. 止血的病理生理学和凝血病的评估

止血是由血管壁、血小板和血浆蛋白（凝血因子）共同作用完成。

A. 一期止血发生在血管壁损伤后几秒钟内，导致血小板血栓的形成。血小板血栓的形成包括 4 个步骤：血小板活化→黏附→脱颗粒→聚集。

B. 二期止血涉及内源性和外源性凝血因子的共同作用，导致纤维蛋白的形成。Ⅶa 使内源性和外源性凝血途径相互关联。

1. **部分凝血活酶时间**（partial thromboplastin time，PTT）或**活化部分凝血活酶时间**（activated PTT，aPTT）：监测内源性凝血系统功能。内源性凝血因子的减少、肝素和自身免疫／抗凝血抗体可使 PTT 值增加。

2. **凝血酶原时间**(prothrombin time, PT)：监测外源性凝血系统的功能。它的值是通过在样品中添加凝血酶原试剂得到的。PT 和 PTT 均受凝血因子 V 和 X 的影响，并且对低水平的凝血因子Ⅶ敏感。

3. **国际标准化比率**(international normalized ratio, INR)：通过实验室标准化 PT 值这种方法用于确定对华法林的反应。此外，INR 还被用来检测肝病中的凝血障碍。

4. **纤维蛋白原**：是肝脏产生的一种蛋白质，在血凝块形成过程中是必不可少的。纤维蛋白原在弥散性血管内凝血和大出血中耗尽。纤维蛋白原也是一种急性期反应物，通常在术后和有炎症时升高。新鲜冷冻血浆、冷沉淀或纤维蛋白原浓缩物可被输注以替代耗尽的纤维蛋白原。

5. **活化凝血时间**(activated clotting time, ACT)：ACT 测量肝素对机体凝血系统的抑制作用。它可以在床旁进行，通常用于指导有创血管手术和心脏手术中肝素的使用。

Ⅳ. 止血凝血障碍

A. 弥散性血管内凝血

弥散性血管内凝血(disseminated intravascular coagulation, DIC)的发生是凝血系统激活和凝血因子消耗的结果。DIC 本身不会单独发生，而是作为其他疾病的并发症，如败血症、创伤、头部损伤、烧伤、出血、终末期肝病和蛇毒。在临床上，DIC 的程度可以从轻微到严重，并可能导致大出血、血栓形成和多器官功能障碍/衰竭。一旦发生 DIC，所有条件下引起 DIC 的病理生理学是相似的。在接触这些炎症蛋白后，单核细胞和血管内皮细胞可能释放组织因子(tissue factor, TF)，TF 被认为可以激活整个血管系统的凝血级联反应，从而触发 DIC。广泛的血栓形成导致止血和凝血障碍。由于纤维蛋白的广泛形成导致 PT 和 PTT 延长和纤维蛋白原水平较低。

B. 血友病

血友病是一组凝血因子缺乏为特征的遗传性疾病,如凝血因子Ⅷ(血友病 A)或凝血因子Ⅸ(血友病 B)。血友病患者通常有较长的 PTT 和正常的 PT。其血小板功能是完整的,因此初始血栓形成是正常的;但是由于凝血级联不能稳定血栓,反复出血。

C. 血管性血友病

血管性血友病是一种相对常见的遗传性出血性疾病,由于缺乏 von Willebrand 因子的产生,导致血小板不能黏附于暴露的胶原,血小板不能聚集。根据 von Willebrand 疾病的亚型,可以给予去氨加压素、冷沉淀或新鲜冷冻血浆(FFP)来治疗该疾病。

D. 肝病

肝生成凝血因子(除因子Ⅷ和血管性血友病因子外,它们均由内皮产生)的减少,导致凝血功能障碍。血小板减少症常见于出血情况下需要输注血小板的肝病患者(见第Ⅵ节)。

V. 术后评估

体格检查

在假定出血的情况下进行全面的体格检查至关重要。早期识别出血的临床症状和确定出血部位可能挽救生命。

出血的**临床症状**包括心动过速、低血压、四肢发冷、脉搏无力、毛细血管再充盈时间延长(定义为 2 秒以上)、脉压变窄(<25mmHg)和精神状态改变。

临床医师必须积极主动地评估手术部位。手术部位的活动性出血(搏动、渗出等)通常需要紧急检查浸透的敷料和切口周围出血情况。此外,必须评估手术引流管(即胸管、杰克逊 - 普拉特引流管、纵隔引流管等)的引流量,注意引流量的趋势和引流液的特征(浆液血性、血性等)。

超声已成为评估急性出血的常用工具。虽然更敏感的诊断检查,如计算机断层扫描(CT)通常包含在对出血(特别是腹部)患者的标准评估中,但通过超声能够获得快速可靠的评估,特别是对血流动力学不稳定的患者,非常有诊断意义。

Ⅵ. 出血的处理和输血

A. 出血的标准处理方法通常包括以下外科技术:充填或填塞、血管结扎或出血血管的血管栓塞。

B. 抑肽酶、氨基己酸、氨甲环酸、去氨加压素、血液衍生产品和其他止血剂通常用于改善出血患者的止血药物平衡。重组活化因子Ⅶ已被证明对手术或创伤性大出血常规治疗无效的血友病患者是有效的。如果在受伤后 3 小时内给予氨甲环酸治疗,可以提高患者的存活率。

C. 临床很少使用**全血**。全血需要相同的 ABO 和 Rh 配型,而红细胞只需要 ABO 配型。

D. **红细胞**通常以 1 单位红细胞输注,其体积输注量约为250ml。如果没有持续出血,1 单位红细胞应使受者的血红蛋白增加 1g/dl。ABO 相容性对于避免因表面抗原 - 抗体反应而引起的溶血至关重要。如果患者血型未知,紧急时输注 O 型 Rh阴性红细胞(注:一旦确定患者的血型,就必须开始输血特定类型的血液,以避免抗 A 和抗 B 抗体的积聚)。

E. **新鲜冰冻血浆**(fresh frozen plasma,FFP)含有凝血、纤溶和补体系统的成分,是血液中离心后被冷冻的液体部分。ABO相容性是输注 FFP 所必需的。它富含凝血因子 Ⅱ、Ⅴ、Ⅶ、Ⅸ、Ⅹ和Ⅺ;因此,它适用于出血或使用华法林需要侵入性操作的患者。通过给予 FFP 通常将血浆纤维蛋白原水平增加 1mg/ml 浓度水平。

F. **冷沉淀**是在一定温度下解冻 FFP 形成的,富含凝血因子Ⅷ和纤维蛋白原(200~300mg/U)。此外,它还含有血管性血友病因子、凝血因子ⅩⅢ和纤维连接蛋白,适用于有显著低纤维蛋白原血症、血管性血友病和血友病 A 的患者。冷沉淀使血浆纤维蛋白原升高约 50mg/dl（如果以 1U/10kg 的剂量给药）。

G. **血小板**以 "6 个包装（6packs）" 输注。血小板输注不需要 ABO 相容性；但是，在特定患者（即同种异体免疫）中，ABO 血型相容可能有更好的效果。在 DIC 的情况下，活动性出血合并血小板减少的患者应输注血小板计数大于 5 万，最好大于 10 万。

推荐阅读

Dagi TF. The management of postoperative bleeding. *Surg Clin North Am* 2005;85(6): 1191–1213.

Peitzman AB, Schwab CW, Yealy DM, et al. *The Trauma Manual: Trauma and Acute Care Surgery*. 4th ed. Philadelphia, PA: Lippincott Williams & Wilkins; 2013.

Shakur H, Roberts I, Bautista R, et al; The CRASH-2 Collaborators. Effects of tranexamic acid on death, vascular occlusive events, and blood transfusion in trauma patients with significant haemorrhage (CRASH-2): a randomised, placebo-controlled trial. *Lancet* 2010;376(9734):23–32.

Tanaka KA, Key NS, Levy JH. Blood coagulation: hemostasis and thrombin regulation. *Anesth Analg* 2009;108(5):1433–1446.

第 22 章

体温异常

Craig S.Jabaley and Kathryn L.Butler
申 乐 译 方 浩 校

Ⅰ.介绍

A.在麻醉、手术和环境因素的共同作用下,恒定体温遭到破坏,导致了术后**体温异常**的经常发生。虽然正常体温并未用于麻醉后监护室(postanesthesia care unit,PACU)评分系统(见第 36 章),但在从 PACU 出室前恢复到正常体温往往是必要的,尤其是对于日间手术患者。在过去的二十多年里,越来越多的证据表明低体温是导致许多不良后果的原因之一。自然而然,建立和维持正常体温已经引起了更多关注。

B.在 PACU 中测量体温是由美国麻醉学家协会制定的一项**实践标准**,医疗保险和医疗补助服务中心(Centers for Medicare & Medicaid Services,CMS)规定,体温必须作为麻醉后评估的一项内容记录在案。

C.正常人体核心体温为 37℃,范围为 36.5~37.5℃。**低体温**被定义为核心体温低于 36℃,而**高热或发热**定义为体温高于 38℃。

Ⅱ.体温的生理调节

A.在了解体温调节的病理生理之前,理解**传热的机制**是至关重要的。

1.热辐射是指在绝对零度以上的所有物质中,由于原子和分子的运动而产生的由电磁波引起的热发射和吸收。经典的全身热量测定研究表明,在寒冷的环境中,辐射约占热量损失的三分之二。因此,它被认为是围术期低体温的主要原因。

2. **对流热**是指流体或空气在表面上的运动,是造成术中热损失的第二大因素。手术铺单使得空气在人体表面运动受限,从而减少了对流热损失。

3. **热传导**描述了热接触中相邻表面之间的热传递,可以通过绝缘来缓解。术中使用泡沫垫可减少因传导引起的热损失。

4. **水蒸发**成气体是由于物质状态变化导致潜在热损失的一个例子。正常的皮肤和上呼吸道都是这一过程的屏障。明显的皮肤切口,肠道暴露,以及在机械通气期间将干燥的空气引入呼吸道,这些都可能增加蒸发热损失。

B. 为了便于理解,人体可以分为两个**热室:核心室**和**周围室**。核心室组织灌注良好,热量均匀,并保持在一个非常窄的体温范围内。相反,周围室的体温是可变的。实际上,核心室是指头部、胸部和腹部的内脏内容物,而周围室是由皮肤和附件组成的。

C. 人体已经具备了对周围环境温度变化的**体温调节途径和反应机制**,虽然这一机制十分复杂且尚未充分得到理解。尽管如此,麻醉下的恒温机制还是很容易遭到破坏。

1. **传入信号**来源于广泛分布的外周(包括皮肤和内脏)及中枢的温度感受器。虽然人们对人体内脏温度感受器的性质知之甚少,但已经发现了分立的冷和热敏感的皮肤温度感受器。冷感受器和暖感受器的电信号分别由 Aδ 和 C 纤维传导。将脊髓热感受器的传入进行一定程度的整合和处理后,这些信号通过脊髓丘脑束向中枢神经系统传输。

2. 下丘脑促进**中枢**对传入信息的综合处理。损伤研究表明,下丘脑前核对抗高热,而后核协调低温的生热反应。

3. 根据环境刺激的不同,**传出反应**的速度和强度是不同的。它们大致可分为以下几类:

　　a.**血管舒缩张力**可以迅速改变,并且只消耗很少的能量。因此,它是对环境体温变化的第一反应。血管的舒缩通过将血液输送到或远离核心,以实现保温或散热。值得注意的是,在最大血管扩张情况下,皮肤血流量可以几乎等于静息心输出量。

　　快速出汗伴随着血管扩张,是对核心体温升高的主要反应。

　　b.**行为**的改变在对抗环境变化方面是非常有效的,但是要付出很高的能量成本。

　　c.当其他代偿机制不能纠正低体温时,就会发生**产热**。

　　(1)**寒战**通过摆动的骨骼肌活动产生热量,代价是耗氧量增加和不适。

　　(2)**非寒战**产热是指在棕色脂肪组织内的线粒体氧化代谢增强,因为在婴儿和儿童不能产生有效的寒战反应,因此这种产热方式是他们重要的恒温机制。

　　D.两个**极端年龄**段的患者都表现出体温调节受损。

　　1.**老年人**在受到轻微的环境或生理压力时,容易出现低体温的情况,原因是肌肉重量减少,同时伴有血管收缩和寒战反应受损。此外,与年轻患者相比,这些代偿机制在达到较低的体温阈值之前是不会发生的。

　　2.**婴儿**容易出现低体温,原因是体表面积相对大(辐射)、无法有效的寒战(生热受损)和皮肤屏障薄(蒸发)。因此,非寒战产热在维持正常体温中起着重要的作用。

Ⅲ.体温监测位置和方式

　　A.评估**核心体温**应该是任何体温测量方式的目标。虽然热量在体内分布是不均匀的,但热量相对稳定的核心室提供了对全身热状况的最佳观测点。核心体温可在鼓膜、鼻咽部、肺动脉或(远端)食管进行直接测量。虽然这些部位在术中或重症监护环境中经常被选择,但对于在PACU中拔管的患者来说,它们的有创性太强,无法进行常规的术后监测。

B. 更实用的 PACU 体温监测方法依赖于降低有创性和尽可能测量核心体温的**统一**。

1. 由 Foley 导管测量的**膀胱温**长期以来一直被排除在核心体温位置清单之外,因为它可能落后于实际体温的快速变化,例如在体外循环和低温治疗期间。然而,在大多数其他条件下,膀胱温非常接近核心体温。对于需要导尿的患者,放置带有集成热敏电阻或热电偶的导管是一种实用的方法,有助于准确和持续地评估术后体温。由于这些原因,膀胱温较其他方式更常被选为术后患者的体温监测的研究标准。

2. **口腔温**测量虽然不适用于插管患者,但在 PACU 中是一种低成本、可靠的方法。手术后,与膀胱温测量相比,该方法具有较高的准确性。避免同一时期服用口服药,在测量时保持嘴巴紧闭,并将体温计深埋在舌下后方,这样才能获得最准确的读数。

只有在口腔温测量不可行时,才应考虑测量**腋温**。通过将体温计定位在腋动脉附近并保持手臂内收,可以提高准确性。

3. **皮肤体温**测量虽然方便,但鉴于体表热量分布的非均匀性,应将其视为最后的选择。在所有部位中,额头以其相对薄的皮肤和相对较高的血管密度是最常用的部位。

4. **直肠温**比膀胱温更高,在热量快速变化时也会落后于核心体温。而且,它在 PACU 中的测量往往是不可行的。

C. 由于没有一个单一的测温方式或位置是最完美的,在围术期使用多种的体温监测方法可以允许更准确地比较读数。临床医生应该总是怀疑极端的体温值,在这种情况下,采用另一种监测方式可能是有用的。

IV. 低体温

A. 低体温被定义为核心体温**低于 36℃**,是最常见的围术期体温紊乱。在前不久,允许一定程度的术中低体温还是一种**常见**的做法。虽然低体温在少数个别情况下确实有好处,但它与许多不良后果的密切联系已经引起了对低体温的关注。

1. 在充气加温装置应用之前,意外术后低体温的**发生率**在60%以上,而最近的发病率已经降到5%~20%。不同的患者群体、麻醉方式、手术类型、体温监测方式,以及对术中体温关注程度可能掩盖了术中低体温的真实发生率。

2. 轻度低体温的益处包括降低大脑氧代谢率(约7%/℃),改善心脏骤停后的神经结局,以及在创伤性脑损伤患者中发挥潜在的保护作用(尽管有争议)。

3. 即使核心体温下降1℃,低体温的风险也会增加。

a. **心脏疾病**与低体温有关。在一项研究中,正常体温使合并的心肌缺血、心肌梗死和心搏骤停的发生率降低了55%。

b. **凝血障碍**是低体温的一种不可避免的并发症,它从血小板功能障碍开始,发展到明显的凝血级联功能障碍。失血和输血需求的增加,特别是骨科手术中的失血和输血需求增加,一直与低体温有关。

c. **药物代谢**受到影响,因为低体温降低了肝脏和肾脏的血流量。多种药物的作用被延长,包括神经肌肉阻滞剂、静脉麻醉剂和挥发性药物。

d. **不适**是一种明显但未得到充分重视的低体温效应,它会导致循环中的儿茶酚胺增加和患者满意度下降。

e. 在PACU的**停留时间**延长,会增加医疗费用,影响手术室工作流程。此外,低体温是导致延迟出院的一个重要因素。

f. **手术部位感染**是低体温最昂贵和最具破坏性的后果之一。这种风险似乎在腹部手术患者中最高。

4. 随着医疗服务越来越关注**医疗质量**,避免低体温已成为直接影响麻醉医生决策的首要指标之一。首次推广来自CMS手术护理改进项目(Surgical Care Improvement Project,SICP),该项目跟踪了术后正常体温下或使用充气加温装置的依从性。尽管由于遵从率较高,2015年不再跟踪这一指标,但正常体温仍然是CMS医师质量报告提倡的一项内容。

B. 到目前为止,**围术期意外低体温**(inadvertent perioperative hypothermia,IPH)是入院后低体温的最常见原因。鉴于其有害的影响和相对较高的发病率,如前所述,所有的 PACU 医疗人员必须熟悉低体温的治疗。

1. IPH 的**病因**是多因素的,源于热损失的增加。全身麻醉影响低温环境下的所有热量丢失的代偿机制。因此,在没有任何积极的复温努力的情况下,患者在使用足够长的麻醉药物时,必然会发展为 IPH。手术中的核心体温趋势可分为 3 个阶段,最开始为急剧下降,因为热量是从核心**重新分配**到体表。在接下来的 2~4 小时内,即第二阶段,由于补偿机制减弱和环境暴露,热损失持续增加,直到最终稳定状态达到 33~35℃左右,尽管应用了麻醉药物,但这通常足以促使血管舒缩张力增加。

神经阻滞和**局部麻醉**也以类似的方式干扰体温调节,并阻断外周温度感受器传入,即使在清醒或轻度镇静的患者中,这也可能进一步导致低体温的发生。

2. 在 PACU 中可以采用几种**治疗方法**来纠正 IPH。值得注意的是,全身麻醉的停止逐渐恢复了身体的许多代偿机制。血管收缩虽然在正常情况下是有帮助的,但由于血液从周围分流而减缓了术后患者的复温。因此,术中预防 IPH 比术后复温容易。

a. 在**全身麻醉**前对患者进行预加温不仅可以提高患者的舒适度,而且可以避免外周血管收缩,从而减弱诱导过程中热量再分配的程度。注意手术前的体温和及时实施保温措施,甚至在诱导之前就可以进行这项工作。

b. **体表保温**是体温管理的基石。作为一项通用性原则,应尽最大努力使患者的体表保温。即使是薄的担架床垫也足以抵挡背侧的热量损失,因此,只有在腹侧保温的不充分时,才需额外关注背侧保温。

(1) 充气加温装置是最常见、最有效、最舒适的取暖方式。既可以作为对流保温的通道,还有助于减少辐射热损失。当与皮肤直接接触时,温毯是最安全有效的。但是,加热器/鼓风机组合的加温空气输送不能直接吹到患者身上,这可能会造成热损伤。

出于对不育症的考虑,电热毯这种电阻性加热装置在很大程度上已被充气加温装置所取代。虽然电阻式加热是非常有效的,但使用旧设备时需要提高警惕以避免热损伤。一种新的产品将电阻元件包裹后与监测体温反馈回路的控制组件组合在一起,以减少热伤害的可能性。

(2)循环水装置有许多不同的形式,包括床垫、温毯和有或没有凝胶涂层的垫子。在术后患者身上应用这些装置是推荐的,因为它们更安全、更有效、更舒适。(在术中应用这些装置时,需要权衡手术暴露的增加和其有效性。)热循环水衣和热水循环毯最近已经上市,但仍然很昂贵。无论何种应用,水温都不应超过 40℃。

(3)使用被动隔离保温,如毯子,有助于最大限度地减少热量损失,但在没有主动复温的情况下,不能有效地治疗低体温。在电热充气装置的顶部使用适度的隔离材料有助于提高其功效。

(4)可以通过提高环境温度以帮助维持正常体温,但在大型PACU中通常是不切实际的。此外,环境温度高到足以使患者有效复温,通常会使工作人员感到不适,同时也会降低工作效率和警惕性。

c.加温输液本身不足以使患者尽快复温,但在避免低体温方面起着重要作用。正在进行积极的液体复苏或输注冷的血制品的患者应接受加热的液体。此外,在持续低体温的情况下,加温输液应与其他保温措施一起实施。

d.可吸入气体的加热和增湿有助于最大限度地减少黏膜表面的热量损失。气管插管患者或气管切开的患者最有可能受益,因为在这些情况下,吸入的气体未经过上气道的黏膜。

3.血管扩张复温通常可以达到满意的效果。然而即使在麻醉中,术中明显低体温的患者可能已达到一定程度的血管收缩,这不仅会掩盖低血容量,而且在到达 PACU 时表现为高血压。复温时心动过速和低血压应引起临床评估和容量复苏的考虑。

C. 对于 IPH 可能性低的患者,应考虑**其他原因引起的低体温**。这种情况包括以前的正常体温患者、特定疾病状态的患者,或者传统的保温措施不能有效提高核心体温的患者。

1. **全身炎症反应综合征**(systemic inflammatory response syndrome, SIRS)或**脓毒症**可出现多种症状,包括低体温。虽然暴发性脓毒症在术后即刻并不常见,但手术应激导致 SIRS 的情况却屡见不鲜。在脓毒症中,低体温的患者预后很差,除了立即使用适当的抗生素和控制感染源外,还应该对这些患者进行复温治疗。请参阅稍后关于脓毒症和 SIRS 的进一步讨论。

2. 多种**内分泌紊乱**可导致低体温,包括肾上腺功能不全、垂体功能低下和甲状腺功能减退。然而,这些病因不太可能表现为急性的孤立性低体温。请参阅第 25 章作进一步讨论。

3. **营养异常**,如营养不良,由于产热减少,患者面临较大的低体温风险。严重低血糖的患者通常低体温,但更有可能出现精神状态改变。

4. **神经系统病变**常常导致低体温。神经损伤的患者,包括脊髓损伤和钝性头部损伤的患者,风险最大。韦尼克脑病、脑血管意外和下丘脑损伤也与低体温有关。

5. **神经肌肉疾病**患者常表现为产热功能受损,因此更容易出现低体温。

D. **寒战**是 PACU 中的一个常见问题,据估计,在全麻后的发生率约为 50%,在神经阻滞麻醉后的发生率超过 30%。尽管寒战是对低温的正常生理反应,但全身麻醉和神经阻滞麻醉都会产生生理性遗留效应,从而导致类似的颤抖。因此,麻醉后颤抖(postanesthetic tremor)可能是技术上更准确的名称。

1. 寒战有许多**有害的**影响。它几乎使耗氧量增加一倍,但与心肌缺血的关系不大。低体温本身可以更好地解释寒战和不良心脏后果之间的关系。寒战不仅不舒服,而且会增加眼内压、颅内压和切口疼痛。

2. **治疗**应针对体表加温,纠正低体温,并在保守治疗失败时考虑药物治疗方法。多年来,哌替啶一直是治疗的主要手段,即使在同等剂量下,它也比其他阿片类药物更有效。然而,监管机构对其进行了越来越多的审查,一些机构已不再提供这种服务。有关治疗方案的回顾,请参阅表 22.1。

表 22.1　麻醉后寒战的药物治疗

药物	类型	用量 (静脉途径)	是否在美 国可用	证据 强度
布托啡诺	阿片类	1mg IV	+	+
可乐定	a 受体激动剂	75~150μg IV	+	+++
右美托咪定	a 受体激动剂	1μg/kg IV	+	++
多沙普仑	CNS 刺激剂	100mg IV	+	+++
氯胺酮	NMDA 受体拮抗剂	0.5mg/kg IV	+	+
酮色林	5-HT$_{2A}$ 受体拮抗剂	10mg IV	−	++
硫酸镁	无机盐	30mg/kg IV	+	++
哌替啶	阿片类	25mg IV	+	+++
纳布啡	阿片类	0.08mg/kg	+	+
奈福泮	非阿片类镇痛剂	0.15mg/kg IV	−	++
昂丹司琼	5-HT$_3$ 受体拮抗剂	4~8mg IV	+	+
毒扁豆碱	AChE 抑制剂	0.04mg/kg IV	+	++
曲马多	阿片类	1mg/kg IV	− (IV)	+

IV, 静脉输注 ; CNS, 中枢镇经系统 ; AChE, 乙酰胆碱酯酶 ; NMDA, 天冬氨酸

V. 高热和发热,均指的是核心体温升高,这两个概念虽然经常交替使用,但描述了两种不同的生理过程

A. **发热**是指由致热源介导的下丘脑体温调定点的升高,通常是由炎症或感染引起的。从根本上说,真正的发热应该导致发冷、血管收缩和寒战。

1. 简单地说,**发热反应**的特点是细胞因子介导的效应,不仅包括发热(对下丘脑调节改变的反应),而且还包括急性时相反应物的释放。因此,发热只是伴随着**急性反应**的许多生理改变之一。致热细胞因子分为内源性(IL-1、IL-6、TNF 等)和外源性。

2. **鉴别**术后发热的传统方法是考虑 5 种常见病因:肺炎(wind)、泌尿生殖系统感染(water)、深静脉感染(walking)、手术部位感染(wound)和特殊药物(wonder drugs)。然而,这些所谓的"5Ws"在评估 PACU 中发热患者时的效用有限,因为术后几小时内发烧的差别相对较小。

a. **细胞因子介导**的生理性发热反应在术后非常常见。随着手术时间的延长和手术创伤的严重程度增加,IL-6 和其他细胞因子的释放会引起下丘脑体温调定点的升高。在一项研究中,术后平均核心体温为 38℃ ±0.7℃,不到四分之一的患者的最高体温高于 39℃。因此,许多临床医生很少调查术后发热低于 38.5℃ 的情况,因为预计会出现一定程度的发热反应。此外,在临床怀疑可能性很低的情况下,针对其他发热原因的筛查也可能是不必要的资源浪费。

SIRS 是一种病理性细胞因子反应,可导致发热、心动过速、呼吸急促和白细胞计数异常。这些患者需要提高警惕和加强监测,因为 SIRS 可以进展为休克和器官系统功能障碍。

b. 术后患者发热时应常规考虑**感染**。然而,在术后即刻出现真正与手术相关的感染的可能性很低,特别是在一次中等强度的发热情况下。对感染的关注至少需要及时的临床评估,包括查体和回顾病史和手术过程。

（1）门诊和既往住院的患者均应考虑**术前感染**。大量的研究表明，术后第3天前发生真正的术后感染是很少见的。因此，有感染临床症状的患者应评估手术和非手术来源。

（2）烧伤手术、软组织清创、口腔手术和泌尿生殖手术后会出现**一过性菌血症**。菌血症更有可能发生在存在感染性或污染性手术切口的外科手术中。这些患者通常接受围术期抗菌治疗，发热不一定需要进一步检查或扩大抗菌覆盖范围。

（3）**坏死性软组织感染**（necrotizing soft tissue infection，NSTI）不太可能在术后立即出现，但值得考虑，因为它可能危及生命。如果不及时治疗，NSTI会发展为中毒性休克综合征，因为细菌毒素会引起明显的细胞因子反应和多器官系统功能障碍。术后早期发热应当与手术团队协商对手术切口进行检查。

（4）如前面所讨论的，PACU中的**脓毒症**通常标志着已有感染的进展或围手术期菌血症的进展。及时使用适当的抗生素是最重要的，其次是控制感染源和转移到ICU进一步治疗。

c. **过敏反应**通常与发热有关，如第27章所述。

d. **硬膜外麻醉**和镇痛经常与妊娠和非妊娠患者的轻度发热有关。虽然其机制尚不清楚，但硬膜外镇痛与其他镇痛方案相比，并不能有效地减弱发热反应。

e. 发热可能是对血液制品的反应，包括术中输注的**血制品**。请参阅第28章进行进一步讨论。

f. **肺不张**常被认为是术后早期发热的常见原因；然而，研究证据并不支持这一说法。怀疑肺不张并伴随肺内分流，即使在没有发热的情况下也应加以处理。

g. **深静脉血栓形成**和**肺栓塞**均可表现为无痛性发热。然而，这两种方法都不太可能在术后即刻发生。

B. 高热是指超过体温调节补偿的外源性热增量或内源性产生的热量。与发热不同，高热应伴有发热不适、血管扩张和出汗。

1. 恶性高热（malignant hyperthermia，MH）是一种以骨骼肌代谢异常为特征的药源性综合征，可迅速导致循环衰竭和死亡。MH 属于紧急医疗事件,需要立即采取干预措施。然而,术后 MH 是非常罕见的,在没有 MH 可疑症状的情况下,必须考虑其他导致 PACU 体温升高的原因。应就所有疑似 MH 病例与美国恶性高热协会(Malignant Hyperthermia Association of the United States, MHAUS)联系,因为他们有一条 24 小时的电话热线,以提供紧急临床指导。

a. 简单说来, MH 的**病理生理学机制**与编码促进骨骼肌胞内钙转运的蛋白质的基因的可遗传突变有关。在环境和药物的触发下,肌浆钙失控性释放,骨骼肌出现异常的兴奋 - 收缩耦联,导致明显的分解代谢状态,伴随出现了高热、肌肉强直、代谢紊乱。挥发性麻醉剂和去极化神经肌肉阻滞剂是公认的可能触发 MH 的麻醉剂。

b. MH 的**诊断**依赖于对其相关症状的及时识别,以及如表 22.2 所总结的代谢异常的实验室证据。临床分级量表可以帮助临床医生诊断疑似 MH 病例(见推荐阅读)。

表 22.2　PACU 中恶性高热的症状与体征

临床表现	实验室改变
心动过速	合并代谢性和呼吸性酸中毒
呼吸暂停	高钾血症
呼吸衰竭	横纹肌溶解
● 低氧血症	● 肌红蛋白尿
● 高碳酸血症	● 肌红蛋白血症
● 低氧和发绀	● CK 升高
全身肌强直	● LDH 升高
高热	DIC
● 大汗	休克标志物
大量肌红蛋白尿	血清乳酸水平升高
心律失常	动脉血碱剩余缺乏
低血压	SvO_2 降低
心脏骤停	

CK, 肌酸激酶 ; LDH, 乳酸脱氢酶 ; DIC, 弥散性血管内凝血 ; SvO_2, 混合静脉血氧饱和度

c. 表 22.3 概述了在 PACU 环境下**管理 MH** 的一般原则。根据 MHAUS 的建议，每个 PACU 都应该有一个 MH 治疗方案和一辆装有丹曲林的 MH 抢救车。PACU 中的临床医生可能面临四种可能的 MH 相关情况，如下所述：

(1) 在术中发生**急性暴发性 MH** 的患者应在稳定后直接转移到 ICU。在这种情况下，PACU 只能作为临时救治场所。

(2) 对于**疑似 MH** 的病例，目前的 MHAUS 指南建议在 PACU 或 ICU 进行至少 24 小时的术后监测。鉴于照顾这些患者所需的资源和人员条件，在大多数情况下进入 ICU 更为适宜。

咬肌痉挛可能是 MH 的早期症状。然而，它的临床诊断并不明确，通常会观察到给予琥珀胆碱后出现轻度的咬肌张力增高。即使这种肌痉挛在术中缓解，MHAUS 仍建议每 6 小时测量一次血清肌酐激酶和尿肌红蛋白，持续 36 小时，并在 PACU 或 ICU 中密切观察 12 小时。

(3) 目前的 MHAUS 建议指出，对**已知或怀疑易患 MH** 的患者在经历常规麻醉后，应作为术后常规监测的对象。他们建议监测生命体征的频率不低于每 15 分钟一次，至少持续 1 小时，然后在第二阶段额外监测一个小时或者进行其他的降级监测。通过尿检证实并未发生肌红蛋白升高，可以进一步证实 MH 发作已被避免。

(4) **术后 MH** 非常少见，在一项回顾性研究中，它仅占所有疑似 MH 病例的不到 2%。这种麻药醉的暴露与 MH 症状之间的延迟，可能是由于术中使用低温技术、安定药和非去极化神经肌肉阻滞剂导致了 MH 症状的减轻或预防。在这些罕见的病例中，从全身麻醉结束到出现症状的典型潜伏期不到 40 分钟。然而，也有零星的病例报告发现 MH 在使用激发药物数小时后才逐渐出现症状。心动过速、呼吸急促、肌强直和呼吸衰竭是术后 MH 最常见的早期症状。与术中急性 MH 一样，高热可能是一种晚期症状。

表 22.3 PACU 中恶性高热的处理原则

即刻处理		
寻求帮助	气道支持	给予丹曲林
麻醉团队告知手术医生,召集人手 MHAUS 求助热线	给予纯氧 紧急气管插管 高通气量机械通气	首剂 2.5mg/kg IV 重复给药 1mg/kg 可能需要总量 10~30mg/kg 大口径外周静脉通路

支持治疗			
代谢性酸中毒	高热	高钾血症	监测
碳酸氢钠经验性给予1~4mmol/kg 或根据 ABG 结果调整用量	体温超过39℃降温 积极体表降温 冰水浸泡 冰水冲洗体腔	过度通气 高糖+胰岛素 碳酸氢盐 严重情况可推钙	尿量 12 导联心电图 考虑动脉和中心静脉置管

实验室检查
电解质、动脉血气,肌酸激酶,凝血,尿肌红蛋白

下一步处理			
观察	丹曲林	横纹肌溶解	会诊
转移到 ICU 监护至少 24 小时	第一个 24 小时,每4~6小时,予1mg/kg或 0.25mg/(kg·h)持续输注	通过利尿和补液,目标尿量:>2ml/(kg·h) 考虑碱化尿液	为患者及家属提供意见 转诊 MHAUS MH 病例登记报告

PACU, 麻醉后监护室;MHAUS, 美国恶性高热协会;IV, 静脉输注;ABG, 动脉血气;EKG, 心电图;ICU, 重症监护病房;MH, 恶性高热

2. 非恶性高热性体温过高是指所有与 MH 无关的高热原因。非劳力性高热和典型的中暑是同义词。术语"良性高热"是一种错误的说法,因为患者通常只对低温表现出更好的耐受性。例如,超过 41℃的核心体温通常会伴随着进行性器官功能

障碍,但即使是深低温也往往是可以存活的。

a. 被动性高热通常在积极的复温之后发生。密切关注术后体温变化趋势有助于避免这种医源性并发症的发生。

b. 与**药物有关**的几种情况可导致体温过高:

(1)**酒精戒除**和**药物滥用**均可伴有体温过高等后遗症,应在创伤患者或急诊手术后予以考虑。有关进一步讨论,请参阅第34章。

(2)抗精神病药恶性综合征(neuroleptic malignant syndrome,NMS)是一种以服用抗精神病药物后精神状态改变、体温过高、肌肉强直和自主神经功能障碍为特征的神经系统急症。虽然这些症状可能与 MH 相似,但 NMS 的发病通常更为缓慢。值得注意的是,通常用作止吐剂的多巴胺拮抗剂也能诱发 NMS。如果怀疑 NMS,则应立即停止使用可疑药物,并应在转到 ICU 之前招募更多人员进行积极复苏。丹曲林已成功地用于减轻与NMS 相关的高热。

a)NMS 可能会被误认为是 5- 羟色胺综合征,因为两者都可以表现出相对类似的症状。两者都会导致体温过高、精神状态改变和肌肉张力增加,而 NMS 患者除了典型的肌强直,更常见的是缄默。与 SS 相比,NMS 的发病时间更长,并且倾向于持续数天而不是数小时。

b)停用抗帕金森病药物和鞘内注射巴氯芬可出现 NMS 相似症状。

(3)**5- 羟色胺综合征**是不受抑制的 5- 羟色胺能中枢神经系统刺激所致,表现为精神状态改变、自主神经活动亢进和神经肌肉症状。尽管许多药物与 5- 羟色胺综合征有关,但服用单胺氧化酶抑制剂(monoamine oxidase inhibitors,MAOIs)的患者发生药物相互作用的风险特别高,这可能导致该综合征。**亚甲基蓝**和**利奈唑胺**都是可逆的 MAOIs,如果给了正在服用选择性5- 羟色胺再摄取抑制剂的精神病患者时,它们会诱发 5- 羟色胺综合征。移除激发药物是必要的,以最大限度地避免这种情况进一步加剧。具体的治疗通常以症状的严重程度为指导,通常支持治疗就足够了,如液体复苏、控制心动过速和高血压的药物以及采用降温方法。严重的病例可能需要进入 ICU。

　　c. **内分泌疾病**可表现为体温过高并伴有其他症状。甲状腺疾病、嗜铬细胞瘤和急性或慢性肾上腺皮质功能不全是第 25 章讨论的 3 个例子。

　　d. 鉴于中枢神经系统在体温调节中的作用,**颅内异常**与高热的关系也是显而易见的。

　　(1)**脑出血**与高热有关,尤其是脑桥出血后血液侵入第四脑室时。

　　(2)**癫痫持续状态**由于肌肉活动而导致体温升高。尽管使用了神经肌肉阻滞剂,电休克治疗后仍有一过性发热反应的报道。

　　(3)**下丘脑损伤**常引起发热。此外,鞍上垂体瘤的手术可能导致术后下丘脑水肿和相关发热。

　　C. 当面临发烧或高热时,**治疗策略**应首先着眼于根本原因的解决。

　　1. 通常情况下,退热药能阻断白细胞介素对下丘脑的影响,是治疗**发热**最有效的方法。然而,下面概述了一些重要的注意事项。

　　a. 根据重症患者的实验室证据,在感染继发发热时使用**解热药物**是有争议的。感染后的发热反应是一种正常的生理反应,对微生物抑制和免疫系统功能都有一定程度的益处。有证据表明,成人感染性休克患者的解热治疗或者有害或者无益。然而,并不清楚这一断言在多大程度上适用于术后稳定的感染性发热患者。

　　b. 此外,根据目前的证据,**主动降温**对控制感染发热的作用没有得到明确。在体温调节机制完整的患者中,主动降温往往是多余且疗效有限的。

　　2. 相反,**高热**可以通过中断产热或帮助散热的措施来治疗。治疗导致高热的基础病因将有助于减少热量的产生,而**主动降温**有利于散热。

a. 处理过度复温后中等程度的被动高热时,往往**减少遮盖**足以使患者逐渐恢复正常体温。

b. 许多**空调**装置可以设置为将环境温度的室内空气送出。然而,循环水装置往往能够实现更大程度的核心体温降低。

c. 在有神经或心肌损伤的患者中,术后经常采用**维持低温**的治疗。所需的核心体温降低的程度往往需要先进的冷却设备,如血管内热交换导管或针对体温的循环水服装。这些患者需要高水平的护理和积极处理不良反应。因此,最好将患者转至 ICU。

推荐阅读

De Witte J, Sessler DI. Perioperative shivering: physiology and pharmacology. *Anesthesiology* 2002;96:467–484.

Frank SM, Fleisher LA, Breslow MJ, et al. Perioperative maintenance of normothermia reduces the incidence of morbid cardiac events. A randomized clinical trial. *JAMA* 1997;277:1127–1134.

Frank SM, Kluger MJ, Kunkel SL. Elevated thermostatic setpoint in postoperative patients. *Anesthesiology* 2000;93:1426–1431.

Hardy JD, Milhorat AT, Du Bois EF, et al. Basal metabolism and heat loss of young women at temperatures from 22°C. to 35°C. Clinical calorimetry No. 54. *J Nutr* 1941;21:383–404.

Horn EP, Sessler DI, Standl T, et al. Non-thermoregulatory shivering in patients recovering from isoflurane or desflurane anesthesia. *Anesthesiology* 1998;89:878–886.

Hynson JM, Sessler DI, Moayeri A, et al. The effects of preinduction warming on temperature and blood pressure during propofol/nitrous oxide anesthesia. *Anesthesiology* 1993;79:219–228; discussion 21A–22A.

Kimberger O, Cohen D, Illievich U, et al. Temporal artery versus bladder thermometry during perioperative and intensive care unit monitoring. *Anesth Analg* 2007;105:1042–1047; table of contents.

Kimberger O, Thell R, Schuh M, et al. Accuracy and precision of a novel non-invasive core thermometer. *Br J Anaesth* 2009;103:226–231.

Kranke P, Eberhart LH, Roewer N, et al. Pharmacological treatment of postoperative shivering: a quantitative systematic review of randomized controlled trials. *Anesth Analg* 2002;94:453–460; table of contents.

Kurz A, Sessler DI, Lenhardt R. Perioperative normothermia to reduce the incidence of surgical-wound infection and shorten hospitalization. Study of Wound Infection and Temperature Group. *N Engl J Med* 1996;334:1209–1215.

Larach MG, Localio AR, Allen GC, et al. A clinical grading scale to predict malignant hyperthermia susceptibility. *Anesthesiology* 1994;80:771–779.

Lee BH, Inui D, Suh GY, et al. Association of body temperature and antipyretic treatments with mortality of critically ill patients with and without sepsis: multi-centered prospective observational study. *Crit Care* 2012;16:R33.

Lenhardt R, Marker E, Goll V, et al. Mild intraoperative hypothermia prolongs postanesthetic recovery. *Anesthesiology* 1997;87:1318–1323.

Litman RS, Flood CD, Kaplan RF, et al. Postoperative malignant hyperthermia: an analysis of cases from the North American Malignant Hyperthermia Registry. *Anesthesiology* 2008;109:825–829.

Melling AC, Ali B, Scott EM, et al. Effects of preoperative warming on the incidence of wound infection after clean surgery: a randomised controlled trial. *Lancet* 2001;358:876–880.

Sessler DI. Perioperative heat balance. *Anesthesiology* 2000;92:578–596.

Sun Z, Honar H, Sessler DI, et al. Intraoperative core temperature patterns, transfusion requirement, and hospital duration in patients warmed with forced air. *Anesthesiology* 2015;122:276–285.

第23章

液体和电解质紊乱

Kevin Blackney and Jonathan Charnin
李偲 译 傅强 校

I. 引言

A. 在正常的生理状态下,人体多个系统参与液体及电解质的调节。围术期因为禁食、失血、药物及血压变化等因素可能导致水、电解质紊乱。因此,在围手术期,临床医生必须使用所有可用的数据来帮助患者维持液体和电解质平衡。一旦出现液体及电解质紊乱,患者可能会出现麻醉后监护室(postanesthesia care unit,PACU)转出延迟,非计划转入重症监护室(intensive care unit,ICU),以及并发症发病率或死亡率增加。调整液体及电解质时需要考虑的因素包括:

1. 手术类型及预估的失血量。

2. 术中输液量及输液种类。

3. 患者术前合并的基础疾病(包括心脏、肺及肾脏疾病等)。

B. 目前,围术期补液方案存在两类观点,一类为"开放性输液"方案,另一类则称为"限制性输液"方案。

1. 开放性输液方案可能导致以下并发症:

a. 间质性肺水肿。

b. 伤口愈合不良。

c. 胃排空延迟 / 胃肠功能恢复延迟。

d. 容量超负荷。

2. 限制性输液方案可能导致以下并发症:

a. 低血压和休克。

b. 术后呕吐 / 恶心。

3. 目前,围术期液体的最佳管理方案还存在争议。

C. 人体体液分为细胞内液(intracellular fluid, ICF)和细胞外液(extracellular fluid, ECF)。ICF 约占总体液量(total body water, TBW)的 67%,而 ECF 占总体液量的 33%。ECF 可进一步分为组织间液(占 ECF 的 75%)和血管内液(占 ECF 的 25%),组织间液过多会导致水肿形成。尽管 ICF 和 ECF 中的电解质成分不同,但其渗透压是相等的。

"第三间隙",又称跨细胞液,通常体积小且周转率高。包括胸腔液、腹腔液和脑脊液等。

D. ICF 和 ECF 之间液体交换主要依靠渗透压。

1. ICF 和 ECF 之间有一层细胞膜,为一层带电的脂质双分子层,Na^+ 和 K^+ 等阳离子无法自由通过,而必须通过细胞膜上带电荷的蛋白质通道移动,因此形成跨膜电压,有利于细胞功能。脂质双分子层允许水从高渗区自由地进入低渗区,从而形成渗透压力梯度。

2. 相反,正常的毛细血管内皮允许水分子和离子在组织间液(ECF)和血浆(ECF)之间自由通过。此时,水分子运动的动力取决于血浆蛋白的浓度,特别是白蛋白产生的渗透压(即胶体渗透压),使得液体在血管内和血管外之间移动。

a. 流体运动可以通过 Starling 公式来表示:

$$J_v = K_{fc} \left[(P_c - P_i) \right) - \delta (\pi_c - \pi_i) \right]$$

J_v 代表单位时间通过毛细血管壁的净液体量;K_{fc} 是毛细管壁过滤系数;P_c 和 P_i 分别为毛细血管和间质静水压;δ 是血浆蛋白反应系数;π_c 和 π_i 是毛细管和间质的胶体渗透压;δ 是毛细血管壁的通透性。

b. 在炎症状态下,δ 增加(即毛细血管壁的通透性增加),血浆蛋白渗出进入组织液,使组织间液的胶体渗透压升高。血浆中的水分移动到组织液,从而引起间质水肿。

E. 细胞内外的电解质梯度引起的膜电位对维持细胞功能非常重要。

1. ECF 主要由钠离子（Na^+）形成渗透压梯度，氯离子（Cl^-）、钙离子（Ca^{2+}）和碳酸氢根离子（HCO_3^-）的浓度相对较高。

2. ICF 的主要阳离子为钾离子（K^+），蛋白质则为中性粒子。

3. 胃肠道（GI）液体中含有较高浓度的钾离子（K^+）、氯离子（Cl^-）和氢离子（H^-）。因此，术后恶心呕吐或胃管引流会导致低钾血症和低氯性代谢性碱中毒。

Ⅱ. 液体状态评估

A. 目前还没有一个生理或生化指标可以评估液体状态和指导液体复苏。因此，临床医生需要通过评估生命体征、体格检查以及生理、生化检测指标来综合判断患者的容量状态。

B. 生命体征可能是术后患者液体复苏不理想的首要表现。

1. 如果患者未使用 β 受体阻滞剂，同时排除其他心动过速的原因，心率增加通常是低血容量的首要体征（表 23.1）。这是低血容量时的生理反应，治疗的目标应该为积极补充丢失的液体量。

表 23.1　低血容量休克的阶段

	阶段 Ⅰ	阶段 Ⅱ	阶段 Ⅲ	阶段Ⅳ
血容量丢失百分比	<15%	15%~30%	30%~40%	>40%
心率	<100 次/min	>100 次/min	>120 次/min	>140 次/min
血压	正常	正常	降低	降低
毛细血管再充盈	正常	延迟	延迟	延迟

2. 与心率变化相似，当 PACU 患者出现低血压时，首先应该排除其他可能导致低血压的原因（例如使用降压药、硬膜外麻醉以及麻醉剂残余作用等），然后再考虑患者是否存在容量不足的状态。

3. 收缩压变异度（delta down，DD）和脉压变异度（delta pulse pressure，DPP）是动态监测机械通气患者低血容量的有效指标。机械通气过程中，当患者潮气量为 8ml/kg 时，呼气末正压（PEEP）设定在 0~5cmH$_2$O 之间时，DD 与 DPP 与容量的相关性最好。DD 定义为正压通气时，呼吸暂停 5 秒后的收缩压与最小收缩压的差值。DD 大于 5mmHg 则被认为是低血容量的表现。DPP 是机械通气时最大脉压和最小脉压（PP$_{max}$ 和 PP$_{min}$）的差值与这两个压力平均值的比值。DPP 大于 13% 时被认为是低血容量状态（图 23.1）。对于特定的病人（即无明显的限制性或瓣膜性心脏病、无心律失常、无急性呼吸窘迫综合征、腹内压正常、镇静充足、胸腔完整），这两种方法与低血容量存在较好的相关性。DPP 预测低血容量的敏感性和特异性分别高达 94% 和 96%，DD 与 DPP 的相关性也很好。

4. 尿量（urine output，UOP）：很难根据尿量来准确判断 PACU 患者的容量状态。药物、PPV 引起的生理变化，以及手术引起的应激反应［改变抗利尿激素（antidiuretic hormone，ADH）和肾素 - 血管紧张素系统（renin-angiotensin system，RAS）的释放］都会影响患者尿量。术后 48 小时时，患者可能出现持续少尿［定义为 UOP<0.5ml/（kg·h）］。此外，ADH 的血清浓度在手术期间增加 50~100 倍，并在术后 3~5 天内持续升高，因此尿量并不能作为判断容量状态的唯一指标。

5. 直立性低血压的定义为平躺后 3 分钟后转为直立，心率增加至少 10 次 /min，或收缩压降低至少 20mmHg。在 PACU 不太可能测量患者直立体位时的生命体征，因此，通过直立性低血压判断患者是否存在低血容量的可行性较差。

C. 当评估患者容量状态时，需要进行心肺听诊及颈静脉扩张（jugular venous distension，JVD）、肝颈静脉反射（hepatojugular reflex，HJR）和皮肤弹性等的体格检查。但在 PACU 很难进行上述检查，除了肺听诊可以明确液体超负荷外，其他检查指标都不能独立地用于容量状态的判断。

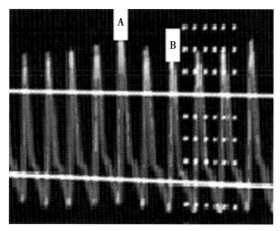

图 23.1　在一个呼吸循环中,通过描记动脉波形的 PP_{max} 和 PP_{min} 可计算 DPP(DPP=100 × (PP_{max} − PP_{min}) / [(PP_{max}+PP_{min})/2]。A 表示 PP_{max},B 表示 PP_{min}。DPP 大于 13% 表示低血容量

1. 肺部听诊在液体超负荷和肺水肿时主要表现为湿啰音。湿啰音是在吸气相中晚期听到的水泡音。关于通过湿啰音听诊确诊肺水肿的准确率,各研究报道均不相同,有些研究显示其敏感性和特异性仅为 50%。肺水肿的早期诊断至关重要,一项包括 8 195 名患者的大型回顾性研究发现,接受大手术的患者中有 7.6% 出现肺水肿。在该队列研究中,11.9% 的患者死于过量的液体输入,尤其是在术后 36 小时内。

2. 在容量超负荷状态下心脏听诊可闻及 S3 心音,但是闻及 S3 心音却不代表患者一定出现容量超负荷。

3. JVD 可以替代中心静脉压(central venous pressure,CVP)的测量。患者斜倚 45° 时,若在胸骨角水平 5cm 以上观察到 JVD,则提示液体超负荷。这一结果是基于右心房平均位于胸骨角以下 5cm 这一解剖基础,因此,如果或者 JVD 或颈静脉搏动点超过胸骨角 5cm 以上,采用 1cm 高 =1cmH2O 的比值,那么

CVP 至少估计为 10cmH₂O。相反地,如果斜倚 45° 不能观察到 JVD,在平卧位评估依然观察不到,则可怀疑是低血容量。据报道,JVD 伴 HJR 在判断容量超负荷时的特异性高达 94%。

4. 皮肤:低血容量时,皮肤可表现为低温、花斑和弹性缺失。术后存在多种因素混淆这些观察结果,因此不能单独将皮肤状态用于容量的评估。

D. 其他用于评价术后容量状态的工具包括经胸超声心动图(transthoracic echocardiography,TTE)、被动抬腿试验(passive leg raise,PLR)、中心静脉压(CVP)、肺动脉闭塞压(pulmonary artery occlusion pressure,PaOP)和实验室检查。

1. 很多研究证实了 TTE 在评价容量状态时的优势。在机械通气和自主呼吸的患者中,通过 TTE 测量下腔静脉内径及随呼吸的变异度可以准确判断容量负荷。这项检测可在剑突下切面,通过 M 型超声测量(图 23.2)。下腔静脉变异度达到 18% 可被认为是低血容量状态,其敏感性和特异性为 90%。

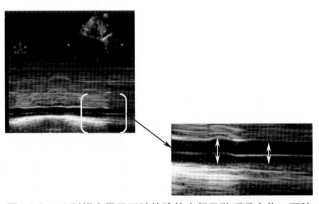

图 23.2　M 型超声显示下腔静脉的内径及随呼吸变化。下腔静脉变异度达到 18% 可被认为是低血容量状态

2. PLR 是一种有效的评估和干预低血容量和液体容量反应性的方法。实施 PLR 时,患者需要处于平仰卧位,然后双腿

抬起与臀部呈45°。PLR可产生与快速输注500ml液体相同的血流动力学变化,例如改善每搏输出量。PLR对容量判断的敏感性与特异性分别为86%和90%。PLR对机械通气和自主呼吸患者同样有效。

3. 越来越多的证据表明CVP和PaOP与容量反应性相关性较差,因此临床上越来越少的使用CVP和PaOP作为容量监测指标。

4. 容量状态也能够改变实验室检查结果

a. 低血容量时可表现血液浓缩。

b. 容量超负荷时脑钠肽会升高,但特异性不高。而患者BNP正常,除了提示心脏功能无异常,也反映患者没有出现容量超负荷。

c. 低血容量患者可以同时出现乳酸和剩余碱升高。

d. 中心静脉氧饱和度(SCvO$_2$)同样能够作为组织灌注和氧供的指标。低于70%提示血容量过低;然而,剩余碱已经被证实是更准确的指标。

III. 液体治疗策略

A. 如前所述,目前液体治疗策略包括开放性输液方案及限制性输液方案。这两种输液方案的定义尚不明确,因此也难以进行高质量的临床研究。虽然每种方法在不同情况下都有优点,但总体说来,开放性和限制性输液对于患者死亡率的影响并没有差异。

B. 当我们准备进行液体治疗时,首先需要回答一个基本问题:该患者是否需要补液? 如果答案为"是",那么有必要回答下列几个问题:

1. 该方案是为了补充已丢失的液体吗?

2. 该方案是为了补充继续丢失的液体吗?

3. 该方案是为了维持每日所需的生理平衡吗? 为避免出现饥饿性酮症,健康成年人平均每日需要补充25~35ml/(kg·d)

的水,0.9~1.5mmol/(kg·d)的钠,1mmol/(kg·d)的钾及 100g/d 的葡萄糖。

C. 我们所制定的输液方案至少应该纠正液体缺失并且补充潜在的、持续性的液体丢失。

1. 大剂量液体复苏是基于扩张血管内容积改善组织器官灌注的概念上提出的液体治疗方案,既包括缺乏血流动力学参数的大量液体疗法也包括目标导向治疗(根据特定水平的血流动力学参数,滴定输液量)。相较于限制性输液方法,这两种输液策略都将导致更多的液体输注量。

2. 限制性输液同样也有多种定义。由于大量输液造成的组织水肿会导致术后不良结局的发生,因此在多种类型的手术中,尤其是整形外科、胸科和肠道手术,限制性输液为首选的液体治疗方案。限制性输液也应用于门诊"快通道"手术中,如欧洲的多团队协作的加速康复手术,术中限制液体输液量有助于加速患者的出院。

3. 补液试验是一种既可单独使用,也可用于与其它输液方案联合使用的策略。补液试验是指在给予患者一定量的液体负荷后随之可提高心排血量。使用该方法可以明确病人是否处于 Frank-Starling 曲线的上升支部分而因此出现"前负荷依赖"。要进行补液试验必须满足 3 个前提:患者必须要有低的 PEEP 值、右心室功能正常并假定为低血容量状态。建议按以下 4 个步骤正确进行补液试验:

a. 选择合适的液体种类,从经济成本角度考虑通常选择晶体。

b. 选择一个输注速度和输注量,通常为 300~500ml 液体输注时间 20~30 分钟内。

c. 选择一个目标,判断什么样的反应可认为是阳性反应?

d. 考虑患者的安全因素,是否有肺水肿的风险?

研究结果证明,进行补液试验指导容量治疗可降低 37% 的围术期死亡率并缩短患者住院时间。

Ⅳ. 晶体液和胶体液的选择

A. 理想的液体复苏应具有以下特征：血管扩张作用和代谢途径明确、成本低、化学组分上与 ECF 类似，不产生任何代谢产物，但目前还不存在理想的液体。支持使用晶体的研究认为，晶体液的成本更低，且胶体液导致凝血障碍及过敏的发生率更高。胶体液的支持者也指出，使用晶体液时，组织水肿的发生率更高。例如，在脓毒症患者中使用含盐晶体液可导致体内液体潴留高达 12L，并且需要长达 3 周的时间排出。目前还没有确凿的研究证据表明，无论是术后还是重症监护病房，哪一种液体在对死亡率的影响更大。

B. 晶体液可以根据它们相对于血液的张力来分类，也可以分为缓冲液，如乳酸林格液或者非缓冲液生理盐水。虽然含葡萄糖的溶液通常不用于复苏，但值得注意的是，等渗葡萄糖（如5% 或 50g/l）溶液用于维持或补充水分，高渗葡萄糖溶液（如25% 或 50% 浓度）用于治疗急性低血糖患者。葡萄糖溶液也被证明比其他晶体液利尿作用更快。

1. 生理盐水（normal saline，NS）是将 0.9g NaCl 溶解在 1L 水中所制成的。大剂量补充生理盐水的不良反应主要为高氯代谢性酸中毒。可以用强离子差（strong ion difference，SID）解释该现象。SID 又称 Stewart 法，简单等同于血浆中完全电离的阳离子减去阴离子的差值。正常值范围为 38~46mmol/L.

$$SID = (Na+K+Ca+Mg) - (Cl+ 乳酸) = 38~46mmol/L$$

当差值增大时，表现为代谢性碱中毒，而差值减小时，表现为代谢性酸中毒。由于 NS 的 SID 值为 0（钠 = 氯），因此易发生代谢性酸中毒。大剂量使用 NS 及由此所产生的紊乱会导致：

a. 高氯血症引起肾血管收缩从而导致尿量减少。

b. 由于 RAS 系统受抑，可导致水钠潴留。

c. 心肌收缩力减弱。

d. 凝血功能障碍。

2. 乳酸林格液是一种平衡溶液,其化学组分更接近 ECF。乳酸林格液的钠离子浓度较低,因此属于低渗液。乳酸林格液是目前液体复苏时首选的晶体液;然而,在晶体液中,生理盐水扩容效果的持续时间更长,因为生理盐水可抑制 RAS 系统,而乳酸林格液为低渗液,可减少 ADH 的释放。此外,乳酸林格液含钙,可形成枸橼酸钙,不能与含枸橼酸盐的血制品联合应用,会形成枸橼酸钙。勃脉力(PlasmaLyte)是一种 pH 为 7.4 的无钙平衡溶液,其与生理盐水相比,急性肾损伤的发生率较低。

C. 胶体是由人白蛋白和半合成胶体所组成的。大多数胶体是通过将渗透活性物质溶解于生理盐水中所制成的。

1. 1941 年,人们首次使用白蛋白来治疗珍珠港袭击中的烧伤患者,它是从血液中分离提取,并经热处理以防止疾病的传播。从改善术后患者预后结局角度,相关研究未显示人血白蛋白与晶体液相比具有更多的益处。

2. 半合成胶体包括明胶、右旋糖酐和羟乙基淀粉。羟乙基淀粉溶液使用越来越广泛,尤其在欧洲。在美国,考虑到出血和肾功能衰竭风险,人们对羟乙基淀粉的应用仍持怀疑态度。所有的半合成胶体都可以通过减少或破坏凝血因子及血小板从而增加出血风险,同时也存在严重的过敏风险。

V. 电解质

A. 电解质紊乱通常与体液异常有关,但往往比体液异常更加致命。

B. 相比于钠贮备而言,钠平衡更能反映体液失衡。

1. 如果处理不当,低钠血症的发病率和 / 或死亡率很高。术前血 Na^+ 低于 135mmol/L,术后 30 天的死亡率显著增加。泌尿系统手术较易出现低钠血症,尤其是经尿道前列腺电切术(transurethral resection of the prostate,TURP),又称 TURP 综合征。低钠血症的症状包括恶心、呕吐,可发展为头痛、嗜睡、癫痫和昏迷并伴有低钠血症。严重的低钠血症需要入 ICU 治疗。血钠水平低于 120mmol/L 时，纠正不宜过快，一般不超过每天 8~12mmol/L，以免发生脑桥中央脱髓鞘(central pontine myelinolysis,CPM)。急性低钠血症时(<48 小时)可进行快速纠正，且 CPM 的发生率较低。治疗慢性低钠血症通常从限制液体摄入开始，可考虑转入 ICU，先评估血容量情况，然后检测尿钠含量以便于诊断。

a. 低血容量

(1)尿 Na<30mmol/L(肾外丢失:经皮肤或消化道,胰腺炎)。

(2)尿 Na>30mmol/L(肾性丢失、脑盐耗综合征、利尿剂、Addison 病)。

b. 等血容量

尿 Na>30mmol/L(抗利尿激素分泌异常综合征、水中毒、甲状腺功能减退,垂体功能减退)

c. 高血容量

(1)尿 Na<30mmol/L(充血性心力衰竭、肾病综合征、肝硬化)。

(2)尿 Na>30mmol/L(慢性肾衰竭)。

2. 当血钠高达 158mmol/L 时会出现高钠血症，开始表现为躁动、恶心、呕吐，逐渐进展为嗜睡、昏睡和昏迷。由于大脑皱缩，可能会出现蛛网膜下腔出血。纠正高钠血症的速度应不超过 1mmol/L/h，对于慢性高钠血症更需降低纠正速度，并先计算自由水的缺失量:

$$自由水缺失量 = 常数 \times 体重(kg) \times \left[(血清 Na/140) - 1\right]$$
$$常数:男性 0.6,女性 0.5$$

与低钠血症相同，高钠血症原因的诊断也需先评估体液容量。

a. 低血容量(皮肤/消化道/肾、利尿剂、高渗性非酮症昏迷)。

b. 等血容量(尿崩症、发热、过度通气)。

c. 高血容量(醛固酮增多症、高渗性盐水、管饲)。

C. 钾是细胞内主要阳离子,通过钠钾泵来维持其浓度梯度。ECF 内钾减少会增加细胞膜电位,而 ECF 内钾增多会降低细胞膜电位。该效应在心肌细胞更为显著,心肌细胞膜电位的降低会降低窦房结的兴奋性以及心室肌的阈值。高钾血症则是致命的。

1. 1%~10% 的住院患者存在高钾血症。易出现高钾血症的情况主要包括血管手术、肝移植、易致横纹肌溶解的长时间手术、恶性高热等。高钾血症的症状包括疲劳、远端肢体感觉异常、呼吸抑制和心律失常。高钾血症的心电图表现为 T 波高尖,逐渐发展为 QRS 波群增宽,P 波振幅减小,QRS 波和 T 波融合,最终导致室颤。胰岛素 / 葡萄糖和吸入 β 受体激动剂联合治疗,可迅速降低血清钾水平。应用氯化钙有助于预防心律失常。治疗方案详见表 23.2。

表 23.2　高钾血症的治疗

10% 氯化钙	首次观察到心电图改变时给药,剂量为 10ml(1g)
胰岛素 / 葡萄糖	15 分钟内可改善,给药剂量为 10U 普通胰岛素加 1 安瓿 50% 葡萄糖溶液
β- 受体激动剂	30 分钟内可改善,总剂量 20mg,使用时间超过 2 小时
血液透析	药物治疗失败后使用,最好采用高流量透析
输注碳酸氢盐	即使联合应用,其疗效证据不足
树脂	常规剂量为 30g,可重复使用。降钾速度慢,至少观察 24 小时
其他	目前尚无足够证据支持利尿剂治疗和氨茶碱

2. 低钾血症表明机体总钾储备耗尽或者碱中毒。$K^+ <$ 3.0mmol/L 会导致心电图出现 U 波(T 波后的额外正向波),进而发展为心律失常,如室性心动过速等。机体总钾缺失与血清

钾水平间呈线性相关,通过实验室检测发现,体内总含钾量每减少 100mmol,血清钾水平下降 0.27mmol/L,上述规律可适用于高达 500mmol 的体内总钾缺失。0.5mmol/kg 的补充剂量预期可增加 0.6mmol/L 的血清钾水平,通常认为经中心静脉以每小时 40mmol 速率输注为安全的补钾方式。

　　D. 钙代谢紊乱主要可影响心脏、平滑肌和凝血功能。钙对心脏来说是不可或缺的,它既可以产生动作电位,又可以增强肌动蛋白和肌球蛋白间的相互作用,从而促进心脏收缩。在血管系统中,钙是平滑肌收缩所必需的。此外,血小板和凝血因子也需要钙来维持其正常功能。50% 的血清钙处于电游离状态,离子钙在酸中毒时对 pH 的变化很敏感,以及血浆蛋白(主要是白蛋白)的解离,会导致离子钙水平升高。

　　1. 高钙血症最常见于甲状旁腺功能亢进和恶性肿瘤患者,但也有许多其他原因(如终末期肾病、肾上腺功能不全、制动)。高钙血症的症状包括胃肠道反应(恶心、呕吐、急性胰腺炎),肾脏表现(多尿症),神经病学表现(嗜睡、昏迷、躁动),以及心脏表现(QT 间期缩短、高血压、心律失常)。高钙血症的治疗包括采用无钙溶液水化、利尿治疗及心功能和电解质监测。

　　2. 术后低钙血症较易出现在甲状旁腺切除术、甲状腺切除术、体外循环手术后和输入大量含枸橼酸盐的血制品后。临床表现为 Chvostek 和 Trousseau 征阳性、肌肉痉挛、QT 间期延长 / 心律失常及喉 / 支气管痉挛。治疗上应先补充 100~200mg 的钙剂,输注时间需大于 10min,随后以 1~2mg/(kg·h) 连续输注;10ml 10% 葡萄糖酸钙含 9.3mg 钙,而相同体积的 10% 碳酸钙中含 27.2mg 钙。

　　E. 镁在蛋白质合成、神经肌肉功能、合成三磷酸腺苷(ATP)和调节其他电解质调节中起着重要作用。镁可拮抗 N- 甲基 -D- 天冬氨酸受体、谷氨酸受体以及儿茶酚胺的释放,因此被认为影响麻醉深度和减少疼痛程度。

　　1. 高镁血症相对少见,通常是医源性。治疗为补液和钙剂。

2. 高达 11% 的住院患者和 65% 的危重患者发生低镁血症。临床症状表现为恶心、呕吐、嗜睡、抽搐、PR/QT 间期延长及心律失常。低镁血症常见于甲状腺切除术及腹部大手术后。低镁血症治疗常采用静脉补镁，每次 2g，持续输注 30 分钟以上。

F. 磷是细胞内电解质的主要成分，其对维持细胞膜的完整性、储存能量如 ATP、调节血红蛋白对氧的亲和力从而控制氧气向组织运输不可或缺，并且是众多酶和第二信使系统的重要辅助因子。低磷血症较常见于术后。营养不良的患者重新开始进行高碳水化合物肠内营养时，出现低磷血症，称为再喂养综合征，或伴有慢性骨代谢异常。临床症状包括肌病、心脏收缩力下降、呼吸衰竭和脑病。急性高磷血症可能是由于低磷血症纠正过度，导致钙沉积于软组织而引起低钙血症。

营养不良的患者在禁食数日后重新恢复肠内或肠外营养时，易发生再喂养综合征。0.43% 的住院患者发生严重低磷血症，而在接受完全肠外营养的患者中，即使补充磷，低磷血症发生率仍有 18%。在饥饿状态下，机体的能量来源由碳水化合物转变为脂肪和蛋白质。持续饥饿时，尽管血浆电解质水平维持不变，但机体将消耗许多重要的电解质储备。一旦恢复喂养，机体将再次利用碳水化合物作为能量，由于磷是葡萄糖利用的辅助因子，导致胰岛素激增和血磷水平下降。

推荐阅读

Aguilera IM, Vaughan RS. Calcium and the anesthetist. *Anaesthesia* 2000;55:779–790.

Annane D, Siami S, Jaber S, et al. Effects of fluid resuscitation with colloids vs crystalloids on mortality in critically ill patients presenting with hypovolemic shock: the CRISTAL randomized trial. *JAMA* 2013;310(17):1809–1817.

Canneson M, Aboy M, Hofer CK, et al. Pulse pressure variation, where are we today? *J Clin Monit Comput* 2010;25(1):45–56.

Corcoran T, Rhodes JEJ, Clarke S, et al. Perioperative fluid management strategies in major surgery: a stratified meta-analysis. *Anesth Analg* 2012;114(3):640–651.

Deflandre E, Bonhomme V, Hans P. Delta down compared to delta pulse pressure as an indicator of volemia during intracranial surgery. *Br J Anaesth* 2008;100(2):245–250.

Grocott MPW, Mythen MG, Gan TJ. Perioperative fluid management and clinical outcomes in adults. *Anesth Analg* 2005;100:1093–1106.

Herroeder S, Schonherr ME, De Hert SG, et al. Magnesium—essentials for anesthesiologists. *Anesthesiology* 2011;114(4):971–993.

Kobayashi L, Constantini TW, Coimbria R. Hypovolemic shock resuscitation. *Surg Clin North Am* 2012;92:1403–1423.

Lobo DN, Lewington AJP, Allison SP. *Basic Concepts of Fluid and Electrolyte Therapy*. Melsungen, Germany: Bibliomed; 2013.

Lobo DN, MaCafee DAL, Allison SP. How perioperative fluid balance influences postoperative outcomes. *Best Pract Res Clin Anaesthesiol* 2006;20(3):439–455.

Mahoney BA, Smith WAD, Lo D, et al. Emergency interventions for hyperkalemia. The Cochrane Collaboration. *The Cochrane Library* 2009.

Mehanna HM, Moledina J, Travis J. Refeeding syndrome: what it is and how to prevent and treat it. *BMJ* 2008;336:1495–1498.

Michard F. Changes in arterial pressure during mechanical ventilation. *Anesthesiology* 2005;103:419–428.

Myburgh JA, Mythen MG. Resuscitation fluids. *N Engl J Med* 2013;369:1243–1251.

Peacock WF, Soto KM. Current technique of fluid status assessment. *Congest Heart Fail* 2010;16(4):S45–S51.

Pearse RM, Ackland GL. Perioperative fluid therapy. *BMJ* 2012;344:e2865.

Rassam SS, Counsell DJ. Perioperative electrolyte and fluid balance. *Anaesth Crit Care Pain* 2005;5(5):157–160.

Reynolds RM, Padfield PL, Seckl JR. Disorders of sodium balance. *BMJ* 2006;332:702–705.

Taylor AE. Capillary fluid filtration. *Circ Res* 1981;49(3):557–575.

Tetzlaff JE, O'Hara JF, Walsh MT. Potassium and anesthesia. *Can J Anaesth* 1993;40(3):227–246.

第24章

酸碱平衡紊乱

Kevin H.Zhao and Kathryn L.Butler

方开云 译 王 云 校

　　酸碱平衡紊乱可发生于术后多种情况,对器官功能和组织灌注产生严重影响。pH 异常影响酶功能、电子传递、膜稳定性,致使患者发生心律失常、血流动力学不稳定和器官缺血。

　　对于术后存在酸碱平衡紊乱的患者管理,临床医生需诊断其潜在病因以提供有效的治疗方案。酸碱平衡紊乱的分类包括:

1. 酸中毒与碱中毒
2. 代谢性与呼吸性
3. 阴离子间隙与非阴离子间隙型酸中毒
4. 急性与慢性
5. 医源性与继发性

　　了解酸碱平衡紊乱的分类不仅有助于指导治疗方案,还有助于处理一些紧急情况(图 24.1)。

Ⅰ.病理生理

　　A.各种酸碱值有助于量化酸碱关系。传统的酸碱教学主要侧重于质子(H^+)的产生及其与碳酸氢盐(HCO_3^-)缓冲剂的中和作用。

$$H^+ + HCO_3^- \leftrightarrow H_2CO_3 \leftrightarrow H_2O + CO_2$$

人体通过碳酸酐酶调节这种平衡。至于副产物,碳酸氢盐

经肾脏排出,二氧化碳则经肺换气排出。Henderson-Hasselbalch
方程通过弱酸及其共轭碱的相互作用来量化这种平衡:

$$pH=pK_a+\log_{10}([A^-]/[HA])$$

用碳酸氢盐 - 二氧化碳进行适当的替换后,上述公式变为

$$pH= pK_{aH_2CO_3} + \log\{[HCO_3^-]/[H_2CO_3]\}$$

经再次替换和数值变量转换后得出:

$$pH=6.1+\log\{[HCO_3^-]/(PaCO_2 \times 0.03)\}$$

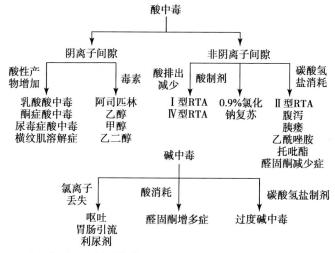

基于病因和机制对代谢性酸碱平衡紊乱进行分类的流程图

图 24.1　基于病因和机制的代谢性酸碱失调分类图

基于对碳酸氢盐作为缓冲剂的理解,Henderson-Hasselbalch
方程可为临床提供有用的信息,如碱过量以及碱缺乏。碱过量
反映了碱中毒的状态,而碱缺乏代表酸中毒的状态。碱过量和
碱缺乏是指在 37℃下将 pH 恢复至 7.40 分别需要向 1L 血液中
加入的强酸或强碱的量。这些值可用于判断酸碱平衡紊乱的严
重程度并用于制定治疗方案。

B. 酸中毒和碱中毒可产生特有、多样的临床后果(表 24.1)。
其严重性取决于酸碱平衡紊乱的程度和患者的既往史。酸碱平

衡紊乱的来源可能是医源性也可能是继发性。尽管由强效利尿剂引起的碱中毒和允许性高碳酸血症引起的酸中毒可在停止治疗后自行消失,但由于乳酸酸中毒或通气不足引起的酸碱平衡紊乱可能会危及生命并需要立即进行干预。了解与酸碱平衡紊乱相关的实验室值可提供有用的诊断信息(图 24.2)。通常情况下,机体会对酸碱平衡紊乱进行代偿以最大限度地降低不良后果。但在极少数情况下,需要通过改变 pH 达到治疗目的。例如,通过适当的过度通气使脑血管收缩以暂时降低颅内压,直至可以进行更准确的治疗。因此酸碱平衡紊乱的管理要求临床医生考虑到每位患者特殊的临床情况。

表 24.1	酸血症和碱血症的临床影响	
	酸血症	碱血症
心血管	心肌收缩力减弱	冠脉血流减少
	儿茶酚胺反应抑制	心肌收缩力增加
	低血压	心律失常增加
	心律失常增加	
肺	增加肺血管阻力	通气不足
	过度通气	
脑	脑血管扩张	脑血管收缩
	脑血流增加	脑血流减少
	颅内压增加	颅内压降低
代谢	高钾血症	低钾血症
	蛋白分解代谢增加	低镁血症
		低磷血症

Ⅱ. 代谢紊乱

　　A. 代谢性酸中毒可由酸性物质增加、碳酸氢盐排出增加或使用外源性酸性药物导致。可分为阴离子间隙和非阴离子间隙型酸中毒（表24.2）。

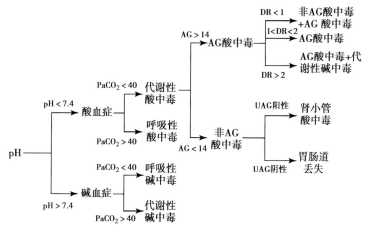

图24.2　基于实验室检查的酸碱平衡紊乱鉴别和分类流程。

AG,阴离子间隙;UAG, ;DR,∂率

表24.2　代谢性酸中毒病因

阴离子间隙型酸中毒	酸性产物增加
	● 乳酸酸中毒
	● 酮症酸中毒
	● 尿毒症
	● 横纹肌溶解症
	中毒
	● 阿司匹林
	● 乙醇
	● 甲醇
	● 乙二醇
	● 三聚乙醛

续表

非阴离子间隙型酸中毒	碱丢失增加
	● 腹泻
	● 肾小管酸中毒
	● 输尿管乙状结肠吻合术
	● 胰瘘
	● 使用乙酰唑胺
	● 使用托吡酯
	外源性酸制剂
	● 生理盐水

1. 阴离子间隙代表血浆中不可测量的阴离子,主要由带负电的蛋白质组成。

$$阴离子间隙 = [Na^+] - [Cl^-] - [HCO_3^-]$$

在病理状态中,不可测量的阴离子(例如乳酸)增加会导致阴离子间隙增加。由于白蛋白是一种带负电荷的蛋白质,低白蛋白血症会导致假性的阴离子间隙降低,这需要在最终计算中加以考虑。当白蛋白低于 4mmol/L 时,白蛋白每减少 1g/dL,阴离子间隙将减少约 2.5mmol/L。正常的阴离子间隙在 7~14mmol/L 之间,如果阴离子间隙方程涵盖 [K^+],那么阴离子间隙的正常值变为 11~18mmol/L。

2. 阴离子间隙型酸中毒的病因影响病情的缓解。在乳酸性酸中毒中,适当的处理会使乳酸结合碳酸氢盐并在数小时内排出。若是在碳酸氢盐丢失过多的情况下,例如腹泻或肾小管酸中毒,则需要数天由内源性碳酸氢盐对其进行中和从而缓解病情。

3. 碱治疗是纠正代谢性酸中毒的一种临时措施。通常以静脉输注碳酸氢盐,碱治疗可以提高 pH 并限制严重酸中毒的后果(见表 24.1)。虽然支持碱治疗的证据有限,但必须对酸中毒的根本原因加以纠正以防止进一步酸性物质的产生。碳酸氢钠治疗也并非没有风险,碳酸氢盐转化为二氧化碳使 $PaCO_2$ 升高,如果患者通气功能受损,会进一步加重呼吸性酸中毒。在休克状态下,纠正酸中毒会使周围组织的氧输送恶化。使用碳酸氢钠也会加重高钠血症。氨丁三醇是碳酸氢钠的替代品,不会增加 $PaCO_2$,但它具有严重的电解质紊乱的副作用,目前没有证据表明氨丁三醇的应用可以改善临床预后。

B. 代谢性碱中毒可由氯化物丢失,碳酸氢盐吸收增加或使用外源性碳酸氢盐引起。代谢性碱中毒可分为氯化物反应性或氯化物无反应性失衡。大多数氯化物反应性碱中毒是由胃肠道或肾脏中的氯化物丢失引起的。氯化物无反应性碱中毒较少见,主要由盐皮质激素活性增加引起。

C. 代偿或继发反应是指在酸碱平衡紊乱时通过代谢或呼吸系统将机体的 pH 调至 7.40。虽然代谢性反应需要数天时间以完成对呼吸性酸碱平衡紊乱的代偿,但呼吸性反应对代谢性酸碱平衡紊乱的代偿却能在数小时内发挥作用。代偿的程度通常可预测并且可以计算(表 24.3)。需要记住的是,一些患者可能因既往疾病长期生活在慢性酸血症或碱血症状态,从而掩盖或加剧急性酸碱平衡紊乱。

表 24.3 预测的 pH、$PaCO_2$ 和 HCO_3^- 相互作用和代偿

呼吸性 酸中毒	pH 改变($PaCO_2$ → pH)	急性:$PaCO_2$ 增加 1mmHg → pH 降低 0.008 慢性:$PaCO_2$ 增加 1mmHg → pH 降低 0.003
	代谢性代偿	急性:$PaCO_2$ 增加 10mmHg → HCO_3^- 增加 1mmol/L 慢性:$PaCO_2$ 增加 10mmHg → HCO_3^- 增加 5mmol/L
呼吸性 碱中毒	$PaCO_2$ → pH	急性:$PaCO_2$ 降低 1mmHg → pH 增加 0.008 慢性:$PaCO_2$ 降低 1mmHg → pH 增加 0.003

续表

	代谢性代偿	急性:$PaCO_2$ 降低 10mmHg → HCO_3^- 减少 2mmol/L 慢性:$PaCO_2$ 降低 10mmHg → HCO_3^- 增加 5mmol/L
代谢性 酸中毒	$HCO_3^- → pH$	HCO_3^- 降低 1mmol/L → pH 降低 0.015
	呼吸代偿	$PaCO_2(mmHg)=1.5 \times HCO_3^-(mmol/L)+8$
代谢性 碱中毒	$HCO_3^- → pH$	HCO_3^- 增加 1mmol/L → pH 增加 0.015
	呼吸代偿	$PaCO_2(mmHg)=0.7 \times HCO_3^-(mmol/L)+20$

Ⅲ. 阴离子间隙型代谢性酸中毒

A. 酸性产物增加

1. 乳酸性酸中毒是术后最常见和最不祥的酸碱平衡紊乱之一。乳酸酸中毒提示组织氧合受损,是循环衰竭的标志。病因可能是低血容量、败血症、心源性或阻塞性灌注异常。针对不同的病因,可能需要容量复苏、改善氧合、减轻后负荷和使用正性肌力药物等措施进行循环支持。其他复苏措施可能需要抗生素和手术干预。值得注意的是,轻度至中度的乳酸性酸中毒(3~5mmol/L)可能不足以触发正常参考值范围之外的阴离子间隙的变化,因此需要动态观察乳酸值的变化。乳酸清除的时间与患者存活明显相关。

2. 酮症酸中毒可由 1 型糖尿病患者的胰岛素缺乏以及严重饮酒和饥饿等营养不足状态引起。1 型糖尿病患者胰岛素分泌不足,糖代谢受损,继而导致酮体累积。糖尿病酮症酸中毒(diabetic ketoacidosis,DKA)需要进行容量复苏、给予胰岛素、补充电解质和阴离子间隙正常化的治疗。2 型糖尿病患者很少发生 DKA,但仍有报道。由于围术期不恰当停用胰岛素或由于手术应激本身增加胰岛素的需求均可导致术后 DKA 的发生。饥饿性酮症和酒精性酮症是酮症酸中毒的罕见原因。与 DKA 不同，饥饿性酮症和酒精性酮症很少伴有血糖水平升高。对于营养缺乏导致的酮症酸中毒，给予静脉输液和葡萄糖的治疗能够促进胰岛素分泌，消除酮症酸中毒。

3. 尿毒症性酸中毒发生在严重和终末期肾病中。由于肾脏不能排出阴离子，因此存在阴离子间隙型代谢性酸中毒。多数情况下，由于其他器官系统的缓冲作用，酸中毒可能并不严重。甚至在轻度或早期尿毒症性酸中毒的情况下，患者可能首先表现为非阴离子间隙型酸中毒。

4. 横纹肌溶解症可发生在创伤或手术后，肌细胞通过裂解释放阴离子引起代谢性酸中毒。

B. 毒素

1. 阿司匹林过量摄入，通常要大于 300mg/kg。血浆水杨酸盐水平增加可抑制 Krebs 循环和线粒体氧化磷酸化，导致乳酸和酮酸产生。水杨酸盐是一种呼吸的直接兴奋剂，可引起混合性呼吸性碱中毒和代谢性酸中毒。治疗包括复苏、碱化尿液、洗胃和血液透析等。

2. 以中毒剂量摄入**乙醇**会导致乳酸酸中毒、酮症酸中毒和乙酸酸中毒。患者还可能因长期呕吐而出现低氯性代谢性碱中毒，从而引起混合性酸碱平衡紊乱，治疗包括容量复苏、使用硫胺素和补充电解质。

3. 甲醇可意外或作为乙醇替代品而被错误摄入，肝脏将甲醇代谢为甲醛，然后形成甲酸，这一有毒代谢物可以产生巨大的阴离子间隙并且有可能导致失明。患者最初出现的渗透性间隙会随着甲醇的代谢而演变成阴离子间隙型酸中毒。治疗包括复苏、使用乙醇或甲吡唑抑制乙醇脱氢酶，必要时行血液透析。

4. 通常用于防冻剂的**乙二醇**可在肝脏产生乙醇酸和草酸，从而引起代谢性酸中毒，处理与甲醇中毒相同。

Ⅳ. 非阴离子间隙型代谢性酸中毒

A. 通过胃肠道或肾脏增加碱的丢失是非阴离子间隙型代谢性酸中毒的主要机制。在难以确定来源的情况下,尿阴离子间隙(urine anion-gap,UAG)的测定可能会有所帮助。

$$UAG=Na_{尿}+K_{尿}-Cl_{尿}$$

若为肾源性,则 UAG 为正数,若为胃肠源性,则 UAG 为负数。正常患者的 UAG 大约为零。胃肠源性的代谢性酸中毒,由于铵($NH4^+$)在肾脏中与氯化物一起排泄,导致尿氯离子含量升高、UAG 为负数。若为肾脏源性,铵排泄受损,尿氯离子含量不会升高。

1. 肾小管性酸中毒(renal tubular acidosis,RTA)是指一组肾脏不能有效地将酸排到尿液中的疾病。肾功能的其他方面包括肾小球滤过率等不受影响。根据病因的部位和机制,可分为三种常见的 RTA 类型(表 24.4)。Ⅰ 型 RTA 表现为在远端小管不能酸化尿液,其机制为远端小管 H^+/K^+ 泵功能障碍,导致质子保留在循环中,而 K^+ 被过度清除。Ⅱ 型 RTA 是因近端小管不能重新吸收碳酸氢盐所致,由于远端肾小管功能是完整的,所以尿液仍然可以酸化至 pH<5.3。Ⅳ 型 RTA 是由于醛固酮减少和铵盐排出减少所致。显然 Ⅰ 型和Ⅳ型 RTA 发生机制为酸排出的减少,而 Ⅱ 型 RTA 发生机制为碳酸氢盐排出的增加。

表 24.4　肾小管酸中毒的分类

RTA 类型	缺陷部位	机制	尿 pH	钾
Ⅰ 型	远端肾小管	泌 H^+ 不足	>5.3	低钾
Ⅱ 型	近端肾小管	HCO_3^- 再吸收不足	<5.3	低钾血症
Ⅳ型	肾上腺	醛固酮缺乏或抵抗	<5.3	高钾血症

2. 慢性腹泻时碳酸氢盐从胃肠道丢失,可导致非阴离子间隙型酸中毒。

3. 输尿管乙状结肠吻合术是一种治疗膀胱癌的方法,膀胱切除后,尿液被转移到乙状结肠。尿氯离子在结肠内与碳酸氢盐交换,碳酸氢盐通过胃肠道大量排出。

4. 胰瘘可导致胰液中的碳酸氢盐丢失。

5. 乙酰唑胺是一种具有多种医学用途的利尿剂,通过抑制碳酸酐酶活性促进肾脏排出碳酸氢盐。

6. 托吡酯是一种用于癫痫和偏头痛的药物,通过抑制肾脏对碳酸氢盐重吸收和质子排出,引起非阴离子间隙型代谢性酸中毒,作用机制类似于 Ⅰ 型和 Ⅱ 型 RTA 的结合。

B. 外源性酸性药物的使用

0.9% 生理盐水的 pH 为 5.5,氯离子的浓度为 154mmol/L,由于氯离子浓度超过血浆中的水平,患者可在大量使用生理盐水后发生医源性高氯性代谢性酸中毒。这种情况常见于在手术室、PACU 和 ICU 将生理盐水作为主要的容量复苏液体时;另外 5% 白蛋白是在生理盐水中配制,因此输注大量的 5% 白蛋白也可引起高氯性代谢性酸中毒。尽管轻度酸中毒在健康个体中可迅速代偿,但是对于一些合并高钾血症或以过度通气代偿酸中毒的危重患者来说,却不能耐受这种酸中毒。

V. 代谢性碱中毒

A. 代谢性碱中毒可由氯化物丢失、碳酸氢盐吸收增加或质子重吸收减少引起。在血 pH 增高时,不仅要注意碱中毒,还要重视电解质紊乱及相应临床后果(见表 24.1)。

1. 胃中的氯化物可通过胃肠道丢失引起代谢性碱中毒。无论是由于长期呕吐还是医源性引流(例如,持续鼻胃管引流),患者都可能发展为低氯性代谢性碱中毒。

2. 利尿剂可使氯离子丢失导致浓缩性碱中毒。尽管对于该类型碱中毒的确切机制尚不清楚,但可能的机制包括氯化物与碳酸氢盐非同比例丢失,同时醛固酮代偿性增加进一步导致碳酸氢盐吸收增加。

3. 醛固酮增多症,如 Conn 综合征(原发性醛固酮增多症),可以增加 Na^+/H^+ 泵的活性,保 Na^+ 排 H^+ 进而引起碱中毒。

4. 碱中毒矫枉过正或使用过量碳酸氢盐纠正代谢性酸中毒也可引起代谢性碱中毒。

B. 治疗应针对病因。若病因为呕吐,应用止吐和促进胃动力药物。若病因为袢利尿剂,但仍需继续使用利尿剂,可使用乙酰唑胺或补充水分改善浓缩性碱中毒。可以用生理盐水补充氯化物以治疗低氯性碱中毒。在极少数情况下,当其他治疗方法均无效时,可以输注酸制剂或进行血液透析。

VI. 呼吸性酸中毒

A. 呼吸性酸中毒是因通气不足致二氧化碳不能充分排出引起。$PaCO_2$ 由二氧化碳产生和排出决定。

$$PaCO_2 = CO_2 \text{ 产生 / 肺泡通气}$$

尽管残余麻醉药引起的呼吸性酸中毒会随着时间的推移而消退,但在呼吸窘迫的情况下,呼吸性酸中毒可能是即将发生呼吸衰竭的征象。

1. 围术期有多种因素可导致 CO_2 生成增加,如炎症或感染引起的高代谢状态。腹腔镜手术时,气腹注入的二氧化碳会导致严重的呼吸性酸中毒,对因力学原因通气存在困难的患者更为突出。

2. 急性肺泡通气不足可由药物或患者既往疾病引起。多种肺部、中枢神经系统和神经肌肉疾病均可引起通气不足(表 24.5)。麻醉药物在肺泡通气不足中也发挥着重要作用。催眠药物,如挥发性麻醉药和丙泊酚,均具有呼吸抑制作用。尽管现代麻醉药物的清除速度很快,在 PACU 时患者体内仍然会有麻醉药物残留,可能导致通气不足。阿片类药物和其他呼吸抑制剂通过提高 $PaCO_2$ 呼吸阈值抑制通气。因此,对于围术期存在呼吸抑制高风险的患者,应谨慎使用阿片类药物、苯二氮䓬类药物和长效麻醉药。

表 24.5　围手术期导致呼吸性酸中毒的原因

分类	原因
麻醉药 / 外科因素	吸入或静脉麻醉药残留
	阿片类药物
	苯二氮䓬类药物
	肌松剂残留
	疼痛 / 夹板
	气道阻塞
呼吸疾病	COPD 恶化
	哮喘恶化
	阻塞性睡眠呼吸暂停
	肥胖性低通气综合征
	限制性肺部疾病
	误吸
	肺炎
	肺栓塞
胃肠道	腹腔室综合征
神经系统和神经肌肉疾病	重症肌无力
	脊髓侧索硬化症
	肌营养不良症
	吉兰 - 巴雷综合征
	脊髓损伤
	卒中

3. 慢性阻塞性肺病患者可能存在**慢性肺泡通气不足**,在这种情况下,患者可能进展为慢性呼吸性酸中毒并代偿性代谢性碱中毒。对于这类患者来说,血清碳酸氢盐水平升高,应怀疑存在慢性肺泡通气不足的可能。只要患者精神状态尚佳,较高的 $PaCO_2$ 也可以接受。

B. 呼吸性酸中毒的首要治疗措施为处理病因。首先评估患者是否存在呼吸窘迫的迹象,若怀疑气道阻塞,诊断阻塞来源位于上呼吸道还是下呼吸道对于指导治疗至关重要。术后应重视误吸,特别对于有发生肠梗阻可能的高危人群或依赖深度镇静药物保护气道的患者。当患者合并阻塞性睡眠呼吸暂停时可能需要延长 PACU 的观察时间以防止缺氧事件的发生。由于 CO_2 和 O_2 交换,因此氧疗是维持与器官灌注相匹配的 PaO_2 治疗的关键部分。

$$PaO_2 = FiO_2 \times (P_b - PH_2O) - PaCO_2/RQ$$

其中 PaO_2 为动脉血氧分压,FiO_2 为吸入氧浓度,P_b 为大气压(海平面 760mmHg),PH_2O 为水分压(约 47mmHg),$PaCO_2$ 为动脉血二氧化碳分压,RQ 为呼吸商(0.8)。

缓解呼吸症状的干预措施包括支气管扩张剂、抬高头位和胸部物理治疗。在呼吸功能严重受限的情况下,可能需要支气管镜检查以清除分泌物或进行机械通气。

C. 允许性高碳酸血症是在治疗急性呼吸窘迫综合征(acute respiratory distress syndrome,ARDS)时特意采取通气不足的策略所产生的一种特殊情况,对于因高潮气量通气导致气压伤的患者来说,可能没有足够的分钟通气量可以使 $PaCO_2$ 正常化,因此高碳酸血症和由此导致的呼吸性酸中毒也是可以耐受的,直至潜在的肺部疾病有所缓解。对于术后 ARDS 或 ARDS 的患者,可以采用低潮气量的肺保护性通气功能策略。

Ⅶ. 呼吸性碱中毒

呼吸性碱中毒多见于过度通气。在一些情况下是正常的,例如高海拔和妊娠。围术期,患者可能由于焦虑存在过度通气,此时可以通过抚慰或镇静来缓解。呼吸频率增快也可能是术后疼痛的征象,应加用镇痛药。然而,对患者的临床评估十分必要,因为呼吸性碱中毒也可能是低氧血症的征兆。低氧血症可刺激位于主动脉和颈动脉窦的化学感受器,导致呼吸加快,以应对低 PaO_2。低氧血症引起的呼吸性碱中毒也可能是肺栓塞或肺炎的征兆。

VIII. 混合性酸碱紊乱

A. 混合性酸碱平衡紊乱可能发生在重症患者身上,在没有发生适当的代谢或呼吸代偿时应该怀疑患者是否存在混合性酸碱平衡紊乱。因为在生理状态下,机体会通过缓冲、肾脏消除和呼吸调节将 pH 调至 7.40。因此了解 pH、$PaCO_2$ 和 HCO_3^- 之间的相互作用,对于正确诊断是否正在进行适当的代偿性调整十分重要(见表 24.3)。

B. ∂ 比率,也称为 ∂-∂ 或 ∂ 间隙,用于确定是否存在混合性酸碱平衡紊乱。如果怀疑患者同时存在阴离子间隙型和非阴离子间隙型酸中毒,可以使用 ∂ 间隙来确定是否存在两种类型的酸中毒。

∂ 比率 =(测量的阴离子间隙 – 正常的阴离子间隙)/(血清正常的碳酸氢根 – 测量的血清碳酸氢根)

当 ∂ 比率小于 1 提示实际碳酸氢根下降比阴离子间隙型酸中毒的碳酸氢根下降更明显,因此,非阴离子间隙酸中毒也必然参与了该碳酸氢根减少的机制。∂ 比率为 1~2 可能是单纯阴离子间隙型酸中毒,该范围的存在是因为每 1.0mmol/L 乳酸清除碳酸氢根 0.6mmol/L,而酮症酸中毒时比例接近 1:1。∂ 比率大于 2 表明碳酸氢根的变化相对于阴离子间隙的变化不显著,增加的缓冲则是由于除了阴离子间隙型酸中毒之外的代谢性碱中毒导致。

C. 在许多临床情况下当预期的代偿没有发生时即可导致

混合性的代谢和呼吸性酸碱平衡紊乱。这些病因可能来自单一疾病也可能来自多个疾病。表 24.6 列出了这些可能相互作用的病因。

表 24.6　混合酸碱平衡紊乱的例子

紊乱	例子
阴离子间隙和非阴离子间隙型酸中毒	乳酸酸中毒和 RTA 酮症酸中毒和严重腹泻
阴离子间隙型酸中毒和代谢性碱中毒	乳酸酸中毒和长期使用利尿 酮症酸中毒和持续呕吐
非阴离子间隙型酸中毒和代谢性碱中毒	胃肠疾病伴呕吐和腹泻
阴离子间隙型代谢性酸中毒和呼吸性酸中毒	COPD 伴乳酸酸中毒 呼吸心跳骤停
阴离子间隙型代谢性酸中毒和呼吸性碱中毒	阿司匹林中毒

推荐阅读

Adrogue JH, Madias NE. Management of life-threatening acid-base disorders. First of two parts. *N Engl J Med* 1998;338:26–34.

Adrogue JH, Madias NE. Management of life-threatening acid-base disorders. Second of two parts. *N Engl J Med* 1998;338:107–111.

Berend K, de Vries AP, Gans RO. Physiological approach to assessment of acid–base disturbances. *New Eng J Med* 2015;371:1434–1445.

Corey HE. Stewart and beyond: new models of acid-base balance. *Kidney Int* 2003;64:777–787.

Fencl V, Jabor A, Kazda A, et al. Diagnosis of metabolic acid–base disturbances in critically ill patients. *Am J Respir Crit Care Med* 2000;162:2246–2251.

Fidkowski C, Helstrom J. Diagnosing metabolic acidosis in the critically ill: bridging the anion-gap, Stewart, and base excess models. *Can J Anaesth* 2009;56:247–256.

Guaran C, Steele D. Fluid, electrolytes, and acid–base management. In: Bigatello LM, Alam H, Allain RM, et al, eds. *Critical Care Handbook of the Massachusetts General Hospital*. 5th ed. Philadelphia, PA: Lippincott Williams & Wilkins; 2010:141–149.

Kaplan LJ, Frangos S. Clinical review: Acid–base abnormalities in the intensive care unit. *Crit Care* 2005;9:198–203.

Kellum JA. Clinical review: reunification of acid-base physiology. *Crit Care* 2005;9:500–507.

Neligan P, Deutschman CS. Perioperative acid–base balance. In: Miller RD, Eriksson LI, Fleisher LA, et al, eds. *Miller's Anesthesia*. 7th ed. Philadelphia, PA: Churchill-Livingstone; 2010:1557–1572.

Noritomi DT, Soriano FG, Kellum JA, et al. Metabolic acidosis in patients with severe sepsis and septic shock: a longitudinal quantitative study. *Crit Care Med* 2009;37:2733–2739.

Ring T, Frische S, Nielsen S. Clinical review: renal tubular acidosis—a physicochemical approach. *Crit Care* 2005;9:573–580.

Tiruvoipati R, Botha JA, Pilcher D, et al. Carbon dioxide clearance in critical care. *Anaesth Intensive Care* 2013;41:157–162.

第25章

内分泌异常：血糖控制、肾上腺功能不全和甲状腺危象

Alana B.Birner and Kathryn L. Butler

李　锐　译　田首元　周　婷　校

I. 引言

　　临床医师高度警惕术后内分泌紊乱。在麻醉后监护室（postoperative anesthesia care unit，PACU）内，麻醉效应往往掩盖内分泌异常的初始症状，需要医护人员保持警惕，以便早期治疗和预防并发症。最好对患者进行全面的术前评估，提醒临床医生注意内分泌疾病的存在，降低术后不良事件的风险。

II. 血糖控制

A. 外科手术对血糖水平的影响

　　1. 全身麻醉与手术诱发神经内分泌应激反应，释放肾上腺素、胰高血糖素、皮质醇、生长激素和炎症因子进入血液循环。这些激素增加胰岛素抵抗，降低葡萄糖代谢，减少胰岛素分泌，并且增加脂质分解和蛋白质分解代谢，最终导致高血糖状态。高血糖程度因人而异，取决于麻醉的类型、术前合并症、手术的范围和类型。例如，全身麻醉比硬膜外麻醉对代谢的影响更大。术前和术中热量摄入的中断也会改变正常的高血糖反应。这些

因素阻碍了术后对最终血糖平衡的预测。

2. 高血糖

a. 定义：术后血糖 >200mg/dl。

(1) 与中风、充血性心力衰竭及发病率 / 死亡率增加相关。

(2) 与手术部位感染增加相关。

(3) 与缺血再灌注细胞损伤引起的心肌细胞死亡和冠状动脉侧支血流量减少相关。

(4) 引发血小板功能亢进，增加血栓形成，导致白细胞介素 -6、白细胞介素 -8 和肿瘤坏死因子 -α 水平升高，产生促炎反应。

(5) 导致内皮细胞功能障碍，一氧化氮失活，前列环素合成减少，内皮素 1 合成增加，降低局部血流。

(6) 降低肾小管重吸收能力，导致渗透性利尿继发低血容量。

b. 所有手术患者的血糖维持目标 <180mg/dl。

(1) 过于严格的治疗方案会增加发生低血糖事件的风险，从而增加死亡率。

与更宽松血糖范围 [140~180mg/dl(7.8~10mmol/L) 和 180~200mg/dl(10~11.1mmol/L)] 相比，目标血糖 80~110mg/dl 的强化胰岛素治疗会增加严重低血糖的发生率和死亡率。

(2) 普通住院人群：以空腹血糖 <140mg/dl(7.8mmol)，随机血糖 <180mg/dl(10mmol/L) 为目标。

c. 维持营养与电解质平衡。

B. 低血糖

1. 定义：随机血糖 <40mg/dl(2.2mmol/L)。

2. "临界值" 一直有争议，但血糖 <70mg/dl 时应引起麻醉恢复室的医务人员的注意。

3. 原因：常见于难以控制的糖尿病患者使用长效胰岛素。

4. 潜在的生命威胁：患者在 PACU 内由于镇静和麻醉，低血糖易漏诊，若未治疗，可导致致命的心律失常和死亡。

a. 术前确认有低血糖倾向的患者,显著降低风险。

高危患者:既往史包括糖尿病难以控制,需要严格血糖监测,病史记录血糖水平控制不佳,或频繁的低血糖发作记录。

b. 术前滴定家庭糖尿病治疗方案有助于避免术后低血糖事件的发生。

c. 术后定期监测血糖水平(床旁即时监测),以及时处理异常情况。

5. 术后临床表现

a. 恢复早期(阶段 1):通常为难以发现的非特异性症状,通常在收入 PACU 时通过监测血糖水平时发现(已诊断糖尿病患者中)。

b. 恢复晚期(阶段 2):识别症状——颤抖、心悸、兴奋性增加、焦虑、出汗和饥饿。

c. 未治疗的低血糖可能导致:意识水平变化、癫痫、昏迷和死亡。

6. 治疗

a. 恢复早期(阶段 1):血糖 <70mg/dl 的镇静、麻醉患者

25g 葡萄糖静脉注射,5~10 分钟内重新检测血糖。

b. 恢复晚期(阶段 2):吞咽和呕吐反射正常的清醒患者

15g 碳水化合物(葡萄糖片、甜果汁),10 分钟内重新检查或者症状已缓解

c. 恢复晚期(阶段 2):不能经口进食的患者

25g 50% 葡萄糖溶液静脉注射,5~10 分钟内重新检测血糖。

Ⅲ. 血糖稳态失调

A. 高血糖

1. 病因

a. 应激性高血糖(高血糖应激综合征):有或没有糖尿病史患者,急性疾病期间发生因儿茶酚胺诱发应激反应引起的血糖一过性升高。

b. 药物诱发的高血糖:有或没有糖尿病病史的患者,由糖皮质激素、奥曲肽、血管升压药物和免疫抑制剂引起或加重。

c. 在围术期输注含葡萄糖的静脉输液。

d. 如上文所述,反向调节激素过多。

e. 循环胰岛素不足的胰腺疾病。

f. 术前糖尿病。

2. 术后临床表现

a. 恢复早期(阶段1):不明原因的多尿、心动过速、低血压、阴离子间隙代谢性酸中毒、低钠血症和高钾血症。

b. 恢复晚期(阶段2):临床症状和体征是模糊不清,特别是在给予麻醉药物后。三分之一的糖尿病患者初始无症状。最常见的症状包括多食,多饮,多尿,意识模糊和昏迷。

3. 治疗

纠正胰岛素

(1)稳定患者,参考胰岛素皮下注射剂量表。

(2)重症患者,胰岛素静脉输注(表25.1)。

表 25.1 使用短效胰岛素皮下注射剂量表

血糖值 /(mg/dl 或 mmol/L)	胰岛素敏感		正常		胰岛素抵抗	
	餐前	临睡前	餐前	临睡前	餐前	临睡前
<150/8.3	0	0	0	0	0	0
151~200/8.4~11.1	0	0	2	0	4	2
201~250/11.2~13.9	2	0	4	0	8	4
251~300/13.9~16.6	3	1	6	2	12	6
301~350/16.7~19.4	4	2	8	4	16	8
351~400/19.5~22.2	5	3	10	6	20	10

B. 糖尿病酮症酸中毒

1. 因手术应激或者围手术期使用影响代谢的药物诱发。糖尿病酮症酸中毒(diabetic Ketoacidosis, DKA)是紧急医疗事件,需要立即识别和干预。

a. 高血糖、阴离子间隙代谢性酸中毒和酮血症三联征。血清血糖 >800mg/dl(44mmol/L),通常在 350~500mg/dl(19.4~27.8mmol/L)。昏迷时可超过 900mg/dl(50mmol/L)。通常在 24 小时内进展迅速。

b. 可能导致 DKA 发生的药物包括:糖皮质激素、大剂量噻嗪类利尿剂、拟交感神经药和第二代"非典型"抗精神病药。

2. 术后临床表现

a. 当血浆渗透压高于 320~330mOsmol/kg 时,出现神经功能恶化。通常被近期的麻醉效应所掩盖。

b. 体格检查可见皮肤皱缩,腋窝和口腔黏膜干燥,颈静脉压降低和心动过速。严重时出现因容量不足引起的低血压。代偿性过度通气和呼出丙酮,导致 Kussmaul 呼吸和烂苹果味呼气。腹痛常见,如果酸中毒治疗不能缓解腹痛,需要重新评估。

c. 硝普盐试验可明确阴离子间隙酸中毒是否由血清酮体水平所致。血清 1:1 稀释后的试验 4+,高度提示酮症酸中毒。血清浓度越低,硝普盐试验反应 4+,表明乙酰乙酸浓度越高。

d. 实验室检查变化:高血糖,高渗透压,高阴离子间隙代谢性酸中毒,轻度低钠血症和低钾血症 300~600mmol。

3. 治疗

a. 纠正液体和电解质异常及胰岛素的使用

(1)用等渗生理盐水补液,以扩充细胞外容量,稳定心血管状态。

a)无休克表现:以 15~20ml/(kg·h)(瘦体重)补液,前 4 小时内最快速度 <50ml/kg。

b)补钾。

(2)如果血清钾 <5.3mmol/L,立即开始。

(3)静脉注射氯化钾 20~40mmol/h,以纠正高血糖。

(4)所有血清钾 ≥ 3.3mmol/L 的 DKA 患者都应予低剂量胰岛素静脉注射。血清钾低于 3.3mmol/L 是延迟胰岛素治疗的唯一适应证,因为胰岛素会加重低钾血症。

(5)单次静脉注射普通胰岛素(0.1U/kg),随后 5 分钟内持续静脉使用普通胰岛素 0.1U/(kg·h)。

b. 代谢性酸中毒

(1)如果动脉血 pH<6.90,2 小时内静脉应用 400ml 无菌水加碳酸氢钠 100mmol 和氯化钾 20mmol(如果血清钾低于 5.3mmol/L)。

(2)补充容量和纠正高血糖来改善阴离子间隙。

(3)密切监测血磷水平。

C. 尿崩症

1. 中枢性尿崩症在 PACU 最常见。

下丘脑抗利尿激素(ADH)释放减少,导致相对稀释的尿液排泄。

2. 肾性尿崩症

肾脏对抗利尿激素的反应不足。

3. 病因

脑外伤、中风或锂依赖病史。碳酸氢钠溶液治疗。因肾脏疾病或使用利尿剂导致的肾失水。胃肠液通过鼻胃管吸引丢失。发热、引流和开放性伤口导致水丢失。

4. 术后临床表现

神志改变、烦躁不安、易怒、昏睡、模糊和嗜睡。患者抱怨强烈的口渴。

5. 治疗

去氨加压素:抗利尿激素双氨基酸替代品,具有很强的抗利尿活性,无收缩血管作用。可以鼻饲口服片剂或非肠道配方给药,初始剂量为 5μg,根据反应以每次增加 5μg 滴定剂量。每日维持剂量为 5~20μg,每日 1 次或 2 次。

D. 特定术后患者群体和注意事项

1. 糖尿病

糖尿病(1 型和 2 型)病史的患者比无糖尿病患者住院频率增加,且更可能在接受外科手术时住院时间延长。

(1)尽早安排手术,以尽量减少禁食时中断的日常治疗。

(2)如果患者术后可以耐受正常饮食,通常可以继续标准的家庭药物治疗。

(3)肾功能不全、肝功能损害或充血性心力衰竭病史的患者不应继续使用二甲双胍,直到器官功能返回基线水平。

(4)磺脲类药物会增加低血糖的风险,只应在开始进食后才能服用。

(5)如果担心出现充血性心力衰竭、液体潴留或肝功能损害,噻唑烷二酮类药物应该延迟应用。

(6)胰高血糖素样肽 -1(GLP-1)类似物可能改变胃肠动力,增加术后恶心和呕吐的风险。

(7)糖尿病患者更容易发生术后感染。

2. 1 型 / 胰岛素依赖性 2 型糖尿病

a. 增加酮症酸中毒和高血糖事件的风险。

b. 短流程管理(短于 2 小时)

(1)术后继续皮下注射胰岛素治疗。

(2)术后在进食前恢复使用家庭剂量的短效或速效胰岛素。

c. 术中需要胰岛素(普通)输注的患者:

(1)未恢复进食的患者,术后继续输注。

(2)每小时床旁测量血糖,如果不稳定,应增加测量次数。

(3)可耐受固体食物时,可以皮下注射胰岛素。

(4)首剂皮下注射胰岛素应该在停止静脉输注之前使用。

d. 术后早期需要胰岛素(皮下或静脉注射)的患者:

静脉注射葡萄糖(葡萄糖水 5~10g/h,或半等渗葡萄糖盐水溶液)防止低血糖。

3. 非胰岛素依赖型糖尿病

a. 仅通过饮食控制的 2 型糖尿病患者

(1)术后通常不需要胰岛素治疗。

(2)入 PACU 后应立即测量血糖水平。

(3)如果血糖水平超过目标范围,可以考虑补充短效(普通)或速效胰岛素(赖脯和谷赖)。

b. 使用口服降糖药或非胰岛素注射剂治疗的 2 型糖尿病患者

(1)糖化血红蛋白 A1C<7.0% 的患者,手术时间小于 2 小时,不需要胰岛素治疗。

(2)如果出现高血糖,予短效或速效胰岛素治疗,每 6 小时皮下注射一次。

(3)补充胰岛素直到患者恢复进食,并恢复以往口服药物治疗。

c. 非糖尿病患者

术后血糖水平意外升高,可能提示未确诊的糖尿病或糖尿病前期,应在出院后进行评估。

4. 近期使用糖皮质激素病史

外源性糖皮质激素加重已知的糖尿病,诱发有无糖尿病病史患者发生高血糖。

5. 急诊手术

a. 增加 1 型糖尿病患者发生糖尿病酮症酸中毒的风险。

b. 增加 2 型糖尿病患者发生非酮症性高渗透综合征的风险。

c. 在紧急情况下,胰岛素剂量使用不足。此外,正常的能量消耗降低和过度的病理应激扰乱正常的反调节激素平衡。糖尿病患者无法产生适当的胰岛素而导致高血糖。

Ⅳ. 术后肾上腺功能不全

A. 手术对肾上腺激素的影响

1. 严重的情绪或生理压力可引起肾上腺功能不全。在

PACU 中,严重的心理压力、创伤、酒精或阿片类戒断、感染、全身麻醉或手术。患者不能分泌足够的皮质醇来维持血流动力学的稳定。由于清除率的降低和细胞因子潜在刺激,血液皮质醇增加与促肾上腺皮质激素(adrenocorticotropic hormone,ACTH)减少。早期识别和治疗至关重要,因为皮质醇缺乏与危重病的发病率和死亡率增加有关。目前,尚无一致的方法识别患者在手术过程中是否有发生肾上腺皮质功能不全的风险。

2. 继发性肾上腺功能不全常见于 PACU。手术应激出现之前,患者没有症状。

3. 严重损伤(创伤)、脓毒症或出血时应考虑原发性肾上腺功能不全(图 25.1)。

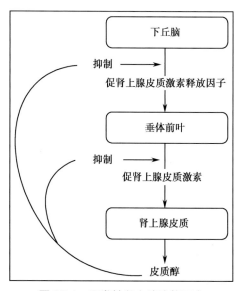

图 25.1 原发性肾上腺功能不全

B. 病因

1. 原发性肾上腺功能不全

自身免疫性原因(Addisonuffi 创伤、感染、纤维化、双侧肾上腺梗死或出血、转移性疾病、药物和遗传)。

2. 继发性肾上腺功能不全

急性或慢性糖皮质激素治疗引起的肾上腺萎缩(接受生理或药理剂量糖皮质激素治疗的患者)，垂体 / 下丘脑疾病、促肾上腺皮质激素(ACTH)缺乏症和手术干预。

C. 手术应激后的表现

1. 突发的血流动力学不稳定(休克)

20% 循环血量的潜在丢失导致组织灌注减少和乳酸酸中毒。

2. 难治性的严重低血压

a. 高心排循环衰竭，心输出量和心指数升高，肺动脉楔压正常，全身血管阻力降低。

b. 对容量复苏和血管加压药治疗效果不佳。

3. 进行性低血钠、高血钾和低血糖。

4. 非特异性症状(麻醉后被掩盖)：厌食、呕吐、虚弱、疲劳、发热和意识迷糊。

5. 当患者有一个或多个已知的危险因素时，应考虑诊断。

D. 治疗 / 管理

1. 快速输注生理盐水以纠正脱水和低血容量。

2. 同时增加循环皮质醇水平。

实验室检查：治疗前获得血浆皮质醇水平的基础值(促肾上腺皮质激素 - 肾素，醛固酮)，以及血清电解质、全血细胞计数、血糖、血尿素氮和肌酐水平。

3. 个体化基础上谨慎纠正电解质异常。低钠血症、低钾血症和酸中毒很常见。

4. 治疗反应通常在几个小时内出现。

5. 识别并处理病因。

E. 特定患者人群

确诊肾上腺功能不全，接受大手术。

术前确保给予氢化可的松 100mg，随后每 6~8 小时静脉注射 50~100mg,逐渐减量,直到病情好转。

F. 疑诊肾上腺功能不全

可立即静脉注射地塞米松 4~10mg。

a. 不会造成血清皮质醇水平的误读。

b. 因为地塞米松没有醛固酮作用,可能需要使用氟氢可的松(一种盐皮质激素)。

V. 术后甲状腺危象

A. 手术对甲状腺激素的影响

甲状腺功能亢进未经治疗时,外科应激可能导致危及生命的并发症。未识别的甲状腺功能亢进,通常在术后出现严重和突发的甲状腺毒症。高危人群包括进行限期或急诊手术的未控制甲状腺功能亢进患者。至关重要的是,在手术前尽可能全面了解病史和身体检查,以评估甲状腺功能异常的风险。

B. 病因

包括未确诊的甲状腺功能亢进(Grave 病,毒性多结节性甲状腺肿)或甲亢治疗不足的患者手术应激。

C. 临床表现

1. 单纯的体格检查往往不足以诊断甲状腺功能亢进,甲状腺功能亢进的非特异性症状包括:精神状态改变、多汗、怕热、疲劳、肌无力、眼干、腿肿胀、心动过速和快速心律失常、皮肤温湿、肌肉震颤、收缩期高血压和脉压增宽。

2. 特异性体征包括:甲状腺杂音(毒性甲状腺肿)、胫前水肿和房颤。

3. 实验室检查异常包括:高钙血症、低钾血症、高血糖症、低胆固醇血症、小红细胞性贫血、淋巴细胞增多症、粒细胞减少症、高胆红素血症和碱性磷酸酶升高。

4. 诊断

a. 以下血清检测可确诊:

检测	甲状腺功能亢进
促甲状腺激素	降低
总 T_3	升高
总 T_4	升高
反 T_3	升高
游离 T_4	升高

b. 其他检测包括:

(1)全血细胞计数、电解质水平、尿液分析、胸片和心电图。

(2)确诊前需排除感染性疾病。

5. 治疗

a. 如果有充分的临床疑诊,不需等待实验室结果即可开始治疗。

b. 一般支持治疗

(1)静脉输液以恢复血管内容量。

(2)对乙酰氨基酚退热。

(3)冰毯降温。

(4)镁盐可降低心律失常的风险。

c. 抑制甲状腺激素合成

(1)丙硫氧嘧啶:负荷量可达 1 000mg,随后每 4~6 小时口服或经鼻饲 200~300mg。

最多 6~8 周,直到甲状腺功能正常。

(2)甲巯咪唑:每 4~6 小时口服或鼻饲 20~30mg。比丙硫氧嘧啶更快地达到甲状腺功能正常状态,而且粒细胞缺乏症、肝炎和血管炎的发生率更低

d. 碘化物治疗

碘化物抑制甲状腺激素合成(Wolff-Chaikoff 作用)。在丙硫氧嘧啶治疗开始后,碘化物治疗至少延迟 4 小时。

推荐阅读

American Diabetes Association. Standards of medical care in diabetes—2014. *Diabetes Care* 2014;37(suppl 1):S14–S80.

Canadian Diabetes Association Clinical Practice Guidelines. 2013. Available at: http://guidelines.diabetes.ca/App_Themes/CDACPG/resources/cpg_2013_full_en.pdf. Accessed April 24, 2013.

Clement S, Braithwaite SS, Magee MF, et al. Management of diabetes and hyperglycemia in hospitals. *Diabetes Care* 2004;27(2):553–591.

Connery LE, Coursin DB. Assessment and therapy of selected endocrine disorders. *Anesthesiol Clin North Am* 2004;22:93–123.

Cronin CC, Callaghan N, Kearney PJ, et al. Addison disease in patients treated with glucocorticoid therapy. *Arch Intern Med* 1997;157:456–458.

Cryer PE, Axelrod L, Grossman AB, et al. Evaluation and management of adult hypoglycemic disorders: an Endocrine Society Clinical Practice Guideline. *J Clin Endocrinol Metab* 2009;94:709–728.

Dungan KM, Braithwaite SS, Preiser JC. Stress hyperglycaemia. *Lancet* 2009;373 (9677):1798–1807.

Frisch A, Chandra P, Smiley D, et al. Prevalence and clinical outcome of hyperglycemia in the perioperative period in noncardiac surgery. *Diabetes Care* 2010;33:1783–1788.

Jacobs TP, Whitlock RT, Edsall J, et al. Addisonian crisis while taking high-dose glucocorticoids. An unusual presentation of primary adrenal failure in two patients with underlying inflammatory diseases. *JAMA* 1988;260:2082–2084.

Joshi GP, Chung F, Vann MA, et al. Society for Ambulatory Anesthesia consensus statement on perioperative blood glucose management in diabetic patients undergoing ambulatory surgery. *Anesth Analg* 2010;111:1378–1387.

King JT Jr, Goulet JL, Perkal MF, et al. Glycemic control and infections in patients with diabetes undergoing noncardiac surgery. *Ann Surg* 2011;253:158–165.

Kitabchi AE, Umpierrez GE, Miles JM, et al. Hyperglycemic crises in adult patients with diabetes. *Diabetes Care* 2009;32:1335–1343.

Lattermann R, Carli F, Wykes L, et al. Perioperative glucose infusion and the catabolic response to surgery: the effect of epidural block. *Anesth Analg* 2003;96:555–562.

Mah PM, Jenkins RC, Rostami-Hodjegan A. Weight-related dosing, timing and monitoring hydrocortisone replacement therapy in patients with adrenal insufficiency. *Clin Endocrinol* 2004;61:367–375.

Makaryus AN, McFarlane SI. Diabetes insipidus: diagnosis and treatment of a complex disease. *Cleve Clin J Med* 2006;73(1):65–71.

Moghissi ES, Korytkowski MT, DiNardo M, et al. American Association of Clinical Endocrinologists and American Diabetes Association consensus statement on inpatient glycemic control. *Diabetes Care* 2009;32(6):1119–1131.

Schricker T, Gougeon R, Eberhart L, et al. Type 2 diabetes mellitus and the catabolic response to surgery. *Anesthesiology* 2005;102:320–326.

Seaquist ER, Anderson J, Childs B, et al. Hypoglycemia and diabetes: a report of a workgroup of the American Diabetes Association and the Endocrine Society. *J Clin Endocrinol Metab* 2013;98(5):1845–1859.

The NICE-SUGAR Study Investigators. Hypoglycemia and risk of death in critically ill patients. *N Engl J Med* 2012;367(12):1108–1118.

Umpierrez GE, Hellman R, Korytkowski MT, et al. Management of hyperglycemia in hospitalized patients in non-critical care setting: an Endocrine Society Clinical Practice Guideline. *J Clin Endocrinol Metab* 2012;97(1):16–38.

第 26 章

胃肠道并发症

Christina Anne Jelly and D. Dante Yeh
顾健腾　译　苏殿三　校

I. 引言

术后胃肠道并发症常见于腹腔和盆腔手术后,也可能发生于其他任何类型手术后,并且与术后严重并发症发病率和死亡率相关。胃肠道并发症的严重程度不同,从良性或自限性到严重,甚至危及生命,如术后恶心呕吐、胃肠道出血和腹腔间隔室综合征等。这一章我们将综述在麻醉恢复室可能遇到的术后胃肠道并发症的病因、危险因素、诊断措施和治疗方案。术后恶心呕吐在第 15 章单独讨论。本章不讨论术后远期胃肠道并发症,如粘连性肠梗阻、切口疝和肠外瘘。

II. 胃肠道出血

A. 严重的术后胃肠道出血虽不常见,但却是外科手术严重的潜在并发症。术后胃肠道出血的病因可分为三大类:

1. 手术或手术并发症引起的出血。

2. 因手术应激或手术并发症加重原先存在的出血风险而引起的出血。

3. 出血与手术无关,术后偶然发生。

B. 术后即刻出血最常见的病因是手术直接导致的出血和手术并发症引起的出血。

C. 大多数术后胃肠道出血为自限性。少量的术后出血经常发生却难以发现。然而,严重的胃肠道出血,定义为导致血流动力学紊乱的出血,需要立即处理。对胃肠道出血患者的初步处理应在对出血原因进行评估的同时,侧重于维持血流动力学稳定性和复苏。初步目标为确定出血的严重程度、对患者恰当分诊、启动复苏和确定出血来源。

D. 初步评估内容包括病史、体格检查、手术及术后病程回顾、实验室检查和生命体征,谨记心动过速和低血压只会在患者大量失血后才出现。应估计累积失血量和持续失血速度,以确定实施复苏的力度。至少留置两个大口径外周静脉通路。出血的处理详见第 21 章。

E. 消化道出血通常分为上消化道出血和下消化道出血。上消化道出血被定义为发生在 Treitz 韧带近端的出血,可伴呕血和黑便。大量上消化道出血可能需行气管插管以保护气道。根据先前的手术,可能需要食管胃十二指肠镜检查(esophagogastroduodenoscopy,EGD)来确定出血部位。在内镜评估前已复苏成功的患者,通常有更好的预后。如果先前的手术涉及胃肠道上部,则需要根据出血速率决定是否需要返回手术室进行评估。

F. 急性下消化道出血发生在 Treitz 韧带远端,可伴便血或黑便。在排除上消化道出血可能后,可考虑行急诊结肠镜检查。治疗方案取决于出血来源,通常活动性下消化道出血需要立刻手术。

G. 术后出血最常见的部位包括肠吻合口、缺血性结肠炎及预先存在的病损,例如溃疡和憩室。

III. 应激相关性黏膜病

A. 大多数危重患者的消化道出血,是由应激性黏膜损伤所致的胃溃疡引起的。应激性黏膜溃疡的危险因素包括长时间机械通气、凝血障碍、围术期低血压、脓毒症、脊髓损伤、严重烧伤、休克、肝功能衰竭、肾功能衰竭、多发创伤、器官移植和胃肠道出血或溃疡史。

B. 对胃肠道出血高风险的危重患者,应预防应激性溃疡。根据美国卫生系统药剂师协会的指南建议,满足以下一条标准的患者都应进行应激性溃疡的预防:凝血障碍(血小板水平低于50 000,INR>1.5,凝血酶原时间(prothrombin time,PTT)高于2 倍正常值上限),机械通气 >48 小时,胃肠道出血史,脑外伤或脊髓损伤,烧伤。除此之外,满足以下两条或以上次要标准的危重患者,也预防应激性溃疡:脓毒症,重症监护室(ICU)住院时间超过 1 周,胃肠道出血超过 6 天,使用类固醇(剂量相当于静脉注射 250mg 或以上的氢化可的松)。

C. 胃肠道出血高风险的重症患者,如果接受肠内营养,可不预防应激性溃疡。观测数据表明,接受肠内营养的高危患者并未因使用预防应激性溃疡药物而获益,且药物预防可能对患者造成危害。

IV. 术后肠麻痹

A. 术后肠麻痹是指因胃肠道缺乏协调推进运动,进而引起口服不耐和顽固性便秘,且不存在明确的术后机械性阻塞。

B. 一定程度的术后肠麻痹是腹部手术的正常反应,被视为生理性肠麻痹。这通常是良性和自限性的。但病理性肠麻痹通常会延长住院时间,并给医疗保健系统带来沉重负担。

C. 术后肠麻痹的危险因素包括广泛的手术操作(肠道和组织创伤的处理)、小肠损伤、围术期使用阿片类药物、开放性(相对于腹腔镜)腹部手术、延迟的肠内营养或留置鼻胃管(nasogastric tube,NGT)、腹腔炎症、术中及术后出血、手术时间长以及低蛋白血症。

D. 术后肠麻痹的典型表现为腹部膨隆、腹胀及弥漫性腹部不适。患者也可出现恶心、呕吐和不能耐受经口饮食等。体格检查发现腹胀、鼓音伴不同程度肠鸣音减弱和弥漫性腹部压痛等体征。

E. 肠麻痹通常为临床诊断。如果怀疑有小肠或大肠机械性梗阻,可行腹部影像学检查。立位腹部平片可显示扩张的小肠袢,以及积气的结肠和直肠。腹部平片可区分肠麻痹和小肠梗阻,小肠梗阻更多表现为小肠袢气液平及结肠和直肠空气缺乏。

F. 肠麻痹的治疗主要为对症支持。应尽可能避免使用阿片类药物。纠正水电解质紊乱。肠道休息和胃肠减压是肠麻痹常用的基础治疗。根据肠麻痹的严重程度及持续时间,患者可能需要以全肠外营养支持。阿维莫泮———一种新型外周 μ 阿片受体拮抗剂,也已被选择性应用于肠麻痹的治疗以缩短肠麻痹持续时间,加速肠道功能恢复。

G. 预防肠麻痹最好的方法是减少麻醉药用量和降低引起肠麻痹的手术相关危险因素。腹部手术前行胸段硬膜外镇痛已经显示出作为预防术后肠麻痹的运用前景。

V. 肠系膜缺血

A. 肠系膜缺血是一种罕见并发症,常发生延迟诊断,因此死亡率很高。肠道氧供需不平衡导致肠系膜缺血,引发炎症、肠道菌群移位、感染性休克的级联反应。肠系膜缺血可发生于小肠和 / 或结肠,病程可为急性或慢性。

B. 肠系膜缺血可能是由于循环血量减少、血管活性药物所致血管收缩或血流受阻,因此,肠系膜缺血常分为非闭塞性和闭塞性,具体如下:

1. 非闭塞性肠系膜缺血是指缺血部位血流量不足而不伴有明确阻塞,如低血容量、休克、心力衰竭或血管活性药物所致药理性血管收缩,导致相对的黏膜低氧或缺氧。

2. 闭塞性肠系膜缺血是由明确的机械性阻塞引起,可能是动脉栓子或血栓、静脉血栓、创伤或绞窄等。

C. 急性肠系膜缺血的危险因素包括外科断流术、血液高凝状态、低血容量及高风险栓塞手术如主动脉手术。如行血管内主动脉瘤手术的患者就存在急性肠系膜缺血的风险,不仅因为支架置入可能阻塞肠系膜血管,还因为手术吻合移植血管或固定支架导致动脉粥样化斑块移位。有慢性肠系膜缺血潜在危险因素的患者更易发生急性肠系膜缺血。慢性肠系膜缺血的危险因素包括动脉粥样硬化、肌纤维发育不良、炎症性疾病和放射性脉管炎。

D. 肠系膜缺血的发病机制和自然病程常分为三个阶段:肠亢进、肠麻痹和肠休克。值得注意的是,在明显缺血之前,小肠血流可能已减少一半,肠道一般可以通过增加氧气摄取来代偿。

1. 肠亢进是第一阶段,以腹痛和血便为特征。在急性闭塞性肠系膜缺血中,这一阶段在血管闭塞后迅速发生。初始阶段,患者会表现为经典的"症状与体征不符"。最初的缺血性损伤首先引起肠道蠕动亢进,最终导致痉挛反射性肠梗阻。

2. 接着是肠麻痹阶段,特征为进行性低张力性肠麻痹,X线片可见扩张的小肠袢,持续且弥漫性腹痛,随着肠蠕动减少,腹胀加剧。

3. 最后发展到肠休克阶段,表现为肠黏膜和浆膜表层有液体渗出,进而导致血管内低血容量及休克。如果缺血时间接近或超过8~16小时,将发生透壁性梗死。

E. 由于肠系膜缺血的症状和体征在病程晚期才出现,所以常延误诊断。因此,对于那些肠系膜缺血高危人群,一旦出现早期非特异性腹部症状,就必须高度怀疑肠系膜缺血。

1. 实验室检查可证实高乳酸血症或白细胞增多症,但无高乳酸血症或白细胞增多症并不能排除肠系膜缺血。

2. 腹部影像学可显示肠壁中的气体,但较晚出现。腹部X线一般无特异性表现。

3. 多普勒超声在病程初期可能有所帮助,可一旦发生低渗性肠梗阻和进入肠休克阶段,肠道内的空气就会干扰检查。

4. 腹部电子计算机断层扫描(CT)可能正常,但这同样取决于病程所处的时期。肠系膜缺血晚期的CT表现包括肠扩张、肠系膜水肿、肠壁增厚、肠道内积气和肠系膜绞窄。

5. 血管造影有助于区分闭塞性和非闭塞性肠系膜缺血,且常兼有治疗作用,因为可以局部输注血管扩张剂以减轻非闭塞性肠系膜缺血。

F. 对疑似急性肠系膜缺血患者的初步治疗是优化肠道血流和缺血组织氧供。肠系膜缺血患者应禁食(nil per os,NPO),留置鼻胃管减压,接受液体治疗以维持充足的血容量和内脏血流灌注。应尽可能避免使用血管活性药物,因其可加剧进行性缺血,同时氧疗以增加缺血组织氧供。进一步的治疗选择取决于肠系膜缺血的病因,以及患者血流动力学的稳定性。

1. 除非有绝对禁忌证,应进行抗栓治疗以限制血栓形成,通常选择输注普通肝素。可加用抗血小板药物作为辅助治疗。需要与手术团队讨论后,才可以对术后患者开始全身抗凝。

2. 急性闭塞性肠系膜缺血,可经动脉局部输注链激酶、尿激酶或重组组织型纤溶酶原激活剂溶栓。

3. 非闭塞性肠系膜缺血,可通过动脉内滴注罂粟碱,血管扩张剂和解痉剂进行治疗。

4. 有腹膜征和肠缺血或肠梗死的患者,应进行剖腹探查,必须切除梗死肠段。

5. 患者通常需要在剖腹探查术后 24~48 小时内进行"二次探查"手术,以进一步寻找无活力的坏死肠段。

推荐阅读

ASHP Therapeutic Guidelines on Stress Ulcer Prophylaxis. ASHP Commission on Therapeutics and approved by the ASHP Board of Directors on November 14, 1998. *Am Health Syst Pharm* 1999;56(4):347–379.

Bohm B, Milsom JW, Fazio VW. Postoperative intestinal motility following conventional and laparoscopic intestinal surgery. *Arch Surg* 1995;130(4):415–419.

Bosch TJA, Teijin JA, Willigendael EM, et al. Endovascular aneurysm repair is superior to open surgery for ruptured abdominal aortic aneurysms in EVAR-suitable patients. *J Vasc Surg* 2010;52(1):13–18.

Cook DJ, Fuller HD, Guyatt GH, et al. Risk factors for gastrointestinal bleeding in critically ill patients. *N Engl J Med* 1994;330(6):377–381.

Holte K, Kehlet H. Postoperative ileus: a preventable event. *Br J Surg* 2000;87(11):1480–1493.

Kingham TP, Pachter HL. Colonic anastomotic leak: risk factors, diagnosis, and treatment. *J Am Coll Surg* 2009;208(2):269–278.

Lewis SJ, Egger M, Sylvester PA, et al. Early enteral feeding versus "nil by mouth" after gastrointestinal surgery: systemic review and meta-analysis of controlled trials. *BMJ* 2001;323(7316):773.

Marik PE, Vasu T, Hirani A, et al. Stress ulcer prophylaxis in the new millennium: a systematic review and meta-analysis. *Crit Care Med* 2010;38(11):2222–2228.

Raff T, Germann G, Hartmann B. The value of early enteral nutrition in the prophylaxis of stress ulceration in the severely burned patient. *Burns* 1997;23(4):313–318.

Wolff BG, Michelassi F, Gerkin TM, et al. Alvimopan, a novel, peripherally acting mu opioid antagonist: results of a multicenter, randomized, double-blind, placebo-controlled, phase II trial of major abdominal surgery and post-operative ileus. *Ann Surg* 2004;240:728–734.

第27章

术后变态反应和过敏反应

Matthew Sigakis

魏晓勇 译 尚游 校

I.概述

围术期麻醉药和麻醉相关药物所诱发的速发型超敏反应的报道越来越多。变态反应的体征和症状由轻度皮疹或瘙痒到严重的低血压,支气管痉挛以及循环衰竭。这可能与入麻醉恢复室(postanesthesia care unit,PACU)前接触过敏原有关,表现为迟发性反应,也可能是在 PACU 内首次接触过敏原导致。尽管某些因素在围术期更容易导致过敏反应(表 27.1),但是需要强调的是任何药物都可能是过敏反应的诱因。

由于变态反应和过敏反应的临床症状通常是非特异性的,因此其诊断可能被延误。此外,近期的手术治疗、麻醉药物和潜在的并发症可能会使临床情况复杂化。对检查过程、麻醉和 PACU 病历的回顾通常有助于确定潜在的过敏原。

在 PACU 中保持高度的怀疑和持续的警惕有助于对变态反应或是过敏性反应的鉴别诊断,并且能够使临床医生快速处理并稳定患者病情,确定潜在的病因,并且为接下来的治疗和随访制订一个安全计划。

表 27.1　最常见的与过敏反应相关的围术期暴露因素

药物	其他暴露因素
肌肉松弛药	乳胶
抗生素	血液制品
巴比妥类	苯胺染料
阿片类	造影剂
肝素	氯己定
鱼精蛋白	碘伏
非甾体抗炎药	黏合剂／胶布
催产素	

Ⅱ. 定义

世界过敏组织（World Allergy Organization, WAO）将超敏反应定义为"客观地重复出现的症状或体征,这些症状或体征由正常人所能耐受剂量的某种明确的刺激物引起。"具体而言,变态反应这一术语表示一个免疫介导的过程。非变态反应性超敏反应（也称为类过敏反应）也有类似的症状和体征,但没有任何已知的免疫系统参与。

免疫介导的变态反应有速发型或迟发型,共分为有 4 种类型:

A. Ⅰ型——速发型超敏反应。由免疫球蛋白 E（IgE）介导的肥大细胞和嗜碱性粒细胞的活化。

B. Ⅱ型——迟发型超敏反应。由抗体介导的细胞破坏,免疫球蛋白 G（IgG）最常见。

C. Ⅲ型——迟发型超敏反应。由于免疫复合物沉积（IgG：药物）和补体的激活。

D. Ⅳ型——迟发型过敏反应。T 细胞介导的反应。

过敏反应传统上是 IgE 介导的反应,而类过敏反应是非 IgE 介导的反应。但是由于这些病症的临床表现无法鉴别,且术语经常混淆,WAO 最近弃用了这些定义,转而推荐下文提到的免疫性过敏反应和非免疫性过敏反应：

　　A. 免疫性过敏反应是免疫介导的；过敏性超敏反应；抗体或免疫复合物介导的肥大细胞或嗜碱性粒细胞的脱颗粒。

　　B. 非免疫性过敏反应是非免疫介导的；非过敏性超敏反应；肥大细胞或嗜碱性粒细胞的脱颗粒与抗体或免疫复合物无关。

　　总而言之说，过敏反应是指由肥大细胞和嗜碱性粒细胞释放的介质引起的可能危及生命的急性发病过程。

Ⅲ. 流行病学

　　尽管还没有专门研究免疫性和非免疫性过敏反应在 PACU 的发生率，但是之前的数据表明麻醉时发生过敏反应比例大约为万分之一。然而，过敏反应的非特异性表现可能使它未被充分认识和报道。近期一项研究表明，术中超敏反应的总发生率大约是 1∶700，严重的超敏反应发生率大约是 1∶4 500。

　　根据相关研究报道，在女性、体质指数较低的患者、既往药物过敏史、多次使用同一种或类似的抗生素这些患者中，围术期的超敏反应发生率较高。人类白细胞抗原等位基因与药物过敏易感性之间也存在遗传相关性。

Ⅳ. 病理生理学

　　A. 免疫性过敏反应：首次致敏后，再次暴露会产生免疫介导反应，导致肥大细胞和嗜嗜碱性粒细胞释放炎症介质；IgE 抗体介导的反应是发病最迅速的。引起免疫性过敏反应的常见围术期药物／暴露包括神经肌肉阻滞药，乳胶和抗生素。

　　B. 非免疫性过敏反应：没有证据表明有免疫学参与肥大细胞和嗜碱性粒细胞的活化，因此可能会发生在首次暴露时，而不需要预先接触致敏。常见例子包括万古霉素，吗啡和低温暴露。值得注意的是，任何能够导致非免疫性反应的介质也有可能导致免疫介导反应。

Ⅴ. 临床意义

A. 过敏反应

国家过敏和传染病研究所以及食品过敏和过敏性反应网络已经建立了病史和临床标准以确诊过敏反应病例(表27.2)。这些标准强调了在首次暴露后,可能会迅速出现(几分钟到几小时)的皮肤,呼吸道,胃肠道或血流动力学症状。文献报道的其他体征和症状包括发热,心动过速,心动过缓和肺动脉高压。尽管皮肤表现经常与过敏反应有关,但是可能不明显,所以初期不被发现。

表27.2　过敏反应建立诊断的临床标准

以下任一表现	子标准
急性起病(几分钟到几小时),皮肤、黏膜组织或两者均受累(例如,全身性的荨麻疹,瘙痒或面部潮红,嘴唇-舌头-悬雍垂水肿)	至少一种: a. 呼吸功能损伤(例如,呼吸困难,喘息性支气管痉挛,喘鸣,呼气流量峰值降低,低氧血症) b. 血压降低或相关的终末器官功能障碍[例如,肌张力减退(虚脱),晕厥,失禁]
患者暴露于可能的过敏原之后,迅速发生(几分钟到几小时)两种或两种以上下列过敏症状	至少两种: a. 皮肤黏膜组织受累(例如,全身荨麻疹,瘙痒,嘴唇-舌头-小舌肿胀) b. 呼吸功能损伤(例如,呼吸困难,喘息性支气管痉挛,喘鸣,呼气流量峰值降低,低氧血症) c. 血压降低或相关的终末器官功能障碍[例如,肌张力减退(虚脱),晕厥,失禁] d. 持续的胃肠道症状(例如,腹部绞痛,腹痛,呕吐)
患者暴露于已知过敏原之后血压降低(几分钟到几小时)	a. 婴幼儿:低收缩压(因年龄而异)或收缩压降低幅度大于30%(定义参照专题讨论报告) b. 成人:收缩压低于90mmHg或患者收缩压下降大于其基础值的30%

Adapted from the Second Symposium on the Definition and Management of Anaphylaxis:Summary Report—Second National Institute of Allergy and Infectious Disease/Food Allergy and Anaphylaxis Network Symposium,2006.

合并有哮喘,慢性阻塞性肺疾病,上呼吸道感染和服用 β 受体阻滞剂的患者在发生过敏反应时可能会加重支气管狭窄和血管水肿。患有冠状动脉疾病,心肌病,或者服用类似血管紧张素转换酶抑制剂(ACEI)/血管紧张素受体阻滞剂等长效降压药的患者会更快的失代偿。

B. 输血反应

尽管输注血制品时极少发生过敏反应,但在 IgA 缺乏的患者中输血导致的过敏反应较常见。有输血过敏史的患者应该输注洗涤红细胞,以去除引起过敏反应的血浆蛋白。急性溶血性输血反应是罕见的免疫介导的受体自身抗体迅速破坏供体红细胞的过程,这一反应常见于记录错误导致的 ABO 血型不相容。患者可能会有躁动、胸痛、腰痛、头痛、呼吸困难和寒战这些症状,并伴随发热、低血压、原因不明的出血和血红蛋白尿这些体征。最常见的输血反应是非溶血性发热反应。这也是一种免疫介导的抗体作用于供体白细胞或血浆蛋白的反应。体征包括发热、皮肤潮红、荨麻疹、心动过速和与焦虑相关的轻度低血压、瘙痒、呼吸困难这些症状,通常需使用对乙酰氨基酚、抗组胺剂和糖皮质激素药物治疗。去白细胞的红细胞可用于预防输血导致的过敏反应(有关输血反应更详细的讨论见第 28 章)。

C. 局麻药

据报道,局麻药会导致免疫介导的和非免疫介导的超敏反应。免疫介导反应是 T 细胞活化所导致,症状包括用药部位的接触性皮炎和迟发性肿胀。IgE 介导的荨麻疹和过敏性反应已有报道,但很少见。在许多情况下,即时发生的超敏反应是由于局麻药防腐剂甲基或丙基苯甲酸酯(例如,对氨基苯甲酸)和偏亚硫酸氢盐。然而过敏反应的发生可能只与局麻药有关,也可能与局麻药使用有关的其他物质,如橡胶手套或消毒剂有关系。非免疫介导的反应可能会导致癫痫发作、焦虑、血管迷走性晕厥和交感神经刺激,但是很难与剂量相关的全身毒性效应区分。

局麻药单次给药法或连续输注法是椎管内和外周神经阻滞

常见的围术期麻醉技术,并常用于 PACU。因此,应该注意上述提到的有关局麻药过敏反应的关注点。

D. 椎管内应用阿片类药物和瘙痒

阿片类药物常用于脊髓麻醉和硬膜外麻醉,瘙痒是 PACU 常见的相关症状。而全身性使用阿片类药物时,副作用可能与组胺释放有关,阿片类药物应用于椎管内所导致的瘙痒和面部潮红,与阿片类受体介导的感觉障碍有关。症状常见于鼻子和面部上方,因为在三叉神经中有丰富的 μ- 阿片类受体和 5- 羟色胺 3(5-HT$_3$) 受体。这些受体还通过脊髓背角脊髓丘脑束的机制在瘙痒中发挥作用。因此,这些症状常不能被抗组胺类药物改善。相反,有确凿证据表明了阿片类受体拮抗剂(纳洛酮)、阿片受体激动 - 拮抗剂(纳布啡)和 5- 羟色胺受体拮抗剂(昂丹司琼和米氮平)的有效性。

E. 丙泊酚

作为全身麻醉的一部分,患者可能在手术室输注丙泊酚,也可能注射丙泊酚后进入 PACU。仅仅小样本研究和病例报告报道了丙泊酚可以导致鸡蛋、大豆、花生和牛奶过敏史患者发生过敏反应。丙泊酚含有卵磷脂和纯化的大豆油,这些成分不被认为会引起过敏反应。更准确地说,对鸡蛋、大豆、花生或者牛奶过敏的患者对鸡蛋、大豆、花生或牛奶蛋白质敏感,而丙泊酚乳化剂中不存在这些蛋白。迄今为止,权威证据表明丙泊酚应用于对鸡蛋、牛奶、花生和大豆轻度过敏的患者是安全的。然而,保守做法建议避免将丙泊酚应用于对鸡蛋、大豆、花生或牛奶有严重过敏史的患者,或有多种 IgE 介导的食物过敏的患者。

F. 红人综合征

大约 15% 的患者出现万古霉素导致的"红人综合征"。其机制是继发于肥大细胞和嗜碱性粒细胞的直接激活导致的组胺释放。症状常出现于上半身,面部和颈部。症状包括皮肤潮红、红疹、瘙痒、肌肉痛,严重时发生低血压。已确定的危险因素包括有 2 岁以上的以 >10mg/kg 的剂量,>1g/100min 的速度输注

浓度 >5mg/ml 的抗组胺药物使用史、白种人和"红人综合征"发生史。其他与非免疫介导的组胺释放相关的药物包括环丙沙星、两性霉素 B、利福平、替考拉宁、阿片类药物(尤其是吗啡、哌替啶和可待因)、肌肉松弛剂和造影剂。其中任何药物的联合使用都会加剧肥大细胞或嗜碱性粒细胞的脱颗粒,谨慎的做法是避免同时使用。

G. 染色剂

据报道化妆品和日用品的致敏作用可能与患者对三芳基甲烷、专利蓝 V、异硫蓝和亚甲蓝这类染色剂的反应有关。与乳胶相似,患者对染色剂的反应常延迟 30 分钟或更久发生,也有可能会出现在 PACU。

H. 产科患者

孕妇发生过敏反应的比例大约是 3/10 万。β- 内酰胺类抗生素和乳胶是导致产妇过敏反应的最常见介质。复苏过程中,至关重要的是将子宫左倾大于 30° 以避免妊娠子宫压迫下腔静脉。

I. 皮肤反应

在 PACU 可观察到多种免疫和非免疫介导的皮肤反应。例如,接触性暴露于黏合剂、手术单、电极片或床单经常会有明确的反应部位。尽管全身性皮肤症状和体征通常与药物暴露有关,但是也可能由接触暴露所导致。局部或全身性皮肤反应,如伴嗜酸性粒细胞增多和系统症状的药疹(drug rash eosinophilia with systemic symptoms,DRESS 综合征)、史 - 约综合征(Stevens-Johnson 综合征)和急性发热性嗜中性粒细胞皮肤病(Sweet 综合征)经常需要过敏学、传染病或皮肤科的专家会诊。

VI. 鉴别诊断

许多其他病症表现出与超敏反应相同的症状和体征。必须要综合评估患者的病史、并发症、近期手术治疗、药物治疗和其他暴露,以保证确切的诊断。即时诊断信息包括生命体征、心电图、胸片、实验室检查、床旁经胸超声心动图及超声。

VII. 治疗

无论触发因素是什么,首选治疗是相同的:鉴别并去除触发因素,并提供支持性治疗(循环、气道和呼吸)。尽管治疗强度取决于患者的症状,但重要的是要谨慎操作,尽早调动资源。对于过敏反应,肾上腺素是首选药物,并且由于其血管收缩作用(α_1激动剂),正性变力作用(β_1激动剂)和支气管扩张作用(β_2激动剂),应立即使用。其他的血管加压药和支气管扩张药在过敏反应的急性治疗中可能是有用的或必要的。抗组胺药和类固醇也有作用,但是因为起效慢,不被当作过敏反应的急性处理措施。

A. 寻求帮助。

B. 血流动力学支持:快速静脉补液、肾上腺素、其他血管加压素(苯肾上腺素或去甲肾上腺素)或高级心血管生命支持(advanced cardiac life support, ACLS)。

C. 呼吸支持:吸入纯氧,支气管扩张剂(β- 激动剂),正压通气或气管插管。镁剂也可以被用作支气管扩张剂。

D. 建立大静脉通路,外周静脉或中心静脉。

E. 建立适当的监测:动脉导管可能有助于血管加压药的滴定和血气监测。

F. 尽管组胺受体抑制剂(苯海拉明和雷尼替丁)和类固醇类药物因起效慢而被作为二线治疗,但是也应该被使用。

G. 考虑将患者转入重症监护室。

H. 过敏学科会诊。

VIII. 发展

A. 病史:术后对治疗过程、麻醉和 PACU 的病历回顾可能有助于确定潜在暴露因素。同样也可以从患者、家属或之前的治疗医生处获得有用的信息。

B. 快速实验室检查

1. 血浆组胺：反映由于直接或由 IgE 介导激活的肥大细胞和嗜碱性粒细胞脱颗粒。血浆组胺会立即达到高峰，半衰期 20 分钟。确诊过敏反应的敏感度为 75%，特异性为 51%。

2. 血清类胰蛋白酶：反映由于直接或 IgE 介导激活的肥大细胞和嗜碱性粒细胞脱颗粒。120 分钟之内进行实验室检查；考虑到复发的可能性，随后的 1、2 和 24 小时再行实验室检查，以进行趋势分析。首次反应后 30 分钟胰蛋白酶达到高峰，半衰期为 90 分钟。确诊过敏反应的敏感性是 64%，特异性是 89%。

C. 皮肤测试：皮肤测试联合病史是 IgE 介导反应的主要诊断依据。皮内实验或皮肤点刺试验常在反应后的 4~6 周后进行，因为细胞内存储的组胺和其他介质在发生反应的 4 周之内仍会低于正常。

IX. 注意事项

A. 肾上腺素是过敏反应的首选用药。典型的剂量包括：

1. 肌内注射：10μg/kg（极量 0.5mg）必要时每 5~15 分钟一次。

2. 静脉注射：轻度低血压 5~10μg，严重低血压 100~500μg。也可以 1~5μg/ 分钟的速度开始进行滴定输注。

B. 肾上腺素可能会导致心律失常，心肌缺血或有害的高血压，尤其是大剂量时。

C. 对儿童和成人的研究表明，相对于皮下注射肾上腺素，肌肉注射的生物利用度更高。当注射于大腿前侧时，肌肉内的浓度上升最快。

D. 尽管 β_2 受体激动剂有助于支气管扩张，但是并不能缓解气道水肿或低血压，应给予肾上腺素治疗。

E. 抗组胺药不能改善支气管收缩，气道水肿或是低血压。它们仅仅能够治疗瘙痒，皮疹和荨麻疹，被作为二线治疗。

F. 糖皮质激素被认为是过敏反应的二线治疗，有少量证据表明其能减弱迟发性或慢性症状。

G. 被动性直腿抬高将外周血管的血容量转移到中心血管，

所以增加了静脉回心血量，舒张末期充盈压和心输出量。

H. 对于孕妇来说，至关重要的是将子宫左倾大于 30° 以避免妊娠子宫压迫到下腔静脉。

I. 因为 β 受体阻滞剂被认为会降低肾上腺素的效果，所以用胰高血糖素来治疗患者使用 β 受体阻滞剂所导致的顽固性低血压。由于使用胰高血糖素可能会导致胃肠不适和呕吐，因此建议使用于已行气管插管的患者。

X. 后续治疗

过敏症状可能会在首次症状 72 小时之后(中位数为 11 小时)复发。虽然这一机制尚不清楚，但可能是由于血浆过敏药物浓度降低或是一种名副其实的免疫现象。据报道，有 1%~20% 的患者症状复发，事后监测的标准和持续时间因人而异，这取决于潜在症状的严重程度、支持性治疗的可行性和临床表现。发生严重超敏反应之后，强烈建议在重症监护室进行密切观察至少 72 小时。

后期过敏专科医生的门诊随访包括患者详细的用药史，外加皮肤测试，以进一步评估 IgE 介导的反应。也可考虑在监护下进行标准化脱敏。

推荐阅读

Ballantyne JC, Loach AB, Carr DB. Itching after epidural and spinal opiates. *Pain* 1988;33(2):149–160.

Campagna JD, Bond MC, Schabelman E, et al. The use of cephalosporins in penicillin-allergic patients: a literature review. *J Emerg Med* 2012;42(5):612–620.

Greenberger PA, Ditto AM. Chapter 24: Anaphylaxis. *Allergy Asthma Proc* 2012;33(suppl 1):S80–S83.

Johansson SG, Bieber T, Dahl R, et al. Revised nomenclature for allergy for global use: report of the Nomenclature Review Committee of the World Allergy Organization, October 2003. *J Allergy Clin Immunol* 2004;113(5):832–836.

Lee S, Bellolio MF, Hess EP, et al. Time of onset and predictors of biphasic anaphylactic reactions: a systematic review and meta-analysis. *J Allergy Clin Immunol Pract* 2015;3(3):408–416.e2.

Mertes PM, Laxenaire MC. Anaphylactic and anaphylactoid reactions occurring during anaesthesia in France. Seventh epidemiologic survey (January 2001–December 2002). *Ann Fr Anesth Reanim* 2004;23(12):1133–1143.

Mertes PM, Laxenaire MC, Alla F. Anaphylactic and anaphylactoid reactions occurring during anesthesia in France in 1999–2000. *Anesthesiology* 2003;99(3):536–545.

Mertes PM, Malinovsky JM, Mouton-faivre C, et al. Anaphylaxis to dyes during the perioperative period: reports of 14 clinical cases. *J Allergy Clin Immunol* 2008;122(2):348–352.

Molina-infante J, Arias A, Vara-brenes D, et al. Propofol administration is safe in adult eosinophilic esophagitis patients sensitized to egg, soy, or peanut. *Allergy* 2014;69(3):388–394.

Murphy A, Campbell DE, Baines D, et al. Allergic reactions to propofol in egg-allergic children. *Anesth Analg* 2011;113(1):140–144.

Myers AL, Gaedigk A, Dai H, et al. Defining risk factors for red man syndrome in children and adults. *Pediatr Infect Dis J* 2012;31(5):464–468.

Nagel JE, Fuscaldo JT, Fireman P. Paraben allergy. *JAMA* 1977;237(15):1594–1595.

Saager L, Turan A, Egan C, et al. Incidence of intraoperative hypersensitivity reactions: a registry analysis. *Anesthesiology* 2015;122(3):551–559.

Sadleir PH, Russell T, Clarke RC, et al. Intraoperative anaphylaxis to sugammadex and a protocol for intradermal skin testing. *Anaesth Intensive Care* 2014;42(1):93–96.

Sampson HA, Muñoz-furlong A, Campbell RL, et al. Second symposium on the definition and management of anaphylaxis: summary report—second National Institute of Allergy and Infectious Disease/Food Allergy and Anaphylaxis Network Symposium. *Ann Emerg Med* 2006;47(4):373–380.

Sivagnanam S, Deleu D. Red man syndrome. *Crit Care* 2003;7(2):119–120.

Thomas M, Crawford I. Best evidence topic report. Glucagon infusion in refractory anaphylactic shock in patients on beta-blockers. *Emerg Med J* 2005;22(4):272–273.

Volcheck GW, Mertes PM. Local and general anesthetics immediate hypersensitivity reactions. *Immunol Allergy Clin North Am* 2014;34(3):525–546, viii.

Yip VL, Alfirevic A, Pirmohamed M. Genetics of immune-mediated adverse drug reactions: a comprehensive and clinical review. *Clin Rev Allergy Immunol* 2014;48(2–3):165–175.

Youssef N, Orlov D, Alie T, et al. What epidural opioid results in the best analgesia outcomes and fewest side effects after surgery?: A meta-analysis of randomized controlled trials. *Anesth Analg* 2014;119(4):965–977.

第28章

输血反应

Adeola Sadik and Jarone Lee

吴剑波　译　徐　夏　校

　　所有类型的输血都有引起亚急性、急性和延迟不良事件的风险。及时识别输血相关事件可能困难,甚至因患者的继发潜在疾病而忽视。为了准确诊断输血反应,必须结合任何伴随的体征和症状,对患者在输血前、输血中、输血后的生命体征进行详细评估(表 28.1)。

表 28.1　输血相关反应的类型

反应	症状和体征	治疗
变态反应	荨麻疹,瘙痒,喘息,红斑	• 停止或减慢输血速度 15~30 分钟 • 给予抗组胺药 • 监测:荨麻疹(如果只有症状),若 30 分钟以内消退可继续输血 • 如果出现单独的过敏反应,将来不太可能再发生;没有输血前用药的证据 • 如果反复出现输血反应,给予洗涤的血细胞
过敏反应	急性潮红,高血压后出现低血压,心动过速,水肿,支气管痉挛和休克,通常发生在开始输血后几分钟内	• ACLS,液体复苏,必要时用血管加压药物 • 1:1 000 肾上腺素 0.3ml 皮下注射和甲基强的松龙 • 预防措施:限制后续输入有 IgA 缺乏的血液(超洗或去甘油红细胞)

反应	症状和体征	治疗
输血相关性急性肺损伤（TRALI）	急性低氧血症和非心源性肺水肿可能有发热和低血压 定义：TRALI 必须发生在最后一次输血后 6 小时内	● 复苏、吸氧、机械通气和血管加压药物支持
输血相关循环超负荷（TACO）	体征/症状与TRALI 相似，预计可能发生高血压和液体超负荷	● 利尿剂 ● 尽可能降低后续的输血速率和输血量
急性溶血性输血反应（AHTR）	发热，寒战，静脉输液处烧灼感，腰痛，胸闷，心动过速，低血压，血红蛋白尿，急性肾损伤，弥散性血管内凝血	● 静脉注射液体复苏 ● 利尿剂 ● 可能需要血管加压药物
非溶血性输血反应（FNHTR）	发热（与输血前体温相比升高超过 1 ℃），寒战，潮红，心动过速与 AHTR 相似，症状较轻	● 用退热药治疗症状 ● 监测输血后血小板计数
延迟性溶血反应（DHTR）	无症状性血细胞比容减少，流感样症状，黄疸，非结合性胆红素血症	● 很少需要治疗 ● 必须确定相关抗体作为未来输血的参考
输血相关移植物抗宿主病	发热，红斑状斑丘疹，腹泻，肝肿大，转氨酶升高，全血细胞减少症	● 大多数病例（>90%）是致命的，治疗效果差 ● 使用辐照相关捐赠者的血液制品进行预防

续表

反应	症状和体征	治疗
铁过量	肝硬化,内分泌失调,心力衰竭	● 螯合,减少输血量
高钾血症	心电图改变,使用新鲜血液和/或洗涤的红细胞减少高钾血症心脏骤停的发生	● 治疗高钾血症
低钙血症	来自枸橼酸盐毒性	● 有症状时治疗
低温	体温低于 35℃	● 通过加热血液治疗

A. 流行病学

据美国食品药品管理局报道,从 2009 年到 2013 年,输血相关急性肺损伤(transfusion-related acute lung injury,TRALI)占输血相关死亡第一位(38%),其次是输血相关的循环容量超负荷(transfusion-associated circulatory overload,TACO)(24%),以及急性溶血性输血反应(acute hemolytic transfusion reactions,AHTRs)(总共占 22%:非 ABO 和 ABO 不相容性原因分别占 15% 和 7%)。输血相关感染占输血相关死亡的 10%,过敏反应占死亡病例的 5%。其他例如输血相关的移植物抗宿主病(transfusion-associated graft-versus-host disease,TA-GVHD)和低血压,约占输血相关死亡的 1%。

B. 非感染性和非溶血性输血反应

1. TRALI

TRALI 定义为血液制品输注 4~6 小时内新发急性肺损伤。患者通常表现为急性低氧血症,PaO_2/FIO_2 比值低于 300mmHg,且胸片有双侧斑片状浸润影(无左心房高血压或其他左心衰竭迹象的证据)。美国食品药品管理局数据显示,TRALI 是输血相关死亡的最常见原因,病死率大约在 5% 至 25% 之间。当供体血液制品中的物质激活受体肺内中性粒细胞时,生成抗人中性粒细胞抗体(anti-human neutrophil antibody,HNA)、抗人白细胞抗体(anti-human leukocyte antibody,HLA)和其他介质(细胞因子、生物活性脂质和蛋白质),与肺血管系统内中性粒细胞结合、趋化和聚集。活化的中性粒细胞释放炎症介质,增加肺血管的通透性,导致肺水肿和肺损伤。

已知的 TRALI 高危因素包括:接受过心脏手术,患有恶性血液病的患者(正在接受治疗),高气道压机械通气,吸烟史,慢性酒精滥用,高血清白细胞介素 -8。症状和体征包括:呼吸困难,血氧饱和度低于 90%,发绀,低血压,发热,寒战,缺氧,肺动脉压低于 18mmHg。

TRALI 与其他急性原因引起的低氧血症伴非心源性肺水肿难以鉴别,如 TACO 和急性呼吸窘迫综合征。因此通常是排他性诊断。实验室检查包括全血细胞计数和分类(可提示中性粒细胞减少)和排除 AHTRs 的实验室检查。TRALI 的主要治疗方法是以肺保护性机械通气和血管活性药物支持。大约 80% 的患者在症状出现后 48~96 小时内恢复。TRALI 的预防旨在识别具有抗人中性粒细胞和抗人白细胞抗体的献血者(如孕期妇女),并限制其未来捐献血液。

2. TACO

TACO 发生在受血者机体无法耐受输血量时,输注血液成分后 2~6 小时内出现进行性呼吸衰竭、低氧血症和呼吸困难,甚至右心衰竭或左心衰竭。根据美国食品药品管理局的报告,2009 年至 2013 年,TACO 是美国输血相关死亡的第二大原因。当受血者存在潜在的心脏、肾脏和慢性肺疾病,在快速输入或大量输入血液制品时可能导致 TACO。它常常与 TRALI 和其他急性肺损伤表现相似,且难以鉴别。症状包括:呼吸困难,血氧饱和度 90% 或更低,发绀,干咳,端坐呼吸,高血压,心动过速,左心房高血压,充血性心力衰竭,以及心电图出现新发 ST 段和 T 波改变。诊断包括监测容量超负荷的症状和体征,以及检查血清脑利钠肽。治疗通常包括降低后续输液速度，并在输血同时使用利尿剂。

3. 变态反应和过敏性反应

输血后变态反应通常是温和的，由 IgE 介导的对供体血浆蛋白的反应。这些反应属于 I 型超敏反应，导致广泛的肥大细胞活化和炎症介质的全身释放。最常发生在既往接受过血液成分输血的患者或对供体血液产品中的过敏原（通常是血清蛋白和药物）预敏的患者。变态反应可表现为荨麻疹、红斑、瘙痒和喘息。治疗方案包括减慢或停止输血，同时服用抗组胺药物或类固醇。部分 IgA 缺乏症患者可能具有抗 IgA 抗体，该抗体可与供体血清发生反应，并随后引起过敏反应。通常，IgA 缺乏症患者并非通过先前的接触对相关抗原致敏。这些患者通常具有天然的抗 IgA 抗体。症状包括呼吸困难、支气管痉挛、低血压、出汗、脸红、恶心、呕吐、腹痛、胸痛、休克和血管性水肿。治疗主要为对症支持，重点在于以血管活性药物、抗组胺药、皮质类固醇、呼吸支持和机械通气，来维持血流动力学稳定和预防心血管衰竭。IgA 缺乏症患者应使用洗涤红细胞或来自 IgA 缺乏症供者的血液制品及去血浆血小板。

4. 输血相关的呼吸困难

输血相关性呼吸困难的定义为血液成分输血 24 小时内急性呼吸窘迫发作，并且不能诊断为 TRALI、TACO 或输血相关的过敏反应。

5. 同种抗体

红细胞抗原有 300 多种。几乎所有的红细胞输血都会使受体处于产生同种抗体的危险中。然而，并不是所有的红细胞抗原都具有相同的免疫原性。同种异体抗体的发展取决于抗原的出现、输血受者形成抗体的倾向、受者接触过的输血次数以及抗原的免疫原性。血小板也表达 HLAs 和其他抗原，也可能诱导产生同种抗体。受血者的致敏可能发生于先前的输血、器官和非器官移植以及妊娠，并可能导致输注血小板效果不佳。使用少白细胞的红细胞和血小板可减少血小板同种抗体形成的发生（表 28.2）。

表 28.2　血液制品的种类

血液成分	用途	适应证
辐照血液成分	γ 射线辐射使淋巴细胞失活可以预防 TA-GVHD	<ul><li>粒细胞输血</li><li>直接亲属供体输血</li><li>HLA 匹配或交叉配型血小板输注</li><li>患有霍奇金病的受者</li><li>造血干细胞移植受者</li><li>骨髓移植受者</li><li>可能适用于：非霍奇金淋巴瘤，接受化疗 / 放射治疗实体瘤的患者</li></ul>
洗涤血液成分	防止 IgA 缺陷患者的过敏反应，洗涤可以去除抗体和细胞因子	<ul><li>去除白细胞无法预防发热反应</li><li>既往输血过敏性反应</li><li>IgA 缺乏症</li><li>荨麻疹反应</li></ul>
少白细胞的红细胞和血小板	白细胞可能引起发热输血反应，HLA/HNA 同种异体免疫，TRALI，血小板反应性降低，CMV，HTLV，TA-GVHD 和免疫调节	<ul><li>预防发热反应</li><li>预防 HLA/HNA 同种免疫</li><li>心脏移植受者</li><li>骨髓移植受者</li><li>肾移植受者</li></ul>
少巨细胞病毒	免疫缺陷患者发生巨细胞病毒感染	<ul><li>CMV 阴性供者</li></ul>

6. 输血后紫癜

输血后紫癜（post-transfusion purpura，PTP）是一种急性和严重的血小板减少反应，发生在输血后 2~14 天。PTP 是由先前致敏的受体的血小板同种抗体引起的，其特征是严重的血小板减少，包括紫癜、瘀斑和出血倾向。

确诊 PTP，必须检测血小板特异性抗体。治疗包括静脉注射免疫球蛋白、血浆置换、交换输血和 / 或皮质类固醇。然而，大多数病例是自限性，并在发病数周内得到缓解。出血用可输注无抗原血小板，输注血浆通常是无效的。

7. TA-GVHD

TA-GVHD 是一种罕见且常致命的输血后并发症，最常见于免疫缺陷患者(或 HLA 谱相似的患者)，其 T 淋巴细胞在输血过程中转移。受体无法对外源性 T 淋巴细胞产生免疫反应，导致外源性 T 淋巴细胞在受体内增殖。随后外源性 T 淋巴细胞对受体抗原进行免疫原性攻击。体征和症状包括严重的中性粒细胞减少、高热、红斑丘疹、肝细胞损伤和肝肿大(肝功能检测异常)、恶心和呕吐、腹泻、胆汁淤积和血制品输血后 2~30 天内全血细胞减少。TA-GVHD 通常为临床诊断；然而，受体器官的活检可以提供嵌合现象的证据。预防是最有效的治疗，对免疫缺陷输血受者或供者为一级亲属时，通过辐照所有血液成分来进行预防(见表 28.2)。

8. 与输血有关的免疫调节

输血可能导致接受者的输血后免疫调节。免疫调节和免疫抑制的机制尚不清楚。然而，可能的证据是肾移植术后患者的器官存活率改善，以及输血接受者对输血相关感染的易感性增加。目前没有治疗方法，预防旨在避免不必要的输血。

C. 溶血性输血反应

1. 急性溶血性输血反应

AHTR 发生在将免疫不相容的红细胞输注给患者时，导致受体抗体对供体红细胞抗原产生大规模攻击。这可能导致急性(输血 24 小时内)血管内溶血和其他严重并发症。AHTRs 是 2009 年至 2013 年输血相关死亡的第四大原因。在这段时间内，非 ABO 血型不相容(通常是由于先前接触引起的敏感性)造成的死亡多于 ABO 血型不相容。AHTRs 通常由处理错误引起，这些错误可能发生在从采集、加工和输注血液制品的任何时间点。与 AHTRs 相关的临床症状和体征是由于广泛的免疫反应、凝血反应的级联激活和血管活性物质的释放导致组织低灌注、缺血和终末器官衰竭。AHTRs 的主要风险因素包括在许多临床环境中没有遵守血液和血液制品管理的严格流程。症状和体征因严重程度而异，包括亚临床溶血导致发热、寒战、恶心、呕吐、呼吸困难、低血压、弥散性血管内凝血（disseminated intravascular coagulation，DIC）、血红蛋白尿、胸腹疼痛、肾功能衰竭导致少尿和贫血。麻醉患者最初可能出现心动过速、低血压、发热和血红蛋白尿等非特异性症状，并伴有红 / 棕色尿。症状的严重程度与输血量直接相关。这就要求尽早识别症状和体征，并及时停止输血。AHTRs 的诊断通常包括寻找溶血的实验室证据［乳酸脱氢酶（lactate dehydrogenase，LDH）升高，结合珠蛋白降低、贫血和直接抗球蛋白检测 ］和血红蛋白尿、肾功能衰竭和 DIC 的证据。将患者血液与供体血液进行反复交叉匹配，以获得正确的 ABO 血型分类。严重 AHTRs 的治疗为机械通气、血管活性药物支持、输液、利尿剂等支持性治疗，以维持足够的血压、肾灌注压力和尿量。此外，持续监测是否存在溶血，并应积极治疗 DIC 的早期症状，包括凝血因子补充和相容的红细胞输血。

2. 延迟溶血性输血反应

延迟溶血性输血反应（delayed hemolytic transfusion reaction，DHTR）出现在抗红细胞抗原的抗体在成分输血后 24 小时至 10 天（但可长达 28 天），导致临床或亚临床溶血。DHTRs 通常发生在患者暴露于红细胞抗原（通常是非 ABO 血型：Kidd、Kell、Duffy、Rh 和 MNS）后，如患者由既往输血史或妊娠史，并出现免疫反应。当再次暴露时，会产生大规模的即时反应，导致溶血。体征和症状通常比 AHTRs 轻，可能包括轻度贫血，间接胆红素和 LDH 升高。DHTR 相关溶血通常是血管外的。通过限制未来所有输血，并使用无抗原血液来预防。

3. 延迟血清学输血反应

输血后 24 小时至 28 天内，在没有临床或实验室溶血证据的情况下,受血者产生了针对红细胞抗原的抗体,发生了迟发性血清学输血反应。

D. 非溶血性输血反应

发热性非溶血性输血反应

发热性非溶血性输血反应(febrile nonhemolytic transfusion reactions,FNHTRs)的特征是输血受者体温达到38℃或与输血前相比体温升高1℃,伴或不伴畏寒/寒战,发生在输血过程中或者末次输血结束后4个小时内,而与患者的病情没有关联。FNHTRs发生是由于输注的血液产品含有细胞因子,或由于受体的HLAs、HNAs、血小板抗原刺激内源性细胞因子释放。FNHTRs是排他性诊断,因为发热是多种输血反应的常见症状。少白红细胞和血小板的使用显著降低了FNHTRs的发生。如果在使用少白细胞的血液制品的情况下仍发生FNHTR,则在以后的所有输血中,受血受者都应使用洗涤血制品和退热剂预处理(见表28.2)。

E. 传染性输血反应

输血传播感染

当病原体接种到血液制品时发生输血传播感染(transfusion-transmitted infections,TTIs)(表28.3),可贯穿于生产过程的任何步骤,可以来源于供体,或者污染(发生在从静脉穿刺到储存血制品的任何时间点)。细菌感染最常见于血小板输注,因为它们储存在室温下。根据美国食品药品管理局的数据,在过去的5年里,与TTI相关的死亡病例中,金黄色葡萄球菌占了绝大多数。然而,袋装红细胞的小肠结肠炎耶尔森菌和血小板的表皮葡萄球菌也是常见的感染。最常见的寄生于红细胞TTI是巴贝西亚微体,常发生在免疫功能低下和无脾性患者。目前的筛查方法(从美国血库协会制定的标准中获得)降低了(但没有消除)供体TTIs的发生率。目前的做法包括筛查乙肝病毒、丙型肝炎病毒、HIV-1和HIV-2、人类T淋巴细胞病毒Ⅰ型和Ⅱ型、克鲁兹锥虫病和西尼罗病毒。症状和体征可能包括高热、畏寒和寒战,以及输血即刻出现的低血压。TTIs 的诊断通常是通过革兰氏染色和血液培养,样本包含可疑污染的血液制品和受体血液。治疗包括使用抗菌药物,以及菌血症和脓毒血症的支持治疗。

表 28.3 输血传播感染

细菌	寄生虫
● 金黄色葡萄球菌(甲氧西林敏感和耐药)	● 微小巴贝虫(*Babesia microti*)(巴贝西虫病)
● 大肠杆菌	● 疟疾
● 黏质沙雷菌	● 克氏锥虫(南美锥虫病)
● 表皮葡萄球菌	● 刚地弓形虫(弓形虫病)
● 摩氏摩根菌	
● 草绿色链球菌	
● 肺炎链球菌	
● 金黄色葡萄球菌	
● 小肠结肠炎耶尔森菌	
● 肺炎克雷伯菌	
病毒	**螺旋体和朊病毒**
● 甲型肝炎	● 伯氏疏螺旋体(莱姆病)
● 乙型肝炎	● 梅毒螺旋体(梅毒)
● 丙型肝炎	● 变异 Creutzfeldt-Jakob 病(疯牛病)
● 戊型肝炎	
● HIV-1 和 HIV-2	
● GB 病毒 C(G 型肝炎)	
● HTLV-1 和 HTLV-2	
● Epstein-Barr 病毒	
● 巨细胞病毒	
● 西尼罗河病毒	
● 细小病毒 B19	

F. 疑似输血反应的解决方法

1. 立即停止输血。

2. 检查并记录所有生命体征。

3. 如果有心血管衰竭的迹象，开始心肺复苏术。如果需要，启动容量复苏和血管升压素支持。

4. 确认患者的身份（姓名、出生日期、病历号）与输血产品上的号码相匹配。

5. 不要丢弃输血产品。

6. 通知医院血库有关输血反应及开始医院规定的处理流程。

7. 从受者处留取的血样和尿样。

8. 重复进行血制品的交叉配型。

推荐阅读

Alter HJ, Klein HG. The hazards of blood transfusion in historical perspective. *Blood* 2008;112(7):2617–2626.

Brecher ME, Blajchman MA, Yomtovian R, et al. Addressing the risk of bacterial contamination of platelets within the United States: a history to help illuminate the future. *Transfusion* 2013;53(1):221–231.

Centers for Disease Control and Prevention. *National Healthcare Safety Network Biovigilance Component Hemovigilance Module Surveillance Protocol.* Version 2.1.3. Atlanta, GA: National Center for Emergency and Zoonotic Infections Diseases; 2014. Available at: http://www.cdc.gov/nhsn/PDFs/hemovigModuleProtocol_current.pdf. Accessed February 5, 2015.

Dasararaju R, Marques MB. Adverse effects of transfusion. *Cancer Control* 2015;22(1):16–25.

Dean L. Chapter 3, Blood transfusions and the immune system. In: *Blood Groups and Red Cell Antigens* [Internet]. Bethesda, MD: National Center for Biotechnology Information (US); 2005.

Ezidiegwu CN, Lauenstein KJ, Rosales LG, et al. Febrile nonhemolytic transfusion reactions. Management by premedication and cost implications in adult patients. *Arch Pathol Lab Med* 2004;128(9):991–995.

Geiger TL, Howard SC. Acetaminophen and diphenhydramine premedication for allergic and febrile nonhemolytic transfusion reactions: good prophylaxis or bad practice? *Transfus Med Rev* 2007;21(1):1–12.

Goodnough LT. Risks of blood transfusion. *Crit Care Med* 2003;31(Suppl 12):S678–S686.

Heal JM, Phipps RP, Blumberg N. One big unhappy family: transfusion alloimmunization, thrombosis, and immune modulation/inflammation. *Transfusion* 2009;49(6):1032–1036.

Kleinman S, Caulfield T, Chan P, et al. Toward an understanding of transfusion-related acute lung injury: statement of a consensus panel. *Transfusion* 2004;44(12):1774–1789.

Middelburg RA, Bom JG. Transfusion-related acute lung injury not a two-hit, but a multicausal model. *Transfusion* 2015;55(5):953–960. doi:10.1111/trf.12966.

Perrotta PL, Snyder EL. Non-infectious complications of transfusion therapy. *Blood Rev* 2001;15(2):69–83.

Refaai MA, Blumberg N. Transfusion immunomodulation from a clinical perspective: an update. *Expert Rev Hematol* 2013;6(6):653–663.

Tormey CA, Stack G. Limiting the extent of a delayed hemolytic transfusion reaction with automated red blood cell exchange. *Arch Pathol Lab Med* 2013;137(6):861–864.

Toy P, Popovsky MA, Abraham E, et al. Transfusion-related acute lung injury: definition and review. *Crit Care Med* 2005;33(4):721–726.

US Food and Drug Administration. Guidance for industry: circular of information for the use of human blood and blood components. Available at: http://www.fda.gov /biologicsbloodvaccines/guidancecomplianceregulatoryinformation/guidances /blood/ucm364565.htm. Accessed February 18, 2015.

US Food and Drug Administration. Transfusion/donation fatalities. Available at: http://www.fda.gov/BiologicsBloodVaccines/SafetyAvailability/ReportaProblem /TransfusionDonationFatalities/default.htm. Accessed March 5, 2015.

Vamvakas EC. Pneumonia as a complication of blood product transfusion in the critically ill: transfusion-related immunomodulation (TRM). *Crit Care Med* 2006;34(5 Suppl):S151–S159.

Vlaar AP, Juffermans NP. Transfusion-related acute lung injury: a clinical review. *Lancet* 2013;382(9896):984–994.

Young C, Chawla A, Berardi V, et al; Babesia Testing Investigational Containment Study Group. Preventing transfusion-transmitted babesiosis: preliminary experience of the first laboratory-based blood donor screening program. *Transfusion* 2012;52(7):1523–1529.

第29章

围术期损伤（眼部、口咽、牙齿、神经和外渗）

Bryan Simmons and Edward A. Bittner

鹿洪秀　译　徐斌彬　校

　　眼部、口咽、牙齿、神经和外渗损伤是围术期并发症的来源之一。即使是轻微的术后并发症对于患者也很严重，更好地预防和治疗此类并发症可以显著改善患者的术后康复和满意度。

Ⅰ. 围术期眼部损伤

　　围术期眼部损伤可影响眼球前房（角膜和结膜）或后房的血液供应和视神经。严重程度从短暂的视力模糊到不可逆转的失明。短暂的视力模糊可归因于抗胆碱能药物使用所致的睫状肌麻痹、使用眼用润滑剂、角膜过度干燥或角膜磨损。最常见的围术期眼部损伤是角膜擦伤，通常不会导致永久性的视力变化。然而，当损伤后房、视神经及其血液供应，如缺血性视神经病变（ischemic optic neuropathy，ION）或视网膜中央动脉阻塞（central retinal artery occlusion，CRAO），通常会导致某种程度的永久性视力变化或失明。在美国麻醉医师协会（America Society of Anesthesiologist，ASA）的一份已完结的索赔报告中，眼部损伤占所有麻醉索赔的 3%。

A. 角膜擦伤

角膜擦伤是角膜上皮和底层的破坏。

1. 流行病学

a. 发病率。角膜擦伤是围术期最常见的眼部损伤,其发病率为 0.17%~44%。在 ASA 的一份已完结的索赔报告中,角膜擦伤占所有索赔的 1.2% 和眼损伤索赔的 35%。

b. 危险因素包括:

(1) 与患者相关危险因素:高龄。

(2) 手术相关危险因素:头低脚高位和俯卧位,术中大量失血,泌尿外科手术。

(3) 麻醉相关的危险因素:全身麻醉,长时间的 PACU 停留,转运 / 恢复过程中吸入氧气。

2. 病理生理学

角膜位于眼球的前部,分为 5 层。最外层是脆弱的上皮组织,与结膜相连。角膜由泪膜保护,泪膜可防止蒸发,润滑眼睑,向角膜供应溶解氧,冲洗角膜碎片,以及向角膜表面提供免疫因子。泪膜在眨眼时不断生成。当角膜上皮和下层受损时,发生角膜擦伤。损伤机制包括直接创伤、化学损伤、眼睑未能正常闭合导致的角膜干燥(兔眼症)、眼球表面压力持续增高导致氧气输送减少和角膜水肿,进而导致角膜上皮脱落。全身麻醉会减少泪液的产生和正常的保护性反射,从而使患者更易发生角膜擦伤。

3. 临床意义

角膜上皮可以再生,大多数角膜擦伤在几天到几周内就会愈合,无长期后遗症。重要的是避免受损角膜的继发性感染,因为这会导致永久性角膜溃疡。在 ASA 的一份已完结的索赔报告中显示,角膜擦伤较少发生永久性损伤(16%),且索赔金额的中位数低于其他眼部损伤。

4. 体征 / 症状

体征 / 症状包括眼痛、视力模糊、泪液分泌增加、眼发红、畏光、过度斜视和异物感。

5. 诊断

根据临床病史、症状和裂隙灯下角膜上皮对荧光素染料的吸收情况作出诊断。

6. 治疗方法

治疗方法包括人工泪液和抗生素软膏(红霉素或杆菌肽眼膏,每天4次,2天)。如果在24小时内症状没有缓解,应考虑眼科会诊。

7. 预防

预防角膜擦伤的策略包括麻醉诱导后仔细地遮盖眼睛(用胶带或眼罩),注意悬挂在患者脸上的物体,以及麻醉复苏和恢复时患者的眼部情况。

8. 预后

在大多数情况下,角膜擦伤不是永久性的伤害。在两项回顾性研究中,没有因围术期角膜损伤而造成永久性损伤;然而,在提交给ASA已完结的索赔数据库的角膜擦伤案例中,16%发生永久性损伤。

9. 后续治疗

如果患者持续48小时后无症状,通常不需要随访;如果症状持续存在,应请眼科医生随访患者。

B. 术后视力丧失

1. 总发病率

在回顾性研究中,非眼科手术后视力丧失(postoperative visual loss,POVL)的总发生率从1/6万到1/12.5万不等。脊柱和心脏手术与POVL发生率较高。

2. 缺血性视神经病变(ION)

a. 发病率。在回顾性研究中,脊柱手术后ION的发生率为0.028%~0.1%,而心脏手术后ION的发生率为0.06%~1.3%。

b. 高危因素。在俯卧位脊柱手术中,ION高危因素包括男性,肥胖,麻醉持续时间,大量失血以及胶体与晶体液复苏的低比率。在心脏手术中,危险因素包括长时间体外循环、术后贫血、输注红细胞或非红细胞血液成分,以及严重的血管疾病。

c. 病理生理学。ION有两种类型:前部缺血性视神经病变

（anterior ION, AION）和后部缺血性视神经病变（posterior ION, PION）。AION 在心脏手术中更为常见，而 PION 在脊柱手术后更为常见。ION 被认为是由于低灌注或栓塞导致视神经氧供减少所致。前视神经的血供主要来自睫状后动脉，而后视神经的血供则由穿透软脑膜动脉和视网膜中央动脉分支供应。视神经缺血损伤导致视神经水肿、萎缩，最后出现视力丧失。

d. 临床意义。大约 30% 的患者在诊断后会有一定程度的改善，但 ION 通常会导致一定程度的永久性视力丧失。

e. 症状。ION 的典型症状是无痛性视力丧失。

（1）AION：初始症状不明显，有时甚至超过术后 24 小时出现。AION 的体征／症状包括梯度视野缺损、中央暗点、失明，超过半数病例中有双侧症状的非反应性瞳孔或传入性瞳孔障碍。

（2）PION：症状通常在术后 24 小时内出现。PION 的体征／症状包括高度性视野缺损、中央暗点、失明。三分之二病例出现双侧瞳孔对光反射消失或传入性瞳孔障碍。

f. 检查。任何有术后视力改变的人都应该寻求眼科会诊。

（1）眼底镜检查：对于 AION，初始眼底检查显示视乳头水肿，并在 2~3 周内出现视神盘苍白并萎缩；对于 PION，初始检查视乳头正常，6~8 周后，出现视乳头苍白和明显萎缩。

（2）荧光素眼底血管造影：用于评估视网膜和脉络膜的循环。如果在症状出现后行检查，AION 患者的前区有一个充盈缺损，但在 PION 中是正常的。

g. 治疗方法。目前还没有针对 ION 的有效治疗方法；推荐治疗包括使用利尿剂（甘露醇、呋塞米和乙酰唑胺）、大剂量类固醇、手术视神经减压（在 AION 中）、纠正低血压和贫血。

h. 预防。ASA 脊柱外科围术期视力丧失特别工作组于 2012 年发布了操作意见如下：

（1）高危患者应持续监测血压，根据情况个别患者控制性降压。

（2）大量失血的患者胶体应与晶体同时使用。

（3）应避免直接压迫眼球。

（4）在可能的情况下，患者的头部应该位于心脏的水平或以上。

（5）应考虑分阶段进行脊柱手术，尽量缩短俯卧位的时间。

i. 预后。 初步诊断 AION 后，50% 的患者的视觉症状没有改善或恶化，而 30% 的患者有所改善。PION 的结果相似：45% 的患者没有改善，30% 的患者有所改善；然而，PION 通常在诊断时伴有更严重的视力丧失。

3. 视网膜动脉闭塞

流行病学

（1）发病率：视网膜动脉阻塞（retinal artery occlusion，RAO）的总发生率尚不清楚；然而，心脏、下肢关节和脊柱融合手术的发生率最高，分别为 0.06%、0.009% 和 0.007%。

（2）风险因素：由于现有资料有限，尚未得出确定的高危因素；视网膜血管闭塞与年龄增长、男性、输血、马蹄式头枕的使用、贫血以及心脏、骨科和脊柱外科手术等可能有关。

（3）病理生理学：视网膜血管闭塞包括视网膜中央动脉闭塞（CRAO）（整个视网膜的血液供应减少）和视网膜分支动脉闭塞（BRAO）（部分视网膜的血液供应减少）。现有的机制包括：视网膜动脉供血减少、视网膜动脉栓塞、眼外压迫、视网膜 - 海绵窦引流功能受损和动脉血栓形成。最常见的原因被认为是术中体位不佳导致的外部压迫，增加眼内压，阻塞动脉循环。

（4）症状 / 体征：症状包括无痛性视力丧失、失明（CRAO）或暗点（BRAO），以及瞳孔反应异常。初始眼底镜检查显示正常的视乳头，随后发生视乳头萎缩变白并伴有樱桃红色黄斑。

（5）检查：如怀疑 RAO，应立即进行眼科会诊。

（6）治疗方法：目前尚无治疗 RAO 的有效方法。辅助治疗包括乙酰唑胺或甘露醇、局部低温、眼部按摩、吸入二氧化碳舒张视网膜动脉血管、高压氧治疗、全身和局部溶栓。

b. 预防

(1) 参见 ION 的预防。

(2) 避免对眼眶的外部压力和马蹄形头枕。

(3) 在俯卧位手术中经常检查眼睛。

c. 预后。目前尚无关于围术期发生 RAO 的预后数据,但大多数病例会导致永久性视力丧失。

4. 皮质性失明

皮质性失明是指大脑皮层负责接收和整合视觉输入的枕旁区梗死,导致视觉丧失。

流行病学

(1) 发病率:一项回顾性研究,分析了美国最常见的 8 种手术,皮质性失明的发生率为 0.003 8%,最常见于在脊柱融合、心脏和髋部手术中。在这项研究中,皮质性失明在 18 岁以下的患者中更为常见。心脏手术后皮质性失明的回顾性和前瞻性研究报告的发病率为 0.2%~5%。

(2) 高危因素

i. 目前尚无明确的高危因素,但相关因素包括卒中的高危因素:年龄,糖尿病,既往 CVA/TIA、CAD 病史,既往 CABG 手术史,以及血管疾病史。

ii. 手术和麻醉相关因素包括心脏、髋关节和脊柱手术(见上文)以及体外循环、低血压、贫血和血液稀释。

(3) 病理生理学:皮质性失明是由顶枕区皮质梗死引起的,主要因为氧供减少和神经元细胞死亡。其机制包括低灌注(全脑缺血、心脏骤停、出血、局部缺血和分水岭梗死)以及血栓形成或栓塞事件、颅内高压和血管痉挛。在心脏手术中,皮质性失明的主要原因是栓塞,尤其是来自主动脉粥样硬化的栓塞。反常栓子被认为是从右到左分流的先天性心脏病患者皮质性失明的原因。

(4) 临床意义:皮质性失明常伴有其他神经系统疾病。心脏手术后,卒中(包括皮质失明)等中枢神经系统功能障碍会增加

ICU 的住院时间和围术期死亡率。

(5)症状/体征

i. 无痛的视力丧失合并瞳孔对光反射正常,表明病变位于视神经交叉的远端(光反射的通路)。

ii. 普迪眼底镜检查(正常视乳头、视网膜、黄斑等)。

iii. 缺乏对视觉威胁的反应。

iv. 正常的眼球运动。

v. 根据病变的位置,患者可能有完全失明(罕见),这主要是因为双侧枕叶皮质梗死或单侧失明导致同侧偏盲。

vi. 通常伴有其他神经功能缺陷(受卒中影响的其他皮质区域)

(6)检查:CT 或 MRI 影像显示梗死区域。应进行眼科和/或神经科会诊。

(7)治疗方法:视觉恢复随着时间的推移好转。以对症支持治疗为主,减少卒中和心血管高危因素和进一步的神经损伤。

(8)预防:目前,尚无干预措施可以降低皮质性失明的发生率或严重程度,维持足够的灌注压力避免低灌注。大多数研究认为应减少主动脉操作,经颅多普勒监测和非体外循环冠脉搭桥以预防心脏手术的栓塞事件发生。

(9)预后:皮质性失明的病例报告中视力都有所改善,虽然恢复时间较长,约 60% 的患者视力得到改善。

Ⅱ. 围术期口咽损伤

主要累及唇、舌、鼻腔、咽、喉、食管或颞下颌关节(temporomandibular joint, TMJ)。

A. 流行病学

1. 发病率

在 ASA 已完结的索赔案例中,6% 涉及气道结构损伤,包括喉、咽、食管、气管、颞下颌关节和鼻。根据美国国家外科质量改进计划(National Surgical Quality Improvement Program, NSQIP)

的数据,气道损伤(包括牙外伤)发生率为 0.2%。最常见的损伤是唇裂 / 血肿、牙齿损伤、舌裂、咽裂和喉裂伤。

2. 高危因素

a. NSQIP 数据库分析发现的气道损伤的危险因素包括 Mallampati 评分Ⅲ~Ⅳ级和年龄大于 80 岁。

b. 食管穿孔的危险因素包括女性,插管困难,年龄大于 60 岁。

B. 麻醉过程中常见的气道损伤

1. 鼻腔

a. 经鼻气管插管可能导致软组织损伤,包括黏膜擦伤或撕裂、鼻甲撕脱或咽后撕裂。经鼻气管插管引起的鼻出血发生率为 29%~96%,通常是自限性的,但也有报道因出血危及生命。

b. 反复经鼻气管插管可导致黏膜缺血、溃疡、坏死和鼻窦炎。

c. 预防

1. 理想情况下,选择无梗阻的鼻孔进行经鼻气管插管,以减少并发症。影像学检查可以帮助确定鼻孔的通畅度。

2. 建议使用润滑剂和收缩鼻血管药(羟甲唑啉、可卡因、去氧肾上腺素等)。

d. 治疗方法

1. 小的黏膜擦伤、裂口和血肿通常采取保守治疗(压鼻)。

2. 大血肿和鼻甲撕裂需要耳鼻喉科会诊和评估。

3. 应密切关注鼻咽部撕裂后是否会进展为咽后壁血肿或脓肿。

2. 咽食管穿孔

a. 发病率。咽部或食管穿孔作为麻醉并发症的发生率尚不清楚;然而,在 ASA 对气道损伤的已完结的索赔案例分析表明,咽穿孔占所有气道损伤索赔的 7%,其中约一半与插管困难有关。食管穿孔占所有气道索赔的 16%。

b. 危险因素。在 ASA 已完结的索赔案例中,与咽食管穿孔相关的危险因素包括插管困难、年龄超过 60 岁和女性患者。

c. 临床意义。在已完结索赔数据库中，23%的患者因咽食管穿孔而死亡。其他资料显示，食管穿孔的总死亡率高达25%。65%的病例出现继发感染（纵隔炎、咽后壁脓肿等）。晚期感染并发症多与诊断延误有关。咽部穿孔引起的咽后壁脓肿可迅速发展为气道塌陷。

d. 麻醉过程中可能发生咽食管穿孔的操作包括插管、经口和鼻的胃管置入或联合留置和经食管超声心动图。

e. 症状。咽痛、吞咽困难、胸痛、咳嗽、呼吸困难和发热。体征可能有皮下气肿、纵隔气肿或气胸，尤其是正压面罩通气。

f. 诊断。高度警惕咽食管穿孔。插管困难后出现的严重且不明原因的咽喉痛、颈深部痛或胸痛应及时检查是否有咽食管穿孔。食管造影是诊断食管穿孔的金标准；其他诊断方法还包括侧颈部 X 线、胸部 X 线、CT 扫描和食管镜。

g. 治疗。包括手术治疗和非手术治疗。一旦怀疑食管穿孔，应立即请外科会诊。若存在包裹性破裂可使用广谱抗生素，非手术治疗；非包裹性破裂除了广谱抗生素治疗还需要引流或手术修复。

3. 喉

a. 嘶哑

（1）多达97%的插管会出现声音嘶哑、声带疲劳、咽痛或吞咽困难。与麻醉相关的因素包括气管套囊的大小和压力以及插管次数。虽然这些症状在术后2小时会加重，但几乎所有症状均在24~72小时内消失。

（2）术后声音嘶哑主要为对症支持治疗；当症状持续或进展时，应怀疑有更严重的喉损伤。

b. 喉损伤

（1）据报道，短时间（<5小时）全身麻醉气管插管后发生声带损伤的发生率高达69%。最常见的损伤包括声带麻痹、声带血肿和肉芽肿、杓状肌间粘连和杓状软骨脱位。

(2) 声带麻痹

i. 插管导致声带麻痹的发生率为 0.033%~0.07%。

ii. 症状包括发声费力、无法发声、吞咽困难和误吸。

iii. 气管插管导致声带麻痹与喉返神经内支受压有关, 喉返神经从环状软骨和甲状软骨之间进入喉内, 靠近环杓关节。如果气管内导管 (endotracheal tube, ETT) 套囊压力过高, 超过毛细血管灌注压力, 影响血运导致神经功能障碍。声带麻痹通常发生在旁正中位, 左侧声带麻痹较右侧更为常见, 这是因为插管是从患者的右侧进行的, ETT 从右向左置入会使喉返神经的左侧受压。

iv. 治疗。疑似声带麻痹, 应请耳鼻喉科会诊和检查。喉镜检查可明确诊断。脑神经的体格检查应该正常。

v. 预后。患者一般可自行康复。然而, 如果在 6~12 个月后, 患者的声带仍然固定。可以对处于旁正中位和侧位的固定声带进行中位化, 可促进声带功能的恢复, 不需要完全将声带固定在中线位置。大约 35% 的单侧声带麻痹患者康复。

(3) 杓状软骨脱位

i. 发病率。杓状软骨脱位的发生率尚不清楚; 在 ASA 已完结的索赔分析中, 杓状软骨脱位占气道损伤索赔的 2.6%。

ii. 解剖结构。杓状软骨, 位于甲状软骨的正后方, 与环状软骨的上后部相连。这两个杓状软骨的声带突形成了后声带。

iii. 病理生理学。前、后杓状软骨脱位的损伤机制不同。前杓状软骨脱位通常是喉镜或 ETT 的前向压力作用于杓状软骨后部造成的。后杓状软骨脱位被认为是拔管时气管导管气囊未完全放气造成的。

iv. 杓状软骨脱位的症状有声音嘶哑、呼吸急促和声音疲劳。喉镜检查可发现单侧声带不活动, 类似于单侧声带麻痹。

v. 检查方法是请耳鼻喉科会诊, 以鉴别声带麻痹和杓状软骨脱位。治疗通常在内镜下将脱位复位。

4. 颞下颌关节脱位

a. 颞下颌关节脱位最常见的原因是在使用喉镜时患者嘴过

度张大,这导致下颌骨被"锁定"在一个开放的位置,同时下颌髁突滑向关节面前方。

b. 治疗。在全身麻醉下,可以将下颌骨髁突复位到正常位置。医生面对患者,将拇指沿着下颌磨牙放在患者的嘴里,抓住患者的下颌骨。双侧压力由下向后引导,使下颌骨髁突恢复到正常位置。

c. 预防。应该避免不必要的剧烈的张口运动,尤其是已有颞下颌关节病变患者。

C. 临床意义

NSQIP 数据分析显示,气道损伤与 30 天内死亡率或住院时间的增加无关。对 ASA 已完结索赔分析发现,与麻醉相关的其他损伤相比,气道损伤索赔额较低。大多数气道损伤是暂时性或非致残性的,只有 8% 的气道损伤导致死亡;但是有 23% 的患者因咽食管穿孔而死亡。

Ⅲ. 围术期牙齿损伤

A. 流行病学

1. 发病率

全麻下牙齿损伤是最常见的围术期麻醉损伤之一。在回顾性研究中,发生率从 0.02% 到 0.1% 不等,而小型前瞻性研究表明,在常规气管插管麻醉中,发生率高达 25%。

2. 危险因素

a. 患者相关危险因素:年龄和既往牙齿状况不佳。

b. 麻醉相关危险因素:全麻气管插管,插管次数增加,喉镜检查及插管困难

B. 解剖

1. 成年人有 32 颗牙齿:4 颗中切牙、4 颗侧切牙、4 颗尖牙、8 颗前磨牙和多达 12 颗磨牙。

2. 每颗牙齿都有两部分:

a. 牙冠:由牙釉质(外层)、牙本质(中层)和牙髓(内部)三层

组成。

　　b. 牙根：由牙骨质（外层）、牙本质（中层）和牙髓（内部）三层组成。

　　C. 命名——通用编号系统

　　1. 每颗牙齿都有一个数字编号（1 到 32）。

　　2. 编号从右后上颌磨牙开始，沿上颌牙列顺时针方向。从第三颗左下颌磨牙（#17）开始，下颌牙列数顺时针方向继续。

　　3. 牙列分为 4 个象限，2 个上颌（上）和 2 个下颌（下）。

　　4. 每个象限包含：1 个中切牙，1 个侧切牙，1 个尖牙，2 个前磨牙，最多 3 个磨牙。

　　D. 病理生理学

　　1. 既往存在的牙齿疾病如龋齿或牙周炎，损害牙齿的自然结构，使其更容易受到伤害。这使围术期牙齿损伤风险增加了 3.4 倍。

　　2. 牙齿损伤的种类

　　a. 牙齿断裂指的是牙釉质 Ellis Ⅰ 型）或牙本质（Ellis Ⅱ 型）或牙髓（Ellis Ⅲ 型）出现的裂缝。

　　b. 牙齿移位（半脱位）是指没有完全撕脱的牙齿松动。

　　c. 牙齿撕脱是指牙齿完全拔出。

　　3. 最常见的损伤类型是牙釉质（Ellis Ⅰ 型）断裂。

　　4. 最常见的位置是中切牙。

　　E. 临床意义

　　牙外伤是对麻醉师最常见的法医学投诉。

　　F. 症状／体征

　　大的断裂，明显的移位和牙齿撕裂通常容易在麻醉结束前发现。较小的断裂可能在出院后才被发现。如果断裂包括牙本质或牙髓（Ⅱ 型或 Ⅲ 型），患者通常会对冷或压力敏感。更小的牙釉质断裂可能会在患者做进一步的检查时发现。

　　G. 治疗方法

　　1. 应立即记录受伤部位和严重程度。

2. 应尽早请牙科会诊。

3. 在撕脱的情况下,应将牙齿取出。如果不知道牙齿脱落的位置,应进行胸片检查以明确是否误入呼吸道。

4. 如果牙齿已经完全脱离牙槽,应将其保存在冷生理盐水或新鲜牛奶中,直到可以重新种植为止。如果在30分钟内重新植入,成功率接近90%。

H. 预防

1. 术前牙齿评估是预防围术期牙损伤最重要的因素。

2. 提倡使用护牙托;但是在插管时使用或不使用护牙托牙齿损伤的发生率无明显差异(0.062% vs 0.063%)。

3. 建议改进喉镜片,但从未在任何研究中正式评估过。

4. 软牙垫应放置在磨牙之间,而口咽通气道不应作为牙垫使用,这些也会造成牙齿创伤。

I. 随访

患者应牙科随诊。为了避免未来手术的牙齿损伤,教育患者在麻醉医生实施麻醉前告知医生之前的牙齿损伤,既往的牙科损伤的记录文件对此有帮助。

Ⅳ. 围术期神经损伤

A. 流行病学

1. 发病率

在回顾性研究中,围术期神经损伤的发生率从0.03%到0.14%不等。在ASA已完结的索赔数据库中,围术期神经损伤仍然是索赔的第二大常见原因,占16%。周围神经损伤最常见的部位是尺神经、臂丛神经、腰骶神经根和脊髓。围术期周围神经损伤发生部位逐年变化,尺神经、臂丛损伤呈下降趋势,脊髓损伤呈上升趋势。

2. 危险因素

与患者相关的危险因素包括高血压、吸烟和糖尿病。全身麻醉和硬膜外麻醉是围术期神经损伤的危险因素,而脊髓麻醉和周围神经阻滞不是。高危手术包括神经、心脏、全身或骨科手术。尺神经病变的危险因素包括男性患者,住院时间超过14天患者,过瘦和过胖的患者。

B. 病理生理学

周围神经损伤的机制包括:

1. 钝性创伤(如神经阻滞时针的位置、手术分离)。

2. 毒性损伤(如在神经附近注射麻醉剂或其他药物)。

3. 压迫性损伤(例如,长时间使用止血带,患者体位垫不合适)。

4. 牵拉损伤(如牵引时间过长或不良体位)。

5. 缺血性损伤(如长时间使用止血带、麻醉中血管收缩剂)。

C. 常见的围术期神经损伤

1. 体位相关的神经损伤

a. 尺神经病变。围术期尺神经损伤的病因是多因素的、机制尚不完全清楚;因为尺神经在肱骨内侧上髁上走行,可能和某种程度上肘部屈曲过度和尺神经受压造成的。在ASA的已完结索赔研究中,只有9%的尺神经损伤有明确的损伤来源。

b. 臂丛神经病变可归因于压迫和牵拉损伤,如术中手臂外展大于90°、头部外侧旋转、Trendelenburg体位时使用肩托,以及乳腺内动脉剥离时后拉胸骨时。在心脏手术中,广泛使用超声引导颈内静脉置管也可造成臂丛损伤。

c. 坐骨神经病最常与截石体位有关。腓总神经腓骨头段易被腿部支撑物压迫而损伤。当臀部过度屈曲或膝盖的伸展时坐骨神经的其他分支会被牵拉。

2. 区域麻醉相关神经损伤

在ASA已完结索赔分析中,神经损伤是最常见的并发症,占周围神经阻滞相关索赔的51%。区域麻醉最常损伤的神经(按降序排列)有臂丛神经、正中神经、尺神经、脊髓和膈神经。3个最易造成神经损伤的阻滞有肌间沟阻滞、腋窝阻滞和静脉局部麻醉。在另一项前瞻性研究中,周围神经阻滞后神经损伤的发生率为 0.04%。发生的原因有脊髓或周围神经的针外伤、硬膜内注射、感染和血肿。

D. 症状／体征

症状主要有麻木、感觉异常、运动无力或周围神经分布区域持续疼痛。这些症状可在术后 1~28 天出现。体征可能包括无法抬起小指(尺神经损伤),与特定神经根相对应的上肢无力(臂丛神经损伤),或足下垂而不能背屈脚趾(常见的腓神经损伤)。

E. 检查方法

一旦怀疑有术后周围神经损伤,记录症状和体格检查是至关重要的。确定先前存在的任何神经问题也很重要。体格检查的目的是确定该损伤是否影响单个神经、多个神经、神经丛或中枢神经系统。其他检查包括神经生理学测试(肌电图和神经传导检查)和影像学(最好是 MRI)。建议进行神经内科会诊以作进一步评估。

F. 治疗方法

大多数周围神经损伤是短暂的,不需要治疗。对于行神经移植术的患者或数周至数月无明显临床改善的病例,建议转到周围神经外科。

G. 预防

ASA 于 2000 年发布了一份预防围术期周围神经病的建议,并于 2011 年更新,重点如下:

1. 仰卧位时上肢外展不应大于 90°。

2. 仰卧位时,上肢应掌心向上(或中立位),避免髁后沟受压,以减少尺神经病变。当手臂屈曲时,建议手臂使用中立位。

3. 为了减少坐骨神经及其分支的损伤,在给患者摆体位时应考虑髋部和膝关节的屈伸度。

4. 应避免腓骨头处腓神经长期受压。

5. 在侧卧位时,屈曲胸部可以降低上肢神经疾病的风险。

6. 在头低脚高位时使用肩托可能会增加臂丛神经损伤的风险。

7. 应定期进行围术期患者体位评估。

H. 预后

1. 体位相关神经损伤

a. 在 ASA 所有神经损伤（针对所有类型的麻醉方式）已完结的索赔分析中，23% 导致永久性损伤。在尺神经损伤术后，59% 的患者恢复了完整的运动和感觉功能。

b. 在截石位术后导致的下肢神经损伤患者中，93% 的患者恢复了完整的运动和感觉功能。

2. 区域麻醉相关神经损伤

在 ASA 已完结索赔分析中，周围神经阻滞导致神经损伤中，68% 为暂时性或非致残性损伤。

V. 外渗损伤

外渗损伤是指静脉输液过程中无意中注入或从血管漏入周围组织间隙而造成的损伤。这种损伤可以扩展到神经、肌腱和关节并持续数月。如果治疗延迟，可能需要手术清创、植皮，甚至截肢。骨室筋膜室综合征可能是由于液体外渗到肢体末端而引起的。如果渗液量过多，血液流向肢体远端受阻可能会造成组织缺血。

流行病学

1. 发病率

在围术期液体外渗是常见的。现有的数据表明外渗大多与外周静脉置管有关，中心静脉置管外渗也有发生。对于中心静脉，穿刺部位渗出后不易发现，外渗虽然不常发生，但潜在的危险性更大。ASA 已完结索赔分析发现，2% 与外周血管置管有关，其中一半是药物或液体外渗。涉及索赔的心脏手术中，大部分患者术中手臂是被包裹着的。

2. 危险因素

危险因素可能与患者、药物和医护人员有关，并且常常是多种因素的组合。与患者相关的危险因素包括已有的皮肤、血管或淋巴解剖异常(如血管脆性增加、静脉活动或营养不良)。此外,由于麻醉的影响造成患者精神状态的改变可能会妨碍患者向医生报告输液部位的异常感觉。与药物相关的危险因素有药物毒性、药物外渗量、输液压力和组织暴露的时间等。与医护人员相关的危险因素是医护人员对外渗警觉性的降低。

3. 解剖

外渗损伤最常见的部位包括手、足背、踝关节、肘前窝、近端关节或关节间隙,因为这些部位几乎没有软组织保护。有局部血管病的肢体,如淋巴水肿,静脉流量可能会减少,导致导管周围的淤积和潜在的输液渗漏。

4. 术语

能引起组织破坏的药剂和溶液称为起疱剂。

5. 病理生理学

对于外渗损伤,细胞损伤的程度取决于渗漏液的体积和pH、渗透压、可离解度(pKa)等理化特性。血管收缩药如肾上腺素会引起局部血管收缩和组织缺血,而血管扩张剂会增加局部血流量、扩大损伤面积从而加重外渗。肠外营养液、碱性溶液如硫喷妥钠等、高渗或浓电解质溶液(抗生素、钙、钾和碳酸氢钠溶液)渗出后也有可能导致严重的组织坏死。

6. 症状 / 体征

a. 外渗损伤的症状往往不是立即出现的,而是可能在几天或几周内逐渐形成。早期的症状有局部疼痛、红斑、灼烧感、瘙痒、肿胀、变白、起疱、皮肤脱色等。疼痛通常是提醒医生发现渗漏的最有用症状。后期会出现局部起疱(表明有部分皮肤损伤),皮肤斑驳 / 变黑,硬化和溃疡。由此产生的损伤面积往往比渗出时的初始损伤面积大得多。

b. 静脉留置针无回血可能提示渗出发生。然而,这也可能是一种误导,因为回抽血液会将留置针移回静脉,但静脉壁上的破损仍然存在。或者,针头的斜角会在套管插入时刺穿静脉壁,使药物进入组织,而针头可能仍在血管内,有足够的血液回流。

7. 治疗方法

a. 外渗发生后,程序化的治疗方法有助于防止广泛的组织损伤。首先必须立即停止输液。了解渗出液是至关重要的,包括渗出液的剂量、特定的区域和接触时间,所有这些都影响潜在的治疗方法。

b. 虽然早期静脉套管的抽吸和盐水冲洗可能是有用的,但诸如抬高受累肢体或冷敷热敷等保守措施尚未被证明是有益的。在血管收缩药物外渗的情况下,早期用酚妥拉明浸润可能是有效的。

c. 为了评估深部组织损伤的程度,磁共振成像(T_1 和 T_2 增强成像)可能是有用的。

d. 外渗性损伤患者的手术适应证包括:全层皮肤坏死、慢性溃疡和持续性疼痛。

e. 如果渗出液的量足够大,血液流向肢体远端受阻可能会造成组织缺血。缺血 30 分钟内不处理可导致神经功能恶化,12~24 小时后将发生不可逆变化。测量升高的间隔压力与临床检查相结合可用于骨室筋膜室综合征的诊断。可能需行筋膜切开术使受损肢体得到灌注。

8. 预防

a. 防止外渗的措施有仔细插入外周静脉套管,用无菌生理盐水冲洗以确保通畅,并将外周静脉套管固定在经常能看到的地方,以便定期检查。

b. 高渗液体、酸性或碱性溶液,或注入刺激性或起疱性的液体,应通过中心静脉置管输入,如果可能,应适当进行稀释。

c. 当使用中心静脉导管时,所有的起疱剂都应通过侧管输注。

9. 后续治疗

局部坏死可通过保守治疗愈合,遗留较小的长期后遗症,如果形成明显的疮痂和组织溃疡,最终需要外科清创和植皮。

推荐阅读

Apfelbaum J, Roth S, Connis R, et al. Practice advisory for perioperative visual loss asso-ciated with spine surgery: an updated report by the American Society of Anesthe-siologists Task Force of Perioperative Visual Loss. *Anesthesiology* 2012;116:274–285.

ASA Task Force on Prevention of Perioperative Peripheral Neuropathies. Practice ad-visory for the prevention of perioperative peripheral neuropathies. *Anesthesiology* 2011;114:741–754.

Lee L, Roth S, Todd M, et al. Risk factors associated with ischemic optic neuropathy after spinal fusion surgery. *Anesthesiology* 2012;116:15–24.

Schummer W, Schummer C, Bayer O, et al. Extravasation injury in the perioperative setting. *Anesth Analg* 2005;100:722–727.

第三部分

特殊考虑

第30章

小儿麻醉后监护室

Ashlee Holman and Erik Shank

田 航 译 吴晓智 校

概述

从手术室到麻醉后监护室的转运

小儿麻醉后监护室（pediatric postanesthesia care unit, PACU）是一个较为特殊的医疗护理单元。PACU 的医护人员要应对小儿麻醉后苏醒期各阶段的紧急状况，这些小儿有的是麻醉手术后的，另一些则是麻醉状态下诊疗操作后的。送入 PACU 的患儿有可能仍处于较深的麻醉状态中（如手术室内深麻醉下拔管的患儿），也可能介于麻醉和苏醒的中间状态，也可能是完全清醒的。这些患儿进入 PACU 时，有的仍然带有气管内插管或者喉罩，拔出气管导管的患儿可能放置了口咽通气道或者鼻咽通气道。

患者从手术室到 PACU 的转运必须由经验丰富的团队完成，该团队包括受过专业训练的儿科麻醉师。重点应放在保持气道通畅的同时保持循环稳定。可以横向运送儿童，以减少舌头阻塞气道的风险，并使口咽容积最大化。手术室中放置并留待运输的口腔气道也可能有助于维持气道通畅。离开手术室之前，应通过面罩或鼻导管补充氧气。建议使用连续脉搏血氧仪和听诊器。

离开手术室之前，患者应处于稳定状态。在转运到 PACU

的过程中,应将术中的所有监护仪(脉搏血氧饱和度、袖带、心电图仪导线等)保持在原位,并且专用面罩和口腔呼吸道应始终陪伴每位小儿患者。应当准备一个装有喉镜、气管导管和复苏／插管药物的运输包,以转运可能不稳定和／或插管的患儿。

在患儿进入 PACU 后,转运的麻醉医生希望 PACU 的医护人员能够提供连续的诊疗和护理,以保障患儿的生命安全。除非绝对必要,避免让患儿在转运期间受到刺激。离开手术室时,保留患儿身上的监护器具,以便到达 PACU 后能够快速重新连接,尽量减少对患儿的刺激。到达 PACU 后首先关注的是气道是否通畅、通气是否充足以及血氧饱和度、心率、血压和体温是否正常,必要时,继续吸氧。

麻醉医生和 PACU 医护人员的交班应包括如下内容:患儿身份识别,按照常规要详尽的说明患儿的年龄、体重、药物过敏史、用药史、用药情况、手术情况、术中状况、麻醉方法和用药、术中用药、静脉通道、失血量、补液及尿量。特殊状况交接:如家庭情况、患儿情绪情感状态、患儿发育迟缓及语言障碍等。

在 PACU 期间,应全程监测患儿的生命体征及各方面状况。进入 PACU 后生命体征每 15 分钟测量并记录一次,直至患儿出 PACU。一旦患儿安置妥当,确定患儿呼吸循环稳定,就应允许患儿父母或者监护人进入 PACU。PACU 室内要保持充足的照明,以确保能够从出入口评估患儿状况。

患儿发生任何状况,应该立即通知在 PACU 当班的麻醉医生。接下来的章节我们会讨论 PACU 内婴儿和儿童麻醉恢复过程中的常见问题和期间的看护情况。

具体要关注和考虑的事项

低氧血症

小儿的低氧血症的原因与成人相似,大致可分为继发性缺氧和弥散性缺氧,前者主要可能是因为吸入氧浓度较低、通气不足、心内分流以及通气血流比值失调等原因导致。小儿低氧血症发生较成人更迅速,这是因为小儿耗氧量较高,功能残气量(functional residual capacity,FRC)下降、气道阻力增加、胸壁顺应性增加(导致胸内负压维持较差,从而导致功能气道关闭)和呼吸做功增加。PACU 患儿低氧血症最常见的原因是通气不足和气道梗阻。

通气不足

首先来回顾一下相关呼吸生理的基础知识,分钟通气量(minute ventilation,MV)等于潮气量(tidal volume,TV)乘以呼吸频率(respiratory rate,RR)。TV 或 RR 的减少将导致 MV 的减少,继而出现通气不足。造成换气不足的原因包括通气动力下降、肌肉力量不足或其他机械原因。

挥发性麻醉药物、阿片类药物、苯二氮䓬类药物和其他镇静药物都会使患儿的通气能力下降。对有呼吸暂停的早产儿、55 周以下的早产儿、中枢神经系统损伤的患儿、病态肥胖和阻塞性睡眠呼吸暂停的儿童,这些药物对其呼吸的影响更加明显。如果怀疑阿片类药物过量(低频率深大呼吸),静脉注射 0.5~1μg/kg 纳洛酮,逐渐增加剂量,可以逆转呼吸抑制,而不会引起疼痛或焦虑。静脉注射 0.01~0.02mg/kg 氟马西尼可逆转苯二氮䓬类药物引起的呼吸抑制。

肌无力可能是由于肌松药拮抗不全或先前存在神经肌肉疾病(肌营养不良、重症肌无力等),表现为无法抬起四肢及持续抬头、胸壁反常运动,或通过肌松监测仪发现有肌松药残余作用,应追加肌松拮抗药以消除其残存作用。神经肌肉疾病的患儿中,要考虑增加机械通气支持的时间。

机械通气不足的原因包括气道梗阻、骨科夹板固定引起的疼痛、石膏绷带限制、通气过程中引起的腹胀以及通过面罩正压通气(positive-pressure ventilation,PPV)引起的胃胀气等。

气道梗阻

在 PACU 中最常见和最严重的小儿呼吸问题是气道梗阻。气道梗阻可以粗略地分为：上气道梗阻、喉痉挛及支气管痉挛。吸气性喉鸣、胸壁反常运动、肋间凹陷及气管拖曳是上气道梗阻和喉痉挛的临床常见表现。支气管痉挛表现为气道收缩、呼气哮鸣和呼气时间延长。患有上呼吸道感染（upper respiratory infections，URIs）或 URIs 恢复期小儿更容易发生喉痉挛或支气管痉挛，这可能是由于此时气道处于高反应状态和分泌物增多造成的。

由于一些解剖学上的差异，婴幼儿比成人更容易发生上呼吸道梗阻（图 30.1）。这些差异包括扁桃体增大，舌占口腔容积的比例较多，喉头位置较高，使得舌与声门的距离变小，从而更容易阻塞。

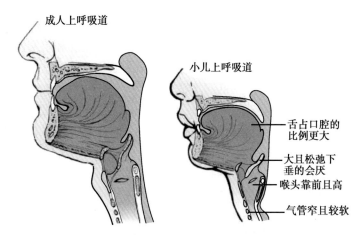

成人上呼吸道

小儿上呼吸道

舌占口腔的比例更大

大且松弛下垂的会厌

喉头靠前且高

气管窄且较软

图 30.1　成人气道与小儿气道的差异。(From Berg SM, Bittner EA, Zhao KH. *Anesthesia Review:Blasting the Boards*. Philadelphia,PA:Wolters Kluwer;2016.)

早期的干预措施应包括刺激患儿，重新调整体位以改善气道通畅程度,吸引分泌物,必要时插入口咽或鼻咽通气道以及托下颌。放置鼻咽通气道时必须谨慎,否则由此引起的鼻出血会进一步加重梗阻。当这些干预措效果不佳,则应考虑气管内插管。

喉痉挛的定义是由于喉部肌肉反射性收缩而导致的声门闭合,可分为完全性喉痉挛(无声的胸部运动,此时无通气)不完全性喉痉挛(胸部运动伴喉"鸣",有微量通气)。它的发生是由于麻醉使中枢神经系统对声门反射抑制活动降低,同时伴有在浅麻醉下对患儿的刺激所致。在 9 岁以下的患儿中,喉痉挛的发生率为 17/1 000,而在麻醉前 6 周内患有 URIs 的患儿中,喉痉挛的发生率上升至 96/1 000。

即刻处理包括吸入纯氧、正确托起下颌和正压通气(图 30.2)。如喉痉挛不能改善,应尽早行药物治疗。静脉注射 1~2mg/kg 或肌肉注射 2~4mg/kg 琥珀胆碱,无论静脉注射还是肌肉注射都要同时配伍阿托品 0.02mg/kg,以预防琥珀胆碱引起的心动过缓,这些措施是治疗完全性喉痉挛的金标准。异丙酚可用于治疗不完全性喉痉挛,但当血氧饱和度下降或发生心动过缓,应立即给予琥珀酰胆碱。对于治疗后喉痉挛复发的患儿,可能需要气管内插管供氧。患儿喉痉挛处理后,应观察 2~3 小时,以监测潜在的并发症(如负压性肺水肿)。

在 PACU 有可能出现气管插管后喉部或声门下水肿等并发症,在既往喉部病史和曾经长时间气管内插管的患儿中更为常见。另外该并发症也继发于气管导管型号过大、暴力插管损伤、气管导管在气管内大幅度移动以及长时间的外科手术等情况。治疗措施包括湿化吸入的氧气,同时可以采用雾化吸入外消旋肾上腺素(0.5ml 加入 3ml 生理盐水,吸入时间大于 1 分钟),如果术中没有应用地塞米松,则可静脉注射 0.5mg/kg 的地塞米松。氦氧混合气体(70%:30% 氦/氧)能够降低气道阻力,有利于通气。对于声门下水肿继发的严重呼吸道并发症,目前最有效的治疗方法是使用比原来更小的气管导管进行气管内插管。

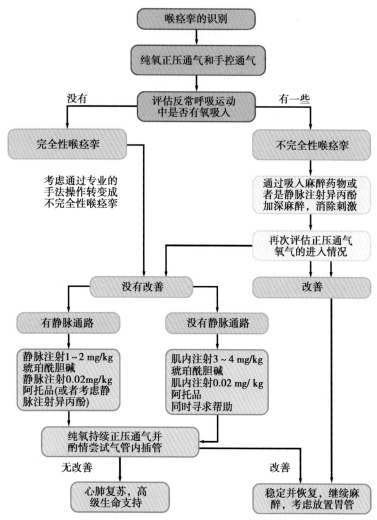

图 30.2　喉痉挛治疗流程图。专业手法操作：①在喉痉挛导致的凹陷处给予一定的压力；②将下颌骨向前推举。(From Hampson-Evans D,Morgan P,Farrar M. Pediatric laryngospasm. *Paediatr Anaesth* 2008；18：303—307，with permission.)

小儿患者围手术期支气管痉挛的高风险与下呼吸道疾病，

如哮喘、二手烟暴露和气道操作等相关。PACU 的一线治疗包括吸入纯氧、吸入短效 β 受体激动剂（如是婴儿，雾化器内放入 0.05～0.15mg/kg 沙丁胺醇，稍大小儿的剂量是 2.5mg/kg）和抗胆碱能药物。在严重支气管痉挛时，可给予静脉注射 5~10μg/kg 肾上腺素，继而 0.1~0.5μg/（kg·min）持续输注。也可静脉注射 0.5~1mg/kg 甲泼尼龙或 2~4mg/kg 氢化可的松，但在急性期治疗不确定。严重顽固性支气管痉挛应考虑静脉注射 50mg/kg 镁剂和／或再次七氟醚吸入麻醉。对于呼吸骤停高危的患儿，需要进行紧急气管内插管。

循环不稳定

心律失常

与成人相似，小儿在术后也可能出现心律失常。在儿科 PACU 中最严重的是心动过缓，因其导致心输出量（cardiac output，CO）下降，所以备受关注。回顾一下：由于 CO=HR×SV，与成年人相比，小儿的心室相顺应性较差，收缩力弱，因而婴儿和儿童 CO 的减少不能通过增加 SV 来弥补。故正常的 CO 有赖于 HR 的稳定（表 30.1）。

表 30.1　小儿心率正常范围

年龄	心率 / 次·min⁻¹
早产	120~170
0~3 个月	100~150
3~6 个月	90~120
6~12 个月	80~120
1~3 岁	70~110
3~6 岁	65~110
6~12 岁	60~95
>12 岁	55~85

除非有其他明确原因,否则婴儿和儿童心动过缓最常见的病因是低氧血症。其他引起继发性心动过缓的原因包括:药物作用、迷走神经刺激、高脊神经阻滞及颅内压升高。治疗应包括:立即吸入纯氧,确保气道通畅,必要时辅助通气,然后判断和纠正潜在的问题。如果吸氧不能纠正心动过缓,应静脉注射阿托品 0.02mg/kg,必要时静脉注射 2~10μg/kg 肾上腺素,如果没有反应,启动心肺复苏(cardiopulmonary resuscitation,CPR):包括 HR <60 次/min,开始胸外心脏按压,这些我们会在下一节中概述。

小儿患者的心动过速提示有疼痛、焦虑、膀胱过度充盈、药物作用或出现了苏醒期谵妄(emergence delirium,ED)等,也可能预示有较为严重的潜在危险,如低氧血症、高碳酸血症、低血容量、进展为败血症、未发现的先天性心脏病或传导异常。心房或心室期前收缩在儿童中并不常见,当然,这可能需要进一步的调查研究和听取心脏病专家的意见。

低血压／高血压

儿科患者的正常血压范围取决于患者年龄(表 30.2)。

表 30.2　小儿血压正常范围

年龄	血压 /mmHg	
	收缩压	舒张压
早产	55~75	35~45
0~3 个月	65~85	45~55
3~6 个月	70~90	50~65
6~12 个月	80~100	55~65
1~3 岁	90~105	55~70
3~6 岁	95~110	60~75
6~12 岁	100~120	60~75
>12 岁	110~135	65~85

儿童低血压最常见的原因是低血容量,通常是由于术中输液不足或持续失血造成的。儿童低血容量的其他常见症状包括黏膜干燥、皮肤充盈不良和尿量 <0.5ml/(kg·h)。低血容量应首先用 10~20ml/kg 等渗晶体液治疗。如果怀疑有贫血,可给予 4ml/kg 的红细胞。

其他原因导致的小儿低血压与成人低血压分类相似:前负荷降低导致的低血压(PPV、气胸、心脏压塞以及下腔静脉回流受阻);后负荷降低导致的低血压(血管舒张、药物作用、脓毒血症以及区域麻醉导致的交感神经阻滞);泵功能衰竭导致的低血压(心律失常、心肌收缩力下降、药物抑制、脓毒血症、充血性心力衰竭以及低体温)。罕见原因包括过敏反应、输血反应、严重肝功能衰竭及肾上腺功能不全。评估应包括仔细检查所有输液管道,发现是否发生扭曲打折或者外渗。

小儿患者中高血压并不常见,通常是由不正确的血压测量或疼痛引起的。其他原因包括容量超负荷、膀胱过度充盈、低氧血症、高碳酸血症、ED、颅内高压、药物作用、既往高血压,或罕见的恶性高热、未诊断的主动脉缩窄或嗜铬细胞瘤。小儿高血压很少需要药物治疗。

小儿高级生命支持

小儿心脏骤停最常见的原因是呼吸功能不全,而非心脏本身疾患,病例数占 50% 以上。

2016 年,美国心脏协会(American Heart Association,AHA)发布了最新的婴幼儿心肺复苏指南。提高复苏成功率的关键是快速识别心脏骤停并开始心肺复苏。必须评估和适当处理可逆原因(6H 和 5T)(表 30.3)。

提供高质量的胸外心脏按压是最为重要的,按压者要确保足够的按压频率(100~120 次/min)和按压深度(胸壁前后径的1/3),同时允许胸壁充分回弹,尽量减少胸外心脏按压中断。

表 30.3　心脏骤停的可逆原因

6H	5T
Hypovolemia：低血容量	Tension pneumothorax：张力性气胸
Hypoxia：缺氧	Tamponade, cardiac：心包填塞
Hydrogen ion (acidosis)：氢离子（酸中毒）	Toxins：中毒
Hypoglycemia：低血糖	Thrombosis, pulmonary：肺栓塞
Hypokalemia/Hyperkalemia：低钾 /高钾	Thrombosis, coronary：冠状血栓
Hypothermia：低体温	

对于新生儿（< 4 周）和婴儿（< 6 个月），由于体重较小，可以采用双拇指环抱法进行胸外心脏按压：双拇指按压胸骨，其余手指环抱胸廓，指尖在患儿后背部，双拇指按压时，其余手指同时挤压胸部。在较大的婴儿和儿童中，按压胸骨可以用两根手指，也可以 1~2 只手，采用何种选择这取决于患儿的大小。

对于面罩通气，操作者应遵循 30：2（单人复苏）或 15：2（双人复苏）的按压通气比值；如果已建立高级气道，应给予频率为 8~10 次 /min 呼吸，同时行连续胸外心脏按压。应注意保持正确的头部位置以缓解上气道阻塞，并确保足够的胸部运动。应尽快尝试气管内插管。

如果心律被确定为室颤（ventricular fibrillation，VF）或无脉性室性心动过速（pulseless ventricular tachycardia，pVT），应立即进行除颤。第一次电击的能量为 2J/kg，第二次电击为 4J/kg，后续电击能量为 4~10J/kg 或成人电击能量。对于不稳定的室上性心动过速（supraventricular tachycardia，SVT）或室性心动过速（ventricular tachycardia，VT），应从 0.5~1J/kg 开始进行同步心脏复律，如果无效，可增加到 2 J/kg。

应尽快建立静脉（IV）或骨内（intraosseous，IO）通路。停搏或无脉搏电活动（pulseless electrical activity，PEA）的药物治疗

包括 IV/IO 给予 10μg/kg 肾上腺素 (或 1 : 10 000 浓度的肾上腺素 0.1ml/kg),每 3~5 分钟重复一次。气管导管内给予肾上腺素的剂量是 100μg/kg。对于 VF/pVT,可静脉注射胺碘酮 5mg/kg,最多重复 2 次。

对于有症状的心动过缓 (HR<60 次 /min,可能存在灌注不良),可以在开始胸外按压和考虑经胸或经静脉起搏的同时,使用静脉注射 0.01mg/kg 肾上腺素或 0.02mg/kg 阿托品。

对于 SVT (婴儿 HR>220 次 /min, 儿童 HR>180 次 /min),立即刺激迷走神经,随后静脉注射腺苷,首次剂量为 0.1mg/kg (最大 6mg),再次静脉注射腺苷的剂量为 0.2mg/kg (最大 12mg),其后再进行电复律。静脉滴注胺碘酮 (5mg/kg 静脉滴注时间为 30~60 分钟) 或普鲁卡因胺 (15mg/kg,静脉滴注时间为 30~60 分钟),也可在咨询心脏病专家后开始 VT 治疗。

新生儿复苏

2016 年,美国儿科学会 (American Academy of Pediatrics, AAP) 和美国心脏协会 (AHA) 发布了新生儿复苏的最新指南。这些指南制定的目的主要是帮助宫内的胎儿顺利过渡宫外生活。当然,这些建议也适用于出生后的头几个月内需要复苏或需要围手术期监护的新生儿及婴儿。

对新生儿的快速、简明评估应基于以下内容:①婴儿出生是否足月? ②婴儿在哭泣还是在呼吸? ③肌张力好吗? 如果以上 3 个问题中任意一个的答案是“否”,使患儿状况稳定的首要措施包括:给予刺激、清理气道和提供保暖。对于呼吸困难或发绀患儿,如果 HR 100 次 /min,可以进行脉搏氧监测和持续气道正压通气 (CPAP)。先给予空气或混合氧气进行复苏,也可以根据需要增加 FiO_2。

通气的初步评估和启动应在 60s 内完成。如果出现呼吸暂停、呼吸困难或喘息,或 HR<100 次 /min,启动 PPV,频率为 40~60 次 /min,通气压力为 20cmH$_2$O。有时需要更积极通气支

持(正压高达 40cmH$_2$O),最终采用的通气压力是以观察到患儿有明确的胸廓起伏为准。当心率 <60 次 /min 时,应采用双拇指环抱按压技术进行胸外按压,按压部位是胸骨下段,深度为胸骨前后径的三分之一。胸外心脏按压与 PPV 要协调一致。如果胸廓起伏不满意,必须建立安全气道,即气管内插管。

静脉注射 10~30μg/kg 或气管内给予 50~100μg/kg 肾上腺素,如果 HR 仍然低于 60 次 /min,使用纯氧充分通气和胸外按压的同时,要考虑 10ml/kg 等渗晶体扩容。

苏醒期谵妄

有 10%~20% 的患儿会发生苏醒期谵妄,表现为不合作、易怒、踢打、无法安慰的哭泣和尖叫,还可能包括严重的定向障碍及无法识别常见的物体或看护者。一般苏醒期谵妄发生在麻醉恢复后 30 分钟内,自限性(5~15 分钟),可自行消退。小儿麻醉后谵妄(Pediatric Anesthesia Emergence Delirium,PAED)量表是一种有效的评估儿童出现这种行为的工具(表 30.4)。

表 30.4　小儿麻醉苏醒期谵妄(PAED)量表

	0	1	2	3	4
孩子与看护者有眼神交流	极其	非常	不少	一点点	一点也不
孩子的行为是有目的的	极其	非常	不少	一点点	一点也不
孩子知道他或她所处的环境	极其	非常	不少	一点点	一点也不
孩子总是焦躁不安	一点也不	一点点	不少	非常	极其
孩子无法安慰的	一点也不	一点点	不少	非常	极其

　　2~5岁患儿苏醒期发生谵妄的风险最高。术前焦虑也与苏醒期谵妄的风险增加有关。麻醉和手术可能导致苏醒期谵妄的因素包括：从麻醉中快速苏醒，使用少量的可溶性挥发性麻醉药，如七氟醚和地氟醚，痛苦的经历，接受了如扁桃体切除术、甲状腺手术、牙科手术，以及涉及眼睛和耳的手术。

　　管理苏醒期谵妄的策略可以分为两类：预防和治疗。充分控制疼痛对苏醒期躁动的预防和治疗至关重要。阿片类药物、酮咯酸、氯胺酮、可乐定、对乙酰氨基酚和区域麻醉都已被证明可以减少苏醒期谵妄的发生率，并减轻切口的疼痛。术中预防性应用右美托咪定也能有效预防苏醒期谵妄。咪达唑仑的使用存在争议，因为它可能导致无意识的脑部活动增加。

　　在PACU中，治疗应着眼于减轻疼痛和提供轻度镇静，包括使用药物，如静脉注射1~2μg/kg芬太尼，静脉注射0.5~1.0mg/kg异丙酚，静脉注射0.02~0.10mg/kg咪达唑仑，以及静脉注射0.5μg/kg右美托咪定。此外，术后早期将患儿与父母团聚，以及让焦虑不安的患儿不受打扰或由父母怀抱，这些措施有可能会减少谵妄的持续时间。避免患儿坠床和损伤手术部位仍应是首要任务，适当身体约束可能有效。要向患儿父母解释约束患儿一种常见的、自我限制的措施，告知他们孩子是没有危险的，因为苏醒期谵妄可能会让父母和监护人感到非常沮丧，所以这些解释是非常必要的。

疼痛

　　在PACU，应使用疼痛量表评估小儿术后疼痛，已被证明实用且有效。Wong-Baker面部疼痛量表可用于发育正常的能够用语言交流的小儿（图30.3）。幼儿、不能用语言表达的患儿或发育迟缓小儿可采用FLACC量表（表30.5）进行评估。

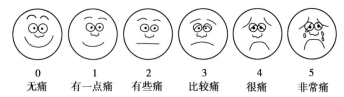

0	1	2	3	4	5
无痛	有一点痛	有些痛	比较痛	很痛	非常痛

图 30.3　Wong-Baker 面部疼痛量表。(From Wong-Baker FACES Foundation.Wong-Baker FACES Pain Rating Scale.2016.Retrieved May 2016，with permission from http://www.WongBakerFACES.org.Originally published in Whaley & Wong's Nursing Care of Infants and Children.© Elsevier Inc.)

表 30.5　修订后的 FLACC 疼痛评估量表

修订后的用于认知障碍患者疼痛评估的 FLACC 量表

	0	1	2
脸（Face）	没有特别的表情或微笑	偶尔做鬼脸/皱眉，孤僻或冷漠（表现出悲伤或忧虑）	不断地做鬼脸或皱眉，下巴经常/不断地颤抖，牙关紧闭（愁眉苦脸，恐惧或惊慌的表情）
腿（Legs）	正常位置或放松	不舒适，焦躁不安，紧张（偶尔颤动）	踢腿或伸直腿（痉挛明显增加，持续颤动或抽搐）
活动（Activity）	静静地躺着，姿势正常，动作自如	扭动着，前后移动着，紧张（轻度激动，浅呼吸，呼吸受限伴有间歇叹息）	身体屈曲成弓形、僵硬的或抽搐的（剧烈的躁动、撞头、颤抖、憋气、喘息或用力吸气、呼吸严重受限）
哭（Cry）	不哭	呻吟或呜咽，偶尔抱怨（偶尔突然或哼哼）	不停地哭泣，尖叫或呜咽，经常絮叨（反复的大吵大叫，不断的哼哼）
可安慰性（Consolability）	满足，放松	偶尔抚摸拥抱和言语可以被安慰	难以安慰或安慰（推开照顾者，抗拒照顾或安慰措施）

常见的镇痛药物

与成人一样,小儿患者也应尽早开始多模式镇痛治疗。PACU 疼痛控制的选择包括阿片类药物、非阿片类镇痛药(如对乙酰氨基酚)、非甾体抗炎药(NSAIDs)、氯胺酮和 a_2 激动剂及神经 / 区域阻滞。对乙酰氨基酚可以通过多种途径给药,包括口服(PO)、静脉注射和直肠给药(PR)。2 个月 ~2 岁的患儿口服的剂量为 15mg/kg,静脉注射的剂量为 7.5mg/kg,>2 岁患儿静脉注射剂量是 15mg/kg,PR 剂量可达 40mg/kg。非甾体抗炎药,如布洛芬,口服的剂量为 10mg/kg,也可静脉注射酮咯酸,剂量为 0.5mg/kg,两者镇痛效果均较好。但对于有潜在出血风险或肾功能不全的高危患者中,应谨慎使用。对于难治性疼痛可考虑静脉注射 0.25~1mg/kg 氯胺酮。

α_2 激动剂,如可乐定和右美托咪定,可减轻疼痛和减少术后阿片类药物用量。静脉注射 0.5~1μg/kg 可乐定,PO/PR 给药剂量为 4~5μg/kg,神经周围给药剂量为 1~2μg/kg。右美托咪定可口服给药、经鼻给药及静脉给药。口服给药剂量为 2.5~4μg/kg,经鼻给药剂量为 1~2μg/kg,静脉给药先给予 0.5~1μg/kg 负荷剂量,给药时间为 10~20 分钟,继而以 0.2~1μg/(kg·h)的速度连续输注,但可导致心动过缓,因此有必要预防性应用格隆溴铵或阿托品。

阿片类药物应用在中、重度疼痛的治疗过程。剂量应根据年龄、体重、生理发育、潜在的医疗 / 外科条件、联合用药、阿片类药物暴露史以及疼痛程度而定。如果患者能够口服药物,首先考虑口服 0.1mg/kg 羟考酮。如果患者不能耐受口服药物,则静脉注射 0.5~2μg/kg 芬太尼,能快速短时止痛。如有必要,也可以在 PACU 中给予长效阿片类药物,如静脉注射 0.05~0.1mg/kg 吗啡或 5~10μg/kg 氢吗啡酮。由于这些药物需较长的时间达到峰值效果,如果患者提前出院回家,则有可能发生意外的呼吸抑制,强调这点非常重要。与医生下达医嘱给予冲击剂量治疗疼痛相比,患者自控镇痛(patient-controlled analgesia,PCA)和护士自控镇痛(nurse-controlled analgesia,NCA)能提供更好的止痛效果,患者满意度更高。

由于可待因代谢的个体差异会导致患儿药物过量或剂量不足,所以不宜在小儿中应用;哌替啶的代谢产物去甲哌替啶有诱发癫痫的潜在风险,故在小儿使用应十分谨慎。

区域阻滞麻醉

一般是在全麻下进行小儿手术中行特定神经麻醉和区域阻滞麻醉操作,在 PACU 中,要判断术中使用神经阻滞是否有效和导管是否通畅。区域阻滞技术成功的证据包括:术中减少麻醉药物的使用、通过超声或 X 线造影检查确认导管位置、运动阻滞的测定和对年龄较大可用语言沟通的患儿测定其阻滞平面。

辅助药物,如阿片类药物或可乐定,可添加到局部麻醉中并有效地延长镇痛时间。在 PACU,无论是口服还是静脉全身镇痛,都应在神经阻滞消退前开始实施,以保障镇痛治疗的连续性。

术后恶心呕吐

小儿术后恶心呕吐(postoperative nausea and vomiting,PONV)的风险与年龄有关,新生儿和婴儿受 PONV 的影响较小,儿童期增加,在青春期达到高峰。行扁桃体切除术、斜视矫正术、疝修补术、睾丸固定术和中耳手术后,PONV 发生的风险性更大。麻醉药的种类(以丙泊酚为基础的麻醉药的风险较低,而使用一氧化二氮的风险较高)也可能导致 PONV 的发生。因为小儿无法沟通,所以其 PONV 症状并不典型,可能只表现为哭泣、恶心、呕吐以及胃不舒服导致的不适等等。建议高危患者采用多模式治疗预防 PONV。5-HT$_3$ 拮抗剂,如昂丹司琼,静脉注射 0.05～0.1mg/kg 是小儿预防和治疗 PONV 的一线用药。术中静脉注射 0.1 ~ 0.5mg/kg 地塞米松能有效预防 PONV 的发生,但效果甚微。PACU 的其他药物治疗包括静脉注射 0.1~0.15mg/kg 甲氧氯普胺,大于 2 岁的患儿可给予静脉注射 0.25~0.5mg/kg 的异丙嗪,也可以应用 0.1~0.15mg/kg 普鲁氯嗪。由于这些药物会导致肌张力降低,因而限制了其在临床的应用。东莨菪碱尚未被批准用于小儿,然而,术中早期使用东莨菪碱 10 ~ 20μg/kg IM/IV/SC 的病例报告显示东莨菪碱能够降低 PONV 的发生率。

减少阿片类药物的使用和使用非阿片类辅助药物,如酮咯酸和对乙酰氨基酚等,也可以降低发生 PONV 的风险。此外,应确保充足的液体治疗。

温度

低体温的定义是温度 <36℃。低体温会降低药物代谢速率、导致麻醉苏醒时间延长,无论是小儿还是成人,低体温都会导致认知功能恢复延迟。低体温还可导致身体不适、出血、感染、伤口延迟愈合以及循环不稳定。因为新生儿和婴儿的皮肤表面积与体积比(通过辐射和对流)更大,单位体重的分钟通气量更高(通过蒸发),所以其低体温的风险更高。

加热毯是目前维持小儿正常体温最有效的技术,其物理学原理是对流作用,也可以使用辐射加热器,但此设备使用不当或不慎,过度加热会导致烧伤或体温过高。预先加温的毯子和床单将减少传导热损失,在小儿到达 PACU 之前房间加温可以防止辐射造成的热量丢失。

术后发热定义为体温 >38.3℃,在儿科术后患者中少见。PACU 患儿出现发热,最常见的原因是医源性,即继发于人为的加温,当然,发热也可能是潜在疾病进程当中新出现的迹象,如感染、内脏穿孔、呼吸系统并发症、甲状腺危象、神经阻滞剂恶性综合征或恶性高热,必须立即查因并处理。

常见的小儿手术

扁桃体切除术和腺样体切除术

扁桃体切除术和腺样体切除术是治疗小儿阻塞性睡眠呼吸暂停的常见手术。虽然手术本身减轻了机械阻塞,但是这些小儿仍然有可能受中枢呼吸暂停记忆的影响,仍然会出现呼吸暂停。因此,这类患儿来 PACU 要提高警惕,密切关注呼吸监测。扁桃体和腺样体切除后患者可能对阿片类药物较为敏感,使用这类药物应该非常审慎。PONV 是普遍存在的,现已证明静脉注射 0.2~0.7mg/kg 地塞米松是一种有效的预防 PONV 及镇痛的药物。PACU 的其他问题包括术后急性出血和肿胀,需要紧急插管和请外科医生进行处理。气管插管时要采用比术中使用型号更小型号的气管导管。

鼓膜切开术和鼓膜造孔术

这是 1~3 岁小儿患者最常见的手术。手术包括在鼓膜上做一个小切口,并在切口内放置引流管,通常用于治疗中耳感染。实际的手术操作很简单,麻醉恢复平稳。疼痛可表现为易怒、搔抓耳朵及头部。鼻内给予芬太尼、肌注酮咯酸和 / 或局部麻醉滴耳通常足以止痛。也可能发生 PONV,使用前面提及的药物治疗即可。

包皮环切术

这是另一种非常常见的儿科手术,通常并发症很少。在 PACU 中可以可观察到疼痛、焦虑,以及少量出血等症状和体征。年幼的孩子可能表现为哭泣,很难明确是疼痛、焦虑还是感觉异常(阴茎神经阻滞经常在手术中进行)引起的。通常情况下,静脉注射 0.5~1μg/kg 芬太尼足以为患儿提供镇痛和缓解焦虑。

内窥镜检查

在麻醉后监护室,上(食管)或下(结肠)内镜检查手术疼痛轻微,但由于在手术过程中注入空气导致的内脏扩张或咽喉通过内窥镜后引起的疼痛,也可能会让患者感觉不舒适。如果疼痛或腹部紧张与预期严重不符,则提示内脏穿孔的可能。同样,体温 >(38.6℃)也提示穿孔的可能。许多此类手术是为治疗反流性疾病而进行的,所以检查后可能发现误吸。患者需要持续吸氧才能维持生命体征平稳时,也提示可能发生了反流误吸。

早产儿的呼吸暂停

早产儿(妊娠小于 36 周)在镇静和全身麻醉后都有呼吸暂停继而发生心动过缓的风险,这种风险随矫正胎龄(postconceptual age,PCA)的增加而降低,PCA 的定义是妊娠胎龄(gestational age,GA)和产后胎龄(postnatal age,PNA)的总和。蛛网膜下腔阻滞仅使用了局部麻醉药,确实可降低肺部和心血管并发症的风险,但不能完全消除术后呼吸暂停的风险。

矫正胎龄小于 55 周的早产儿,如贫血(血细胞比容 <30%)且有严重的心肺或神经系统疾病,目前仍然有呼吸暂停,应入院监护,连续 12 小时无呼吸暂停方考虑出院。矫正胎龄大于 55 周的早产儿,没有贫血,没有持续的呼吸暂停,应该观察足够长的时间,如果生命体征稳定,可考虑出院。

矫正胎龄大于 50 周的足月儿,如果病情稳定,可以出院。足月儿小于 30 天、足月儿曾有呼吸暂停和心动过缓史、以及有婴儿猝死综合征(sudden infant death syndrome,SIDS)家族史的应长期观察,并可能需要住院过夜监测。

离开麻醉后监护室的标准

PACU 麻醉后的恢复可分为两个阶段:第一阶段包括气道通畅且稳定,其反射恢复,患儿运动功能恢复,生命体征和氧饱和度正常,镇痛效果良好;第二阶段包括足够的液体治疗,恶心呕吐反应轻微,能够适当的运动和较好的精神状态以及持续稳定的生命体征。

出 PACU 的患儿,无论是到儿科病房继续监测治疗还是回到患儿家中,都要使用各种标准进行评估,为离开 PACU 做好准备。改良 Aldrete 评分是 PACU 中最常用的评分系统,并增加了术后疼痛和恶心评分(表 30.6)。

表 30.6　改良的 Aldrete 评分系统

	0	1	2
肢体活动	四肢活动	两个肢体	无肢体
呼吸	呼吸顺畅,咳嗽自如	呼吸困难,呼吸浅或受限	呼吸暂停
循环	与术前相比,血压在术中变化在 20mmHg 以内	与术前相比,血压在术中变化在 20~50mmHg 以内	与术前相比,血压在术中变化大于 50mmHg
意识	完全清醒	可以被唤醒	无反应
血氧饱和度	当呼吸室内空气时,血氧饱和度达到 90%	需要吸氧以维持血氧饱和度 > 90%	吸氧情况下血氧饱和度 < 90%

全面满足出 PACU 的条件是患儿保持清醒、警觉,并恢复到他或她最初的意识水平(表 30.7)。

表 30.7　意识水平判断标准

0	没有反应,对口头命令没有反应
1	有反应,对口头命令没有反应
2	听到声音可睁眼或对名字作出反应
3	睡眠很浅,眼睛时睁时闭
4	完全清醒,眼睛睁开,可交谈

与术前相比,血压和 HR 数值波动应维持在 20% 以内;患者不需要呼吸支持,3L/min 鼻导管吸氧,SPO$_2$ 应 >92% 或达到患者的基础水平;住院患儿呼吸循环稳定大于 30 分钟,门诊患儿至少大于 60 分钟;体温应在(36.1~38.2℃之间);镇痛效果佳;恶心呕吐得到控制;手术部位正常,无异常出血迹象;查看实验室检查、心电图和胸片结果,并对异常结果进行相应的处理。

需要指出的是,出院时并不需要口服药物;同样,术后排尿也不是出院的必要条件。麻醉恢复时间(一般为 1~2 小时)应由 PACU 麻醉医生决定,兼顾患儿的特殊病史及手术状况。

PACU 麻醉医生的根据临床判断决定出院与否。小儿应在有能力的成人照料下出院回家。手术或麻醉团队应解答监护人提出的所有问题。无论术后指引是书面的还是口头的都应该告知监护人,包括手术后副作用、活动限制、饮食限制及预期的麻醉后副作用等。出院指引还应包括 24 小时紧急联系医务人员的电话号码。

推荐阅读

American Society of Peri Anesthesia Nurses. *2012–2014 Perianesthesia Nursing Standards, Practice Recommendations, and Interpretive Statements*. Cherry Hill, NJ: ASPAN; 2012.

Basker S, Singh G, Jacob R. Clonidine in paediatrics—a review. *Indian J Anaesth* 2009;53(5):270–280.

Behrman RE, Kliegman RM, Jenson HB. *Nelson Textbook of Pediatrics*. 17th ed. Philadelphia, PA: WB Saunders; 2004.

Cote CJ, Lerman J, Anderson B. *A Practice of Anesthesia for Infants and Children*. 5th ed. Philadelphia, PA: Saunders; 2013.

EMT National Training. EMT Basic Airway Management Module 2.1. Downloaded March 11, 2015 from http://www.ceu-emt.com/airway-ceu.php. Accessed March 26, 2017.

Hampson-Evans D, Morgan P, Farrar M. Pediatric laryngospasm. *Pediatr Anesth* 2008;18:303–307.

Horimoto Y, Tomie H, Hanzawa K, et al. Scopolamine patch reduces postoperative emesis in paediatric patients following strabismus surgery. *Can J Anaesth* 1991;38(4 Pt 1):441–444.

Kattwinkel J, Perlman JM, Aziz K, et al. Special report—neonatal resuscitation: 2010 American Heart Association guidelines for cardiopulmonary resuscitation and emergency cardiovascular care. *Circulation* 2010;122:S909–S919.

Kleinman ME, Chameides L, Schexnayder SM, et al. Pediatric advanced life support: 2010 American Heart Association guidelines for cardiopulmonary resuscitation and emergency cardiovascular care. *Circulation* 2010;122:S876–S908.

Maloney E, Meakin GH. Acute stridor in children. *Contin Educ Anaesth Crit Care Pain* 2007;7(6):183–186.

Merkel SI, Voepel-Lewis T, Shayevitz JR, et al. The FLACC: a behavioral scale for scoring postoperative pain in young children. *Pediatr Nurs* 1997;23:293–297.

Miller RD, Eriksson LI, Fleisher LA, et al. *Miller's Anesthesia.* 7th ed. Philadelphia, PA: Churchill Livingstone Elsevier; 2010.

Schnabel A, Reichl S, Poepping DM, et al. Efficacy and safety of intraoperative dexmedetomidine for acute postoperative pain in children: a meta-analysis of randomized controlled trials. *Pediatr Anesth* 2013;23(2):170–179.

Sikich N, Lerman J. Development and psychometric evaluation of the pediatric anesthesia emergence delirium scale. *Anesthesiology* 2004;100:1138–1145.

Vlajkovic GP, Sindjelic RP. Emergence delirium in children: many questions, few answers. *Anesth Analg* 2007;104:84–91.

Wong DL, Hockenberry-Eaton M, Wilson D, et al. *Wong's Essentials of Pediatric Nursing.* 6th ed. St. Louis, MO: Mosby Inc.; 2001.

Woods BD, Sladen RN. Perioperative considerations for the patient with asthma and bronchospasm. *Br J Anaesth* 2009;103(suppl 1):i57–i65.

第 31 章

病理性肥胖患者

Yasuko Nagasaka and Jean Kwo

李卫霞　译　喻文立　校

Ⅰ. 引言

体重过重与死亡风险增加有关,体重指数(body mass index, BMI)升高增加患 2 型糖尿病(type 2 diabetes mellitus, T2DM)、心血管疾病、肺疾病、代谢综合征和阻塞性睡眠呼吸暂停(obstructive sleep apnea, OSA)的风险。高 BMI 患者在易继发急性并发症或慢性合并症加重的术后阶段对临床医生提出挑战,并且经常呈现复杂的临床表现。在本章中,我们将总结肥胖的病理生理学、术后管理和监测以及病理性肥胖患者的药物治疗。我们的目标是更好地了解为什么肥胖患者术后可能出现恶化,希望进一步改善患者医疗护理。

Ⅱ. 定义

肥胖是指体重过重会导致健康风险增加和寿命缩短的一种疾病状态。肥胖的诊断基于 BMI,因为肥胖与身体脂肪量有关。

$$BMI = \frac{体重(kg)}{[身高(m)]^2}$$

世界卫生组织 BMI 分类:

正常:18.5~24.9

超重:25~29.9

肥胖:> 30

肥胖进一步分为Ⅰ类（BMI 30~34.9）、Ⅱ类（BMI 35~39.9）和Ⅲ类（BMI>40）。脂肪的分布对于产生合并疾病的风险也很重要。由腰围与臀围（腰臀比）的比值反映的中央型或腹型肥胖与胰岛素抵抗、血脂异常和动脉粥样硬化性心脏病的风险增加有关。相对于健康体重的女性，超重女性患有行动障碍的可能性为其 3 至 6 倍。

Ⅲ. 病理生理学

肥胖引起的全身氧化应激和炎性变化致使诸如肿瘤坏死因子 α 和白介素 6 等炎症标志物水平增加，产生影响全身多器官的变化。

A. 心脏

1. **冠状动脉疾病**（coronary artery disease，CAD）：肥胖个体的 CAD 患病率高于非肥胖个体。高总胆固醇（定义为 ≥ 240mg/dl）的患病率随着 BMI 的增加而升高。在一项纳入 19 388 例减肥手术患者的 meta 分析中，7% 的患者有 CAD 病史。

2. **心肌病**：总血容量增加可引发心肌病，导致左心室腔扩张。心肌的脂肪浸润可发展为限制性心肌病。大约 31% 的极度肥胖个体患有肥胖相关的心肌病。

3. **心力衰竭**：血容量增加导致每搏量增加，致使左室超负荷、扩张和左室肥大，最终导致心力衰竭。

4. **肺动脉高压和双心室功能障碍**：长期暴露于诸如胰岛素抵抗、脂肪变性、神经体液过度激活的心脏毒性因素，与 OSA 相关的夜间低氧和高碳酸血症最终可能导致肺动脉高压和双心室功能障碍的发生。

5. **心律失常**：肥胖与心房颤动（atrial fibrillation，AF）之间存在关联。BMI> 40 的患者术后房颤的风险增加 2.3 倍，而 BMI 在 25~30 之间的患者术后房颤的风险增加 1.2 倍。

6. **高血压**：最近一项随访时间中位数为 46 年的队列研究

表明,在成年早期或中年时期超重或肥胖的人,其在晚年发生高血压的风险更高。

7. 代谢综合征:代谢综合征是一组增加心血管疾病和 2 型糖尿病风险的综合征。最近的定义包括腰围增加(值视个体人群而定)加上以下任何两项:甘油三酯升高(≥ 150mg/dl)、高密度脂蛋白 C 降低(男性 ≤ 40mg/dl,女性 ≤ 50mg/dl)、高血压(收缩压 ≥ 130 和 / 或舒张压 ≥ 85mmHg)以及空腹血糖升高(≥ 100mg/dl)。

B. 呼吸系统

BMI 增加会对呼吸功能产生不利影响,BMI 超过 45 会对呼吸功能造成明显的损害。共存的红细胞增多症可能预示着长期存在低氧血症。

1. 阻塞性睡眠呼吸暂停(obstructive sleep apnea,OSA):OSA 影响大约 94% 的患者进行减肥手术并且易漏诊。OSA 增加围手术期发病率和死亡率,并且与死亡、静脉血栓栓塞、再次手术或术后 30 天未能出院的复合终点指标显著相关。术前进行数周至数月的持续气道正压通气(continuous positive airway pressure,CPAP)或双水平气道正压通气治疗联合术后脉搏血氧饱和度监测可以减少术后并发症。美国麻醉医师协会推荐 OSA 严重的患者围手术期开始 CPAP 治疗,若无禁忌应在围手术期继续 CPAP 或无创正压通气。

2. 解剖学气道变化:不断增加的体重与咽部结构周围的脂肪组织沉积和气道口径的减少有关。这导致咽扩张肌活动受损并且气道塌陷的风险增加。这些变化可能导致喉镜暴露和气管插管困难。

3. 肥胖低通气综合征:肥胖低通气综合征(定义为 BMI>30kg/m²,慢性肺泡低通气,睡眠呼吸紊乱)和重叠综合征(无病理关联的 OSA 和慢性阻塞性肺病重叠)常见于病理性肥胖。这些患者发生肺动脉高压的风险较高。

4. **哮喘**：肥胖个体（BMI＞30）发生哮喘的可能性几乎是 BMI ＜25 的个体的两倍。体重减轻与哮喘控制得到改善有关。

C. 肝胆／肠胃

1. **肝脏疾病**：在减肥手术患者中，非酒精性脂肪性肝病（nonalcoholic fatty liver disease，NAFLD）和非酒精性脂肪性肝炎（nonalcoholic steatohepatitis，NASH）的患病率分别高达 91% 和 37%。代谢综合征的危险因素同时是 NAFLD 和 NASH 的危险因素。

2. **胃食管反流疾病**（gastroesophageal reflux disease，GERD）：由于机械和激素的变化，肥胖个体患 GERD 的风险较高。然而，在其他健康的肥胖患者中，胃排空表现为正常。

3. **胆结石**：肥胖是胆固醇结石形成的危险因素，使患者胆结石相关并发症的风险及胆囊切除术的需求增加。女性和快速减重是术后胆石症的主要危险因素。

D. 肾

一项随访 20 多年的队列研究表明，肥胖会增加患慢性肾脏病 3 期的风险。

E. 中枢神经系统

1. **卒中**：肥胖与卒中相关，并且年轻肥胖患者卒中发病率较年轻非肥胖患者显著增高。

2. **心理社会方面和抑郁症**：肥胖个体患心理疾病的风险因素增高，因而该患者群体抑郁症的患病率更高。

F. 血液

1. **血容量**：肥胖患者的血容量增加，可通过以下等式估算：

$$血容量指数 = \frac{70}{\sqrt{BMI/22}}$$

2. 高凝状态：肥胖促凝血因子的产生过量、凝血酶生成增加，从而导致高凝状态。

3. 静脉血栓栓塞（venous thromboembolism，VTE）：慢性炎症和纤维蛋白溶解异常的肥胖相关状态使高 BMI 患者发生术后血栓栓塞事件的风险增加。接受减肥手术的患者 VTE 发病率为 2%。术后 VTE 的危险因素包括：年龄增加、高 BMI、男性和既往 VTE 病史。接受手术的患者除了使用弹力袜或间歇充气加压系统进行机械预防外，还应接受低剂量普通肝素或低分子肝素的药物预防。由于大多数 VTE 发生在出院之后，因此高危患者（例如，有深静脉血栓形成病史）出院后应继续进行药物预防。

G. 内分泌

1. 2型糖尿病：肥胖促进胰岛素抵抗和2型糖尿病的发生。BMI ≥ 40 的成年个体患糖尿病的可能性是正常体重个体的7倍。糖尿病控制不佳的患者更容易发生伤口感染、急性肾功能衰竭和术后伤口愈合不良。

2. 甲状腺癌：肥胖与甲状腺癌的发生密切相关，可能是由于胰岛素抵抗引起的胰岛素或胰岛素样生长因子1的增加。

H. 癌症

肥胖与女性 20% 的全因癌症死亡率和男性 14% 的全因癌症死亡率相关。BMI 增加与常见和少见的癌症风险增加均相关。在男性中，直肠癌和前列腺癌与肥胖显著呈正相关。在女性中，子宫内膜癌、胃肠道肿瘤和绝经后乳腺癌与肥胖呈正相关。BMI 升高患者癌症易感性的潜在病理生理机制与遗传因素、胰岛素 /IGF-I 信号轴、慢性低度炎症、脂肪因子分泌和肠道微生物群有关。

I. 其他

1. 多囊卵巢综合征: 其特征为肥胖、胰岛素抵抗、心脏代谢异常特征、卵巢囊肿、多毛和不育。体重增加会加剧生殖和代谢风险。

2. 小儿肥胖综合征: 国家健康与营养调查的最新数据显示: 与 2003 年至 2004 年相比, 2011 年至 2012 年期间 2~5 岁儿童的肥胖患病率下降了 5.5%。肥胖儿童面临成年疾病(如 T2DM、高血压和血脂异常)的风险。某些先天性疾病与病理性肥胖相关, 包括 Prader-Willi 综合征、Alstrom 综合征、Cohen 综合征、Albright 遗传性骨营养不良(假性甲状旁腺功能减退症)、Carpenter 综合征、MOMO 综合征和 Rubinstein-Taybi 综合征。

Ⅳ. 围术期风险评估

A. 心脏风险评估

心脏风险评估需要结合计划手术方案分析患者的个人风险因素和功能状态。美国心脏病学会和美国心脏协会指南对于主要心脏不良事件(major adverse cardiac event, MACE)的风险 <1% 时不推荐进行心脏测试。如果 MACE 风险 ≥ 1%, 根据功能状态决定是否需要进行进一步的心脏检测。

手术风险评分指数: 有几种经过验证的工具可以帮助评估围术期心脏风险, 包括:

1. 美国外科医师学会国家外科质量改进计划风险计算器可在 http://www.surgicalriskcalculator.com 上获取。

2. 修订的心脏风险指数(表 31.1)从 6 个方面对行非心脏手术患者的心脏不良事件进行风险分层。

表 31.1　修订的心脏风险指数

每项因素对应 1 分:

1. 高风险手术(腹腔内、胸腔内及腹股沟以上区域血管操作)
2. 缺血性心脏病
3. 充血性心衰病史
4. 脑血管疾病病史
5. 需要胰岛素治疗的糖尿病
6. 术前血清肌酐 >2.0mg/dl

因素的数量	主要心脏并发症发生率 /%
0	0.5
1	0.9~1.3
2	3.6~6.6
≥ 3	9.1~11

Adapted from Lee TH, Marcantonio ER, Mangione CM, et al. Derivation and prospective validation of a simple index for prediction of cardiac risk of major noncardiac surgery. *Circulation* 1999 ; 100 : 1043–1049.

B. 糖尿病风险

控制不佳的糖尿病与围术期并发症增加有关,如伤口感染、手术吻合口破裂和急性肾功能衰竭。在接受减肥手术的患者中,与糖化血红蛋白(Hgb A1c)> 8% 相比,糖化血红蛋白 <6.5% 可降低 10% 的并发症发生率。

C. 肝脏疾病风险

肝脏疾病的预测因子包括肝酶升高、BMI 增加、男性和 2 型糖尿病病史。甘油三酯水平 > 150mg/dl 使 NASH 的发生风险增加 3.4 倍。相反,高密度脂蛋白 C 水平升高与 NASH 的发生可能性降低有关。

D. OSA 相关风险

合并 OSA 的患者术后心肺系统并发症的风险增加。STOP-Bang 问卷(表 31.2)是专门为手术患者开发的 OSA 筛查工具。在肥胖患者中,0 至 3 分表明 OSA 低风险;4 至 5 分表明 OSA 中等风险;6 至 8 分表明 OSA 高风险。合并 OSA 患者术后监测的程度应基于临床预测因子、手术风险和与镇静相关风险(图 31.1)。

表 31.2　STOP-Bang 问卷

Snoring(打鼾):您是否大声打鼾(隔着关闭的房门仍能听到)?

Tired(疲劳):您是否经常白天感觉疲劳、乏力或困倦?

Observed(被观察到):是否有人观察到您在睡觉时呼吸停止?

Blood Pressure(血压):您是否有高血压或正在接受高血压治疗?

BMI(体重指数):BMI 是否大于 $35kg/m^2$?

Age(年龄):年龄是否超过 50 岁?

Neck circumference(颈围):颈围是否大于 40cm?

Gender(性别):是否为男性?

OSA 高风险	多于 3 个问题的答案为"是"
OSA 低风险	少于 3 个问题的答案为"是"

BMI,体重指数;OSA,阻塞性睡眠呼吸暂停

Adapted from Chung F, Yegneswaran B, Liao P, et al. STOP questionnaire: a tool to screen patients for obstructive sleep apnea. *Anesthesiology* 2008; 108: 812-821.

E. 手术风险

虽然肥胖患者围术期并发症的风险增加,但手术本身就是一个独立的危险因素。例如,与腹腔镜 Roux-en-Y 胃旁路手术相比,开腹 Roux-en-Y 胃旁路手术增加不良结局的发生率。因此,对手术操作及术后相关并发症有一定的了解和评估是至关重要的。图 31.2 总结了 3 种最常见的减肥手术术式。

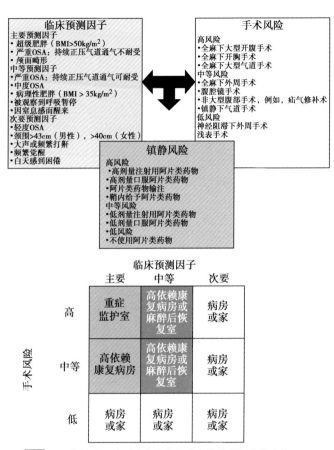

图31.1　阻塞性睡眠呼吸暂停(obstructive sleep apnea, OSA)患者围术期床位资源分配。(Redrawn after Weinberg L, Tay S, Lai CF, et al. Perioperative risk stratification for a patient with severe obstructive sleep apnoea undergoing laparoscopic banding surgery. *BMJ Case Rep* 2013, with permission.)

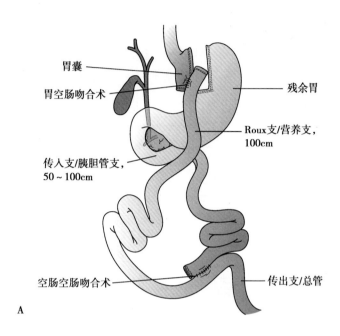

胃囊

胃空肠吻合术

残余胃

Roux支/营养支，100cm

传入支/胰胆管支，50~100cm

空肠空肠吻合术

传出支/总管

A

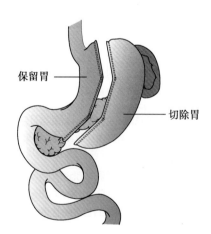

保留胃

切除胃

B

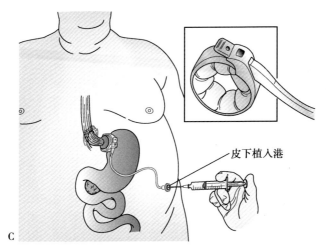

皮下植入港

图 31.2　减重手术的种类。A.Roux-en-Y 胃旁路手术：包括从胃体制造而来的胃囊并形成与十二指肠直接的 Y 形连接。这些改造绕过胃和小肠,从而限制食物摄入和吸收。B. 垂直袖状胃切除术：通过切除 80%~90% 的胃组织而形成袖状胃。减缓食物吸收并限制食物的摄取量。C. 可调节胃束带：在胃体上部放置可调节约束带形成胃囊,可通过对皮下植入港注入或抽出液体来调节胃束带的张力。可限制食物摄入并减缓消化。(From O'Rourke RW. Management of obesity. In:Mulholland MW,Lillemoe KD,Doherty GM,et al,eds. *Greenfield's Surgery:Scientific Principles and Practice*. 6th ed. Philadelphia,PA:Wolters Kluwer;2017 :742-744.)

V. 术后管理及监测

肥胖患者术后并发症的发生率更高。表 31.3 总结了临床医生在术后早期阶段经常遇到的主要并发症及其处理方法。虽然并发症的风险增加,但轻度肥胖可能对生存有益。这种益处被称为"肥胖悖论",已在败血症、接受冠状动脉介入治疗和心力衰竭的患者中得到证实。

表 31.3 病理性肥胖患者术后并发症的病因、监测及管理

并发症	病因	监测/诊断	管理
低氧血症	肺不张	必要时监测 SpO_2、RR、TV、MV、CXR、ABG	必要时抬高床头至 30°，诱发性肺活量训练、早期离床活动，CPAP/BiPAP
	误吸		抬高床头至 30°，气管插管患者予 H_2 受体拮抗剂
	肺炎		抗生素、清理呼吸道、早期离床活动，诱发性肺活量训练
	哮喘		支气管扩张剂（吸入或全身）、异丙托溴铵（吸入）、激素（吸入或全身）、镁，严重时气管插管
	气道梗阻		开放气道：推开下颌，抬颏，口/鼻气道；拮抗：残余神经肌肉阻滞，阿片类药物导致的呼吸抑制；辅助通气设备：CPAP/BiPAP，机械通气
	气胸		保守治疗：监测胸部 X 线片；有创治疗：胸腔导管置入，手术干预
	肺栓塞	上述内容 + 高 $PaCO_2$ 伴低呼气末二氧化碳、PE-CT、TTE/TEE、肺血管造影、V/Q 扫描	医疗管理：抗凝、溶栓；有创管理：外科干预，介入取栓术

续表

并发症	病因	监测 / 诊断	管理
低血压	急性冠脉综合征	持续心电监护,ABP,TTE/TEE,肌钙蛋白,12 导联心电图	阿司匹林,硝酸甘油,经皮冠状动脉介入治疗,抗凝,必要时行外科手术
	心律失常	持续心电监护,12 导联心电图,电解质,TTE/TEE,电生理检查	纠正低钾血症和低镁血症,抗心律失常药物治疗,治疗潜在原因(例如,未控制的感染)
	肺栓塞	同上	同上
	脓毒血症	培养潜在感染灶,影像学检查(包括 X 线、CT/MRI) 筛查感染源,TEE/TTE 筛查心内膜炎	抗生素治疗血管病原体和灌注部位,源头控制(脓肿引流)
	出血	腹部超声(US),穿刺抽液,X 线/CT/MRI,凝血功能检测,连续监测全血细胞计数(CBC)	源头控制,纠正凝血障碍,输注红细胞悬液,管理血流动力学
	腹腔间隔室综合征	测量膀胱压力	考虑外科减压
	胃肠道瘘	腹部检查,腹部超声/CT	内科治疗(引流)或外科治疗
	低体温	明确原因,检测甲状腺功能(TSH),抗精神病药物可能导致低温	治疗潜在原因并保温

续表

并发症	病因	监测/诊断	管理
低血压	代谢	低钾血症,高钾血症,酸中毒,低钙血症(尤其在输血后)	治疗潜在原因并纠正电解质紊乱
高血压	原发性高血压		滴定法应用降压药物,恢复在家服用的降压药物
	疼痛	明确疼痛来源,寻找其他原因(继发性疼痛和焦虑)	根据患者需求滴定给予镇痛药物
	卒中/颅内出血	监测神经系统检查,CT/MRI,TTE/TEE明确是否存在卵圆孔未闭(PFO)	神经内科医师会诊,急性缺血性卒中考虑溶栓,治疗高血糖/低血糖,不要过度降压
	酒精戒断	CIWA问卷,检测BP/HR	定期应用苯二氮䓬类药物和心血管药物
心动过速	出血		同上
	心律失常		同上
	脓毒血症		同上
	腹腔间隔室综合征		同上
	体温过高	考虑5-羟色胺综合征,恶性高热或感染	治疗潜在原因

续表

并发症	病因	监测／诊断	管理
心动过速	内分泌(甲状腺功能亢进,糖尿病加重)	检测TSH,血糖	治疗潜在原因
心动过缓	酒精戒断		同上
	心律失常		同上
	急性冠脉综合征		同上
精神状态改变	脓毒血症		同上
	低血糖,电解质紊乱	检测血糖／电解质	治疗潜在原因
	酸中毒	检测血糖,阴离子间隙,乳酸,碱缺乏	治疗潜在原因
	中毒(药物过量与酒精戒断,苯二氮䓬类药物或阿片类药物)	病史,体格检查(例如,针尖样瞳孔)	纳洛酮用于阿片类药物过量,氟马西尼用于苯二氮䓬类药物过量

续表

并发症	病因	监测／诊断	管理
精神状态改变	肝衰竭	检测 LFT，血氨水平	支持治疗，乳果糖治疗肝性脑病
少尿	肾前性	检测尿电解质，计算钠排泄分数，检测尿液分析及尿沉渣，肾脏超声	充分补充容量
	肾性（慢性肾衰竭急性加重，急性肾小管坏死，药物诱发）		药物是否经肾脏排泄，控制败血症，肾脏灌注支持治疗，避免使用肾毒性药物
	肾后性		解除梗阻
酸中毒	糖尿病酮症酸中毒	检测血糖，酮体	胰岛素治疗高血糖，追踪电解质（尤其是血钾）
	高渗，高糖状态		胰岛素治疗高血糖，治疗潜在原因，纠正低血容量，追踪电解质（尤其是血钾）
	压力诱发的横纹肌溶解	检测肌酸磷酸激酶（CPK）水平，评估同隔室综合征	CPK>10 000 则进行充分补液；同隔室综合征进行筋膜切开术

SpO₂，氧饱和度；RR，呼吸频率；TV，潮气量；MV，分钟通气量；CXR，胸部 X 片；ABG，动脉血气；CPAP，持续气道正压通气；BiPAP，双水平气道正压通气；PE-CT，肺栓塞 CT 扫描；TTE，经胸超声心动图；TEE，经食管超声心动图；EKG，心电图；MRI，磁共振成像；CBC，全血细胞计数；GI，胃肠道；US，超声；PFO，卵圆孔未闭；CIWA，临床酒精戒断反应评估；BP/HR，血压／心率；LFT，肝功能检测

Ⅵ. 术后药物应用策略

肥胖产生的生理变化影响药物的分布、结合和清除。由于蛋白结合力的变化,可能在术后期间进一步改变。因此,每种药物都需要根据其药理特性以及患者的病情谨慎滴定。表31.4总结了一些围术期常用药物的推荐剂量方案。

Ⅶ. 结论

BMI升高的患者术后并发症风险增加。完善的术前评估、术后患者管理的早期计划和监测能够使并发症及时识别,以改善患者护理、降低发病率和死亡率。

表31.4　病理性肥胖患者药物剂量原则

药物		负荷剂量	维持剂量
镇痛药物／阿片类药物	芬太尼	ABW	$0.8 \times$ IBW
	吗啡	IBW	IBW
	瑞芬太尼	IBW	IBW
	舒芬太尼	ABW	降低
镇静药物／催眠药物	苯二氮䓬类药物	ABW	IBW
	丙泊酚	ABW	IBW+滴定与ABW
	硫喷妥钠	ABW	IBW
	氯胺酮	ABW	IBW
	依托咪酯	ABW	—
神经肌肉阻滞剂	琥珀酰胆碱	ABW	—
	罗库溴铵	ABW	ABW与降低输注速度
	维库溴铵	IBW	IBW
	顺式阿曲库铵	肥胖女性患者给予0.2mg/kg可延长作用时间	—

药物		负荷剂量	维持剂量
抗心律失常药物	胺碘酮	IBW	IBW
β受体阻滞剂	美托洛尔	IBW	IBW
	艾司洛尔	IBW	IBW
	普萘洛尔	IBW	IBW
	拉贝洛尔	IBW	IBW
钙通道阻滞剂	地尔硫䓬(静脉给药)	ABW	滴定以达到目标 HR/BP
	维拉帕米	ABW	IBW
儿茶酚胺类药物	多巴酚丁胺	—	IBW + 0.4 (ABW–IBW)
其他心脏药物	腺苷	IBW	IBW
	地高辛	IBW	IBW
抗凝药物	肝素	IBW + 0.4 × (ABW–IBW)	根据 PTT 调整
	依诺肝素	TBW(如果 <144kg)	考虑每天 2 次,给予依诺肝素后 4 小时监测抗 -X 因子水平
抗惊厥药物	卡马西平		IBW
	苯妥英钠	IBW+1.33 (ABW–IBW)	IBW
	丙戊酸		IBW
抗生素	β- 内酰胺类抗生素		IBW + 0.3 (ABW – IBW)
	氨基糖苷类抗生素		IBW + 0.4 (ABW – IBW)
	万古霉素		ABW,根据药物浓度调整剂量

续表

药物		负荷剂量	维持剂量
抗生素	氟喹诺酮类抗生素		IBW + 0.45(ABW– IBW)
抗真菌药	两性霉素		ABW
	氟康唑		6mg/（kg·d）
糖皮质激素	甲基强的松龙	IBW	IBW
胃肠道药物	H₂ 受体拮抗剂		标准剂量

ABW，真实体重；IBW，理想体重；男性 IBW=49.9kg + 0.89kg/cm ×（身高 –152.4cm）；女性 IBW= 45.4kg + 0.89kg/cm ×（身高 –152.4cm）。

Adapted with modifications from Watson N, Bittner E.Medication dosing guidelines for morbidly obese patients in the ICU.In: Ortiz V, Wiener-Kronish J, eds.*Perioperative Anesthetic Care for the Obese Patient*.Boca Raton, FL: CRC Press; 2009, with permission.

推荐阅读

Bamgbade OA, Rutter TW, Nafiu OO, et al. Postoperative complications in obese and nonobese patients. *World J Surg* 2007;31:556–560.

Chung F, Yang Y, Liao P. Predictive performance of the STOP-Bang score for identifying obstructive sleep apnea in obese patients. *Obes Surg* 2013;23:2050–2057.

Flum DR, Belle SH, King WC, et al. Perioperative safety in the longitudinal assessment of bariatric surgery. *N Engl J Med* 2009;361:445–454.

McCullough PA, Gallagher MJ, Dejong AT, et al. Cardiorespiratory fitness and short-term complications after bariatric surgery. *Chest* 2006;130:517–525.

Ortiz V, Wiener-Kronish J, eds. *Perioperative Anesthetic Care for the Obese Patient*. Boca Raton, FL: CRC Press (Informa Healthcare USA Inc.); 2009.

Perna M, Romagnuolo J, Morgan K, et al. Preoperative hemoglobin A1c and postoperative glucose control in outcomes after gastric bypass for obesity. *Surg Obes Relat Dis* 2012;8:685–690.

Quidley AM, Bland CM, Bookstaver PB, et al. Perioperative management of bariatric surgery patients. *Am J Health Syst Pharm* 2014;71:1253–1264.

Weinberg L, Tay S, Lai CF, et al. Perioperative risk stratification for a patient with severe obstructive sleep apnoea undergoing laparoscopic banding surgery. *BMJ Case Rep* 2013. doi:10.1136/bcr-2012-008336.

Weingarten TN, Flores AS, McKenzie JA, et al. Obstructive sleep apnea and perioperative complications in bariatric patients. *Br J Anaesth* 2011;106:131–139.

第32章

老年患者

Elie P. Ramly and Haytham M. A. Kaafarani

肖 玮 译 韩 非 校

引言

目前老年患者在手术人群中占据很大比例,美国一半以上的手术在 65 岁及以上的患者中实施[1]。由于老年患者生理储备减少及存在合并症,他们需要特别的关注、细致的监测和细心的护理。特别是对于有创外科操作的老年患者,其发生术中或术后并发症的风险增加。

老年手术患者的术后并发症

老年患者术后监护时,需注意老年患者并发症的表现常不典型。如感染可能首先表现为谵妄[2]。由于老年患者的总代偿能力低,一旦发生并发症,可能极易陷入生理失代偿状态,因此,需特别注意:①防止术中手术或麻醉并发症;②监测疾病或衰退的早期征象;③避免在术后即刻和短期内的差错、不良事件或伤害;④当任何并发症发生时,减轻其后遗症。

呼吸系统并发症

术后肺部并发症包括肺不张、支气管痉挛、误吸、肺炎、肺栓塞(pulmonary embolism,PE)、胸腔积液和慢性肺疾病恶化等[3]。年龄相关的解剖学、生理学及免疫学变化使老年患者患肺部并发症的风险增加。

呼吸衰竭

老年患者呼吸衰竭风险的增加,需呼吸机辅助通气的风险增加[4]。对于腹部手术后存在低氧血症的患者,使用正压通气可以升高平均气道压,复张塌陷的肺泡,增加分钟通气量及维持气道开放[5]。如果无创措施不能改善患者的状况,需气管插管。特别对于老年患者,应尽早考虑行气管切开术,因其可能缩短机械通气的总时长[6]。

吸入性肺炎

由于年龄相关的生理学改变,如呼吸肌功能、咳嗽和吞咽反射、黏膜纤毛清除机制和免疫功能减弱,老年患者存在很高的吸入性肺炎风险。老年患者通常存在的不良口腔卫生,胃食管反流病或神经系统疾病也可能使该进程恶化[5]。术后常规应用鼻胃管可能会增加误吸风险,因此仅在需肠内营养和胃肠减压的患者中保留[7,8]。

肺栓塞

由于老年患者普遍存在合并症、术前的功能性依赖及术后活动度进一步降低,围术期肺栓塞风险也很高。对疑似肺栓塞的老年患者进行评估时,由于老年患者肾功能不全的高患病率及造影剂引起的急性肾损伤风险高,应谨慎思考判断是否进行增强 CT 扫描或肺血管造影检查。当尝试使用 D- 二聚体水平检测肺栓塞时,因为老年患者的 D- 二聚体水平通常较高,应只参考年龄校正的 D- 二聚体临界值[9,10]。当符合适应证时,年龄不影响使用药物和 / 或机械性预防深静脉血栓形成;在发生肺栓塞时,也不影响采取抗凝和溶栓治疗。当存在抗凝禁忌时,如近期颅内出血并伴随深静脉血栓形成的患者,腔静脉滤器是一种替代治疗方案[11]。

心脏并发症

心肌梗死

心肌缺血和心肌梗死是老年患者术后最常见的心血管并发

症。心肌缺血或梗死的老年患者更易出现心衰和其他非心脏性疾病,如肾衰竭,这些事件导致了更高的术后死亡风险[12]。由于大多数心肌梗死发生在术后 3~5 天,在此期间应对这类患者人群进行严密的监测。

超过 80% 老年患者的心肌缺血事件是无症状的,切口痛、残余麻醉药反应和术后镇痛均可能掩盖症状[12]。糖尿病患者如有心动过速、低血压、呼吸困难、呼吸衰竭、晕厥、精神错乱、恶心和血糖过高等,这都是术后应警惕的征象,提示应进行包括心电图、心肌酶(如 CK、CK-MB 同工酶、肌钙蛋白 T 和肌钙蛋白 I 水平)测量在内的综合评估。在存在高风险因素的患者中,预防性使用 β 受体阻滞剂可能降低心肌梗死的发生及其相关的院内死亡率[13]。目前,美国心脏病学会和美国心脏协会推荐已经使用 β 受体阻滞剂的患者,或围术期有较大心脏风险的患者行大血管手术前均应使用 β 受体阻滞剂[14-16]。

充血性心力衰竭

约 10% 以上的 65 岁患者术前存在充血性心力衰竭,它是术后心肺并发症的主要危险因素[17]。当有严重的失代偿性心力衰竭(纽约心脏协会分级 IV 级)时,在可能的情况下应推迟择期手术,直至患者临床状态优化。术后心力衰竭通常发生在术后第 3 天,表现为肺水肿,应立即评估可能存在的心肌缺血。治疗包括血管紧张素转化酶抑制剂和利尿剂,并应特别注意避免低血压和电解质紊乱。当患者合并心肌缺血时,谨慎考虑使用 β 受体阻滞剂;心衰患者合并房颤时,考虑使用地高辛[12,18]。

心律失常

约 6% 行非心脏手术的老年患者,术后存在房性心律失常,尤其是行胸肺手术或食管手术的患者[19],他们通常存在电解质紊乱、心肌梗死、充血性心力衰竭、血流动力学不稳、术后急性呼吸或心力衰竭。因为老年患者依靠心房的贡献来获得足够的心室充盈和心输出量,所以需要快速诊断及治疗。房颤的治疗包

括控制心律和 / 或心率及预防血栓栓塞。作者首选的控制节律的药物是胺碘酮和Ⅲ类抗心律失常药。静脉注射 β 受体阻滞剂或钙通道阻滞剂可以控制心率,围术期应用肝素或维生素 K 拮抗剂抗凝时,需要依据充血性心力衰竭 - 高血压 - 年龄 >75 岁 - 糖尿病 - 中风(CHADS2)或 CHADS2-VASC 评分、权衡受益和风险比[12,19,20]。

神经系统并发症

谵妄

谵妄、中风和周围神经损伤是老年患者重要的术后并发症。这类患者中,谵妄是最常见的并发症,其发生率高低取决于实施的手术类型,其范围在 15% 至 53% 之间[21]。行动受限、高 ASA 分级、术后镇痛不足和使用镇静镇痛药,如苯二氮䓬类、曲马多或哌替啶均在众多已知危险因素中,而麻醉或镇痛技术的类型似乎无显著影响[22]。已证明针对谵妄危险因素的结构化临床方案具有强大预防作用[23,24]。预防性使用低剂量氟哌啶醇(1.5mg/d)或许不能降低术后谵妄的发生率,但能降低老年行髋关节手术患者谵妄发作的严重程度和持续时间[24]。术后谵妄通常是其他进展中的术后并发症的早期征象之一。

胃肠并发症

吞咽困难

年龄相关的神经退行性病变影响了肠神经系统,并导致老年患者吞咽困难、胃肠反流和便秘[25,26]。既往的神经系统疾病和长期插管也会导致吞咽功能恢复缓慢,增加老年患者误吸风险。开始术后饮食时,应考虑术前营养习惯和是否存在假牙,以确保同时得到安全和充足的营养摄入。应在需要时对患者的营养和吞咽状态进行评估,因此,应制定并维持营养方案,持续评估恶心、呕吐、咀嚼 / 吞咽困难或食物误吸或不耐受的其他征象,采取误吸预防措施[27]。

术后肠梗阻

老年患者极易发生术后肠梗阻。微创手术和局部麻醉(胸段硬膜外阻滞)是两种可能降低术后肠梗阻的方法。术后肠梗阻的管理包括优化基础疾病状态和纠正电解质或酸碱平衡紊乱。可能时,应尝试停止或减少阿片类镇痛药用量。应用非甾体抗炎药可减少阿片类镇痛药的需求量并可减少炎症,因此可能具有缓解作用,但应权衡其带来的急性肾损伤、血小板功能障碍和胃炎的风险。西沙必利、红霉素或甲氧氯普胺是动力药,可作为多模式策略的一部分,改善食物耐受[28]。

尿路和肾脏并发症

尿路感染

老年患者常见的既往疾病,如良性前列腺肥大、尿失禁或活动能力下降常需更长的膀胱导尿时间,都会增加尿路感染(urinary tract infections,UTIs)的风险。需特别注意可能导致尿潴留的药物。为降低 UTIs 风险,推荐避免应用或早期拔除导尿管。

伤口并发症

伤口愈合和手术部位感染

营养不良、糖尿病、使用类固醇治疗、化疗和放疗都是影响老年患者伤口愈合的常见因素。手术部位感染(surgical site infections,SSIs)的老年患者住院时间延长、再住院和死亡风险增加。因此,预防 SSIs 及其相关病的发生需术前、术中和术后持续保持警惕,包括手术切皮 60 分钟内预防性使用抗生素、术中维持体温正常、避免手术部位备皮和维持围术期血糖正常。术后,应通过暴露切口部位并监测红疹和 / 或伤口或器官间的脓性引流对患者进行仔细的常规检查。老年患者感染的全身征象可能不明显或是非典型的,并且患者可能会快速陷入生理失代偿期。建议进行密切监护、充分引流并根据手术过程中预期可能存在的病原体使用抗生素[12]。

压疮

约 10% 的住院患者存在压疮。由于伤口的存在,使老年患者压疮的风险增加,尤其在周围神经病变、截瘫或四肢瘫痪、不能行动和 / 或存在严重疾病的情况下。年龄相关的脂肪和肌肉质量减少使骨头更加突出,为压疮的好发部位,尤其是在骶前区、脚跟和枕骨头皮部位。失禁可导致浸渍并促进后背或会阴部的损伤,引发压疮。压疮一旦发生,治疗非常困难且复发率高。主要治疗方法包括:给患者翻身,避免压迫骨性突出,早期识别和治疗Ⅰ期压疮[29]。晚期阶段的骶骨褥疮可能需外科清创皮肤、软组织或肌肉的复合皮瓣。

结论

由于老年外科手术患者的合并症使其易患各种心脏、肺部、神经、胃肠和皮肤并发症,他们的术后护理尤其具有挑战性。这些围术期并发症的初期预防至关重要,并在并发症发生时早期识别和立即采取措施减轻其影响,对挽救患者也很重要。

参考文献

1. Yang R, Wolfson M, Lewis MC. Unique aspects of the elderly surgical population: an anesthesiologist's perspective. *Geriatr Orthop Surg Rehabil* 2011;2(2):56–64.
2. Fong TG, Tulebaev SR, Inouye SK. Delirium in elderly adults: diagnosis, prevention and treatment. *Nat Rev Neurol* 2009;5(4):210–220.
3. Smetana GW. Preoperative pulmonary evaluation. *N Engl J Med* 1999;340(12): 937–944.
4. Sevransky JE, Haponik EF. Respiratory failure in elderly patients. *Clin Geriatr Med* 2003;19(1):205–224.
5. Ramly E, Kaafarani HMA, Velmahos GC. The effect of aging on pulmonary function: implications for monitoring and support of the surgical and trauma patient. *Surg Clin North Am* 2015;95(1):53–69.
6. Terragni PP, Antonelli M, Fumagalli R, et al. Early vs late tracheotomy for prevention of pneumonia in mechanically ventilated adult ICU patients: a randomized controlled trial. *JAMA* 2010;303(15):1483–1489.
7. Cheatham ML, Chapman WC, Key SP, et al. A meta-analysis of selective versus routine nasogastric decompression after elective laparotomy. *Ann Surg* 1995;221(5):469–476; discussion 476–478.
8. Nelson R, Tse B, Edwards S. Systematic review of prophylactic nasogastric decompression after abdominal operations. *Br J Surg* 2005;92(6):673–680.
9. Schouten HJ, Geersing GJ, Koek HL, et al. Diagnostic accuracy of conventional or age adjusted D-dimer cut-off values in older patients with suspected venous

thromboembolism: systematic review and meta-analysis. *BMJ* 2013;346:f2492.

10. Righini M, Van Es J, Den Exter PL, et al. Age-adjusted D-dimer cutoff levels to rule out pulmonary embolism: the ADJUST-PE study. *JAMA* 2014;311(11):1117–1124.

11. Berman AR. Pulmonary embolism in the elderly. *Clin Geriatr Med* 2001;17(1):107–130.

12. Lagoo-Deenadayalan SA, Newell MA, Pofahl WE. Common perioperative complications in older patients. In: Rosenthal RA, Zenilman ME, Katlic MR, eds. *Principles and Practice of Geriatric Surgery.* 2nd ed. New York, NY: Springer; 2011:361–376.

13. Lindenauer PK, Pekow P, Wang K, et al. Perioperative betablocker therapy and mortality after major noncardiac surgery. *N Engl J Med* 2005;353:349–361.

14. Fleischmann KE, Beckman JA, Christopher EB, et al. 2009 ACCF/AHA focused update on perioperative beta blockade. *J Am Coll Cardiol* 2009;54(22):2102–2128.

15. POISE Study Group, Devereaux PJ, Yang H, Yusuf S, et al. Effects of extended-release metoprolol succinate in patients undergoing non-cardiac surgery (POISE trial): a randomised controlled trial. *Lancet* 2008;371(9627):1839–1847.

16. Kaafarani HM, Atluri PV, Thornby J, et al. beta-Blockade in noncardiac surgery: outcome at all levels of cardiac risk. *Arch Surg* 2008;143(10):940–944.

17. Loran DB, Hyde BR, Zwischenberger JB. Perioperative management of special populations: the geriatric patient. *Surg Clin North Am* 2005;85:1259–1266.

18. Gilmore JC. Heart failure and treatment: part II. Perianesthesia management. *J Perianesth Nurs* 2003;18:242–246.

19. Amar D, Zhang H, Leung DHY, et al. Older age is the strongest predictor of postoperative atrial fibrillation. *Anesthesiology* 2002;96:352–356.

20. Gage BF, Waterman AD, Shannon W, et al. Validation of clinical classification schemes for predicting stroke: results from the National Registry of Atrial Fibrillation. *JAMA* 2001;285:2864–2870.

21. Inouye SK. Delirium in older persons. *N Engl J Med* 2006;354(11):1157–1165.

22. Zhang H, Lu Y, Liu M, et al. Strategies for prevention of postoperative delirium: a systematic review and meta-analysis of randomized trials. *Crit Care* 2013;17(2):R47.

23. Sieber FE, Barnett SR. Preventing postoperative complications in the elderly. *Anesthesiol Clin* 2011;29(1):83–97.

24. Bourne RS, Tahir TA, Borthwick M, et al. Drug treatment of delirium: past, present and future. *J Psychosom Res* 2008;65(3):273–282.

25. Ahmed T, Haboubi N. Assessment and management of nutrition in older people and its importance to health. *Clin Interv Aging* 2010;5:207–216.

26. Saffrey MJ. Ageing of the enteric nervous system. *Mech Ageing Dev* 2004;125(12):899–906.

27. Nohra E, Bochicchio GV. Management of the gastrointestinal tract and nutrition in the geriatric surgical patient. *Surg Clin North Am* 2015;95(1):85–101.

28. Holte K, Kehlet H. Postoperative ileus: a preventable event. *Br J Surg* 2000;87(11):1480–1493.

29. Greenhalgh DG. Management of the skin and soft tissue in the geriatric surgical patient. *Surg Clin North Am* 2015;95(1):103–114.

推荐阅读

Glance LG, Osler TM, Neuman MD. Redesigning surgical decision making for high-risk patients. *N Engl J Med* 2014;370(15):1379–1381.

Griffiths R, Beech F, Brown A, et al. Peri-operative care of the elderly 2014: Association of Anaesthetists of Great Britain and Ireland. *Anaesthesia* 2014;69(Suppl 1):81–98.

Kwok AC, Semel ME, Lipsitz SR, et al. The intensity and variation of surgical care at the end of life: a retrospective cohort study. *Lancet* 2011;378(9800):1408–1413.

Scandrett KG, Zuckerbraun BS, Peitzman AB. Operative risk stratification in the older adult. *Surg Clin North Am* 2015;95(1):149–172.

Sheetz KH, Krell RW, Englesbe MJ, et al. The importance of the first complication: understanding failure to rescue after emergent surgery in the elderly. *J Am Coll Surg* 2014;219(3):365–370.

第33章

孕妇

Naveen F. Sangji and Haytham M. A. Kaafarani

姚伟瑜　译　李　超　校

Ⅰ. 简介

　　孕妇可能出现一些无法推迟到产后才进行处理的产科和非产科疾病(如外伤、阑尾炎、胆囊炎、肠梗阻)。这些需要在孕期处理的非产科疾病的发生率约为 0.15%~0.75%。过去几十年的实践证明,只要医护团队意识到孕妇在诊疗过程中需要特殊考虑的事项,那么对在孕期进行手术和外科护理是安全可行的。孕妇的术后医疗护理面临着特殊的挑战,不仅与易受伤害的胎儿有关,而且也与妊娠期间的生理学与解剖学变化密切相关。胎儿可能会受到放射性检查、药物治疗或护理中所使用仪器的伤害。与非妊娠妇女相比,孕妇具有不同和更高的风险。美国妇产科医师学会(American College of Obstetrics and Gynecologists, ACOG)建议所有要进行外科手术的孕妇在术前进行产科咨询。

　　本章中我们将讨论妊娠期非产科手术术后处理的一般策略,并特别强调注意要点以确保母亲和胎儿的安全。具体如下:①简要描述胎儿发育的阶段,探讨妊娠期母体的解剖学和生理学改变;②建议术后对孕妇及其胎儿进行系统化的生理监测;③对妊娠期疼痛管理、药物管理和输血操作有基本的了解;④讨论妊娠期使用不同放射检查的安全性。

A. 胎儿发育

在孕早期(0~12 周),胎儿的主要器官已形成,子宫可在耻骨联合处触及。孕中期(13~28 周)胎儿继续成长,肺成熟度是早产儿能否存活的主要决定因素。孕晚期(29~40 周)胎儿生长仍在继续。术前应该计算胎儿的胎龄。一般来说,只要可能的话手术应该在孕中期进行,因为早产及自然流产的风险较低。

B. 母体生理学:妊娠期的解剖及生理性改变

妊娠会引起心血管、肺和血液系统的巨大生理变化,其中包括心输出量(cardiac output,CO)增加、功能残气量(functional residual capacity,FRC)降低、稀释性贫血和高凝状态。

以下简要总结了妊娠期主要的生理学及解剖学改变,应考虑这些改变,以指导孕妇的术后管理。妊娠期主要的生理学改变及实验室变化详见表 33.1 和表 33.2。

表 33.1   妊娠期部分临床参数的变化

临床参数	非怀孕妇女	孕妇	变化方向
心率(次 /min)	60~75	75~95	增加
收缩压(mmHg)/ 舒张压(mmHg)	100~140/60~90	100~140/50~80	不变 / 减少
心输出量(L/min)[*]	4.6~6.8	5.5~9.8[†]	增加
肺潮气量(ml/min)	450	650	增加

[*] 仰卧位可使心输出量降低 25% 至 30%。

[†] 孕中期值。

Adopted from Tamirisa,Borahay,Kilic.*Care in Special Situations:The Pregnant Surgical Patient.*Scientific American Surgery;Decker Intellectual Properties Inc., 2015.

表 33.2 妊娠期正常实验室数值

实验室数值	非怀孕妇女正常范围	孕妇正常范围	变化方向
碱性磷酸酶（U/L）	33~96	17~229	增加
丙氨酸转氨酶（U/L）	7~41	2~33	不变／减少
天门冬氨酸转氨酶（U/L）	12~38	3~32	不变／减少
淀粉酶（ml/dl）	20~96	15~83	不变／减少
胆红素（总）（ml/dl）	0.3~1.3	0.1~1.1	不变／减少
尿素（ml/dl）	7~20	3~13	减少
肌酐（ml/dl）	0.5~0.9	0.4~0.9	不变
HCO_3（mol/L）	22~30	20~24	减少
红细胞压积（g/dl）	35.4~44.4	30~39[*]	减少
血红蛋白（g/dl）	12~15.8	9.7~14.8[*]	减少
脂肪酶（U/L）	3~43	21~112	增加
钠	136~146	129~148	
凝血酶原时间（秒）	12.7~15.4	9.5~13.3[*]	减少
部分凝血活酶时间（秒）	26.3~39.4	22.9~38.1[*]	减少
PaO_2（mmHg）	93	101~106	增加
$PaCO_2$（mmHg）	37	26~30	减少
白细胞（$\times 10^3$/μl）[†]	3.5~9.1	5.6~16.9	增加

[*] 孕中期数值。

[†] 中性粒细胞也增加。

Adopted from Tamirisa，Borahay，Kilic.*The Pregnant Surgical Patient*.Scientific American Surgery；2015.

1. 心血管系统

a. 为了满足胎儿及增大的子宫的灌注需求，孕妇的每搏输出量和心率均增加，这导致了妊娠期心输出量可增加 50%。

母体的心率从孕早期开始增加,到孕晚期达峰值,比正常高出15~20 次 /min。由于孕酮的血管扩张效应,全身血管阻力最初会下降,直到 20 周才缓慢增加直到足月。因此,心输出量从第 6 周开始增加,在孕晚期达到峰值。整个妊娠期收缩压保持不变,但舒张压是降低的。

b. 解剖上,妊娠子宫增大使膈肌上升,进而心脏上移,左心室向左移位。心脏顺应性增加,心室扩大以维持射血分数。

c. 妊娠期子宫接收母体 25% 的心输出量。孕中期之后,仰卧位时妊娠子宫会压迫下腔静脉,因此孕妇卧床时应采取左侧卧位。从孕 8 周开始,仰卧位就会使心输出量降低 25%~30%。为了精确测量孕妇的血压,应采取 30° 斜坡卧位,而不是采用仰卧位。

d. 当采取左侧卧位及液体复苏后仍存在顽固性低血压,危重孕妇可以使用血管升压素。

2. 呼吸系统

a. 与身高、体重相似的非孕妇相比,孕妇由于颈部增粗,咽喉部相对水肿,插管时可能需要使用更小号的气管导管。

b. 妊娠期胎儿逐渐增大,使膈肌上抬,导致功能残气量降低。胸壁扩张但顺应性下降,从而导致肺总容量、残气量和补呼气量下降。

c. 孕早期,在保持呼吸频率的情况下通过潮气量的增加来增大深吸气量,这进而又导致了分钟通气量的增加(比正常值增加 30%~50%),继而出现生理性呼吸性碱中毒(见表 33.1)。这是怀孕期间呼吸困难的常见原因。然而,当孕妇出现呼吸困难进一步加重时,也应排除一些不常见的原因,如肺栓塞和心源性因素。

d. 需要进行术后通气支持的孕妇,分钟通气量应调整到低于通常的目标,即 $PaCO_2$ 30~32mm Hg,相应的 pH 为 7.40~7.47。

e. 由于功能残气量降低,孕妇的呼吸暂停会导致快速的血氧饱和度降低和低氧血症。孕妇插管前应预先面罩吸入 100%

氧气 3~5 分钟。

3. 血液系统

a. 由于体液潴留和全身血管扩张,孕早期血浆容量增加了 15%。红细胞数量也会增加,但与血浆容量的增加不成比例,因此孕中期会出现稀释性贫血。

b. 白细胞增多伴中性粒细胞增多是一种正常的生理变化,见于孕中期至产后 1 个月。

c. 怀孕会导致高凝状态,这种状态会持续到产后 6 周。孕产妇的静脉血栓栓塞(venous thromboembolism, VTE)风险要高出正常 4~5 倍。这种风险在产后阶段最高。遗传性易栓症、既往静脉血栓栓塞和急症将进一步增加这种风险。

d. 临床可以见到妊娠期血小板减少症,然而,严重的血小板减少症提示可能存在更严重的潜在疾病。

4. 消化系统

a. 增大的子宫使腹腔内脏器发生移位,特别是胃和小肠。

b. 循环中孕酮增加导致胃排空延迟,食管下段括约肌张力降低,有 80% 的孕妇出现反流症状。气管内插管会增加误吸风险,这对于考虑是否需要术后再插管是很重要的。

Ⅱ. 术后照护

A. 母体和胎儿监护

1. 母体监测

孕妇行非产科手术后,早产率约为 3.5%,流产率约为 2.5%,早产率约为 8.2%。研究未能揭示围术期预防性应用宫缩抑制剂的益处。应监测宫缩情况,然而,却缺乏有关术后宫缩监测持续时间的具体指南。

2. 胎儿监测

如前所述,胎儿的胎龄应在术前进行确认。

a. 对于早产儿(小于 24 周):记录手术前后的胎心率。

b. 对于早产儿(大于 24 周):手术前后应监测胎心率和宫缩情况。

c. 在产科医师指导下可进行术后早产宫缩的保胎治疗,这些必须在术前进行讨论。

B. 疼痛控制 / 麻醉

根据 ACOG 指南,阿片类药物在怀孕期间用于分娩疼痛的管理是安全的。然而,关于妊娠期使用阿片类药物及其对胎儿影响的研究有限,妊娠期使用阿片类药物的相关风险尚未完全明了。大多数阿片类处方药在妊娠期的使用被列为 C 级,C 级即动物实验证明药物对胎儿有危害,但缺乏人体研究数据。羟考酮是一个例外,分类为 B 类,即动物研究表明无危害,但缺乏人体研究。然而,尽管总的来说妊娠期使用阿片类药物对胎儿生长参数和早产等结局的影响的研究还没有定论,但有一些证据表明,羟考酮可能会导致早产。

孕妇在孕早期使用阿片类药物已经被证明胎儿会有较高的出生缺陷率,比如心脏异常、腹裂和脊柱裂。由于存在胎儿畸形的风险,因此孕早期应避免使用非甾体抗炎药。此外,孕晚期应避免使用非甾体抗炎药,因为有出血的风险,以及防止胎儿动脉导管过早闭合。在整个妊娠期的任何阶段使用对乙酰氨基酚都认为是安全的。

C. 输血

孕妇输血有引起母体免疫反应的危险。母体抗体形成或经胎盘通道将这些抗体导入胎儿循环的同种异体免疫可导致胎儿或新生儿的溶血性疾病,这取决于抗原性强度和抗体的数量及类型。孕妇使用的任何血液制品都必须与母体 RH 血型相容性匹配。

D. 静脉血栓栓塞

孕妇在非分娩相关的住院期间有发生中度到高度的静脉血

栓栓塞风险,并且这种风险将持续到出院后 4 周。对那些既往没有静脉血栓栓塞或既往存在血栓性疾病的住院孕妇来说,目前缺乏有针对性的血栓预防指南。因此,药物预防血栓的风险和收益应针对每个患者来量身定制。应鼓励孕妇像其他患者一样,术后尽快恢复正常活动和下床行走。

1. 当认为适合进行血栓预防时,妊娠期使用低分子肝素和普通肝素都是安全的。相对于普通肝素,ACOG 指南更推荐妊娠期使用低分子肝素。

2. 华法林有致畸性,妊娠期禁止使用。

3. 由于缺乏安全性和有效性数据,因此妊娠期应避免口服直接凝血酶抑制剂和 Xa 因子抑制剂。

4. 建议术前至出院前使用双侧下肢机械加压装置作为静脉血栓栓塞的预防措施。

E. 抗生素的应用

孕妇预防性应用抗生素指南与非孕妇相似。然而,妊娠期应避免使用的抗生素包括庆大霉素、四环素和氟喹诺酮类药物,这些药物对胎儿具有耳毒性、骨生长抑制和关节病的风险。头孢菌素类和青霉素类药物一般认为是安全的(表 33.3)。

表 33.3　妊娠期抗生素的安全性

抗生素	安全类别[*]:孕期的副作用
阿奇霉素	B:数据有限,动物研究表明风险较低
头孢菌素	B:安全
克林霉素	B:安全
多西环素	D:禁忌;骨生长抑制
厄他培南	B:没有人类数据;可能是安全
红霉素	B:相容(除外依托红霉素)

续表

抗生素	安全类别*:孕期的副作用
氟喹诺酮类	C:避免;不可逆性关节病
庆大霉素	D:避免;第八对脑神经毒性
甲硝唑	B:可能低风险;母乳喂养期间避免使用
呋喃妥因	B:妊娠晚期有风险
青霉素	B:安全
甲氧苄啶	C:足月禁忌使用;耳毒性
万古霉素	B:安全

*安全等级——B:动物研究证明对胎儿无危害;C:动物研究证明对胎儿有不利影响;D:证据证明对胎儿有危害,但当对孕妇有潜在的好处时尽管有风险,必要时仍可使用。

Adopted from Tamirisa,Borahay,Kilic.*The Pregnant Surgical Patient.*Scientific American Surgery;2015.

F. 影像 / 放射

辐射可导致生殖细胞突变和致癌,并且对胎儿有严重的致畸作用。另一方面,对危及生命的疾病或损伤的延迟诊断也可能对母亲和胎儿造成损害。因此,始终都应与孕妇本人、所有照护患者的全科医师/专科医师充分讨论及考虑影像学检查的利弊。

电离辐射暴露的影响取决于胎儿的胎龄和辐射剂量。有观察到大于1Gy(相当于100rad)的辐射剂量导致流产。在妊娠8~15周时,60~310mGy(6~31rad)的剂量对中枢神经系统的影响最大。低于50mGy(5rad)的剂量时未见流产或胎儿异常的报道。对胎儿的致癌风险尚不清楚,但一般认为风险很小。10~20mGy(1~2rad)的暴露量可能增加患白血病的风险1.5~2倍。表33.4列出了一些常用检查的通常辐射剂量。值得注意的是, 目前的诊断成像中通常不使用已知会造成胎儿伤害的辐射暴露水平。对于需要高剂量或重复的成像检查的患者, 建议咨询放射科医师以确定胎儿的辐射暴露程度。

表 33.4　影像辐射剂量

成像方式	辐射剂量[*]
胸部 X 线片	0.02~0.07
腹部 X 线片	100
髋关节 X 线片	7~20
CT (计算机断层扫描):	
头部或胸部	<1 rad
腹部 / 腰椎	3.5 rad
骨盆	250

[*]1 rad 等于 10 mGy。

Adopted from Tamirisa, Borahay, Kilic. *The Pregnant Surgical Patient.* Scientific American Surgery; 2015, and ACOG Committee Opinion No.656: Guidelines for diagnostic imaging during pregnancy and lactation. *Obstet Gynecol* 2016; 127 (2): e75–e80.

磁共振成像 (MRI) 和超声检查不含有电离辐射, 在妊娠期使用被认为更安全。怀孕期间禁止使用放射性碘。计算机断层扫描 (CT) 检查时口服造影剂对胎儿没有已知的副作用。虽然静脉注射碘造影剂会通过胎盘, 但是也没发现有任何致畸作用。然而, 只有在绝对必要时才建议使用静脉注射碘造影剂。

Ⅲ. 总结与建议

尽管临床对孕妇围术期管理指南有显著的需求, 但目前很少有循证医学的建议。监测和治疗方法可以参考孕妇分娩的现行指南。对于被诊断出有外科问题的孕妇, 治疗不应该被延误。术前应要求进行产科会诊并记录胎龄。应与所有相关的医护人员和孕妇讨论各种术后治疗的风险和收益, 以确定最佳的治疗方案。

推荐阅读

Abdul Sultan A, West J, Tata LJ, et al. Risk of first venous thromboembolism in pregnant women in hospital: population based cohort study from England. *BMJ* 2013;347:f6099.

American College of Obstetricians and Gynecologists: ACOG Practice Bulletin No. 75: Management of alloimmunization during pregnancy. *Obstet Gynecol* 2006;108(2):457–464.

American College of Obstetricians and Gynecologists: ACOG Practice Bulletin No. 100: Critical care in pregnancy. *Obstet Gynecol* 2009;113(2 Pt 1):443–450.

American College of Obstetricians and Gynecologists: ACOG Practice Bulletin No. 138: Inherited thrombophilias in pregnancy. *Obstet Gynecol* 2013;122(3):706–717.

Bates SM, Greer IA, Pabinger I, et al. Venous thromboembolism, thrombophilia, antithrombotic therapy, and pregnancy: American College of Chest Physicians Evidence-Based Clinical Practice Guidelines (8th Edition). *Chest* 2008;133(6 Suppl):844s–886s.

Broussard CS, Rasmussen SA, Reefhuis J, et al. Maternal treatment with opioid analgesics and risk for birth defects. *Am J Obstet Gynecol* 2011;204(4):314.e1–314.e11.

Cheek TG, Baird E. Anesthesia for nonobstetric surgery: maternal and fetal considerations. *Clin Obstet Gynecol* 2009;52(4):535–545.

Cohen-Kerem R, Railton C, Oren D, et al. Pregnancy outcome following non-obstetric surgical intervention. *Am J Surg* 2005;190(3):467–473.

Committee Opinion No. 656: Guidelines for diagnostic imaging during pregnancy and lactation. *Obstet Gynecol* 2016;127(2):e75–e80.

Horowitz KM, Ingardia CJ, Borgida AF. Anemia in pregnancy. *Clin Lab Med* 2013;33(2):281–291.

James A. Practice Bulletin No. 123: Thromboembolism in pregnancy. *Obstet Gynecol* 2011;118(3):718–729.

Kallen B, Reis M. Ongoing pharmacological management of chronic pain in pregnancy. *Drugs* 2016;76(9):915–924.

Kort B, Katz VL, Watson WJ. The effect of nonobstetric operation during pregnancy. *Surg Gynecol Obstet* 1993;177(4):371–376.

Mazze RI, Kallen B. Reproductive outcome after anesthesia and operation during pregnancy: a registry study of 5405 cases. *Am J Obstet Gynecol* 1989;161(5):1178–1185.

Ni Mhuireachtaigh R, O'Gorman DA. Anesthesia in pregnant patients for nonobstetric surgery. *J Clin Anesth* 2006;18(1):60–66.

San-Frutos L, Engels V, Zapardiel I, et al. Hemodynamic changes during pregnancy and postpartum: a prospective study using thoracic electrical bioimpedance. *J Matern Fetal Neonatal Med* 2011;24(11):1333–1340.

Tan EK, Tan EL. Alterations in physiology and anatomy during pregnancy. *Best Pract Res Clin Obstet Gynaecol* 2013;27(6):791–802.

Visser BC, Glasgow RE, Mulvihill KK, et al. Safety and timing of nonobstetric abdominal surgery in pregnancy. *Dig Surg* 2001;18(5):409–417.

Yazdy MM, Desai RJ, Brogly SB. Prescription opioids in pregnancy and birth outcomes: a review of the literature. *J Pediatr Genet* 2015;4(2):56–70.

第34章

药物滥用史患者

Connie Wang, Sheri Berg, and Carlos
Fernandez-Robles

宋金超　译　戴茹萍　校

目前,药物滥用在美国仍是一个值得关注的问题。医生经常遇到有药物成瘾问题的术后患者。治疗急性中毒或者慢性成瘾史的术后患者是相当有挑战性的。通常来说,这类患者的疼痛控制很难被掌控,并且可能被觅药行为误导。药物戒断症状应该被监控和合理地治疗。

Ⅰ. 乙醇

在美国,乙醇是最常见的滥用药物之一。多达 28% 的外科患者有酒精依赖。

A. 药理学

酒精,通常指乙醇。通过结合 γ- 氨基丁酸(γ-aminobutyric acid,GABA)受体,乙醇增加了在中枢神经系统内 GABA 的抑制作用。乙醇还抑制 N- 甲基 -D- 天冬氨酸酯受体和上调谷氨酸水平来维持中枢神经系统的稳态。目前认为大脑 GABA 水平及受体敏感性的下降和谷氨酸系统的活化与药物依赖、成瘾和戒断密切相关。

B. 药物的作用

急性酒精中毒和慢性酒精滥用史给术后带来了显著的风

险。急性酒精中毒患者会出现深度镇静、判断失误、好斗和谵妄。这些患者误吸的风险增高并且有伤害自己和他人的危险。慢性酗酒会导致肝病、凝血紊乱、免疫缺陷、心肌病、精神错乱及电解质和血糖紊乱。因此,他们术后出血、切口感染、电解质紊乱的风险更高,并且由于药物代谢能力受损,患者对麻醉药的副作用更为敏感。慢性酗酒者出现术后谵妄的风险也更高。

C. 戒断症状

乙醇戒断出现在末次饮酒后的 6~12 小时内。早期症状包括震颤、发汗、恶心呕吐、高血压、心动过速、高热和气促。但随着病程发展可以出现更严重的并发症包括视、触觉紊乱和弥散性、强直阵挛性癫痫发作及伴有严重的自主神经症状(震颤性谵妄)的意识水平的波动。乙醇戒断症状可以持续长达 7 天,并有 10% 的死亡率。着重要考虑的是一些麻醉药物如异丙酚和美索比妥能增加 GABA 在中枢介导的抑制性状态和延缓乙醇戒断症状的发生。

D. 治疗

对于安静或烦躁的急性中毒患者,确保适当的约束和准备气道管理设备非常重要。戒断症状的治疗可针对不同症状采用联合药物。苯二氮䓬类药物兴奋 GABA 受体,是处理乙醇戒断症状、预防与之各种相关和复杂表现形式的首选,能够有效减少癫痫和震颤性谵妄的发生率及死亡率。最近的临床试验发现抗痉挛剂如镇静宁、丙戊酸和巴比妥酸盐对乙醇戒断的治疗也有效。

E. 术后护理的潜在困难

对慢性酗酒者来说,乙醇戒断是威胁生命的并发症。最危险的并发症是震颤型谵妄,可在戒酒后 2~4 天内发生。苯二氮草类药物可以很好地治疗戒断过程中的癫痫发作;出现焦虑和幻觉应用抗精神病药物治疗。可乐定和 β 受体阻滞剂可协同用于控制戒断自主神经表现。如果可乐定和抗精神病药联合应用,必须小心监测 QTc 间期延长。当给予大剂量镇静剂控制症状时必须保证气道安全。

Ⅱ. 海洛因

自 2007 年来,使用海洛因的人数持续上升。部分原因可能是海洛因比处方类阿片类药物更便宜并且更容易获得。

A. 药理学

海洛因是吗啡的衍生物。通常通过注射使用药物,但也可以通过吸烟、栓剂(肛门或阴道插入)、吸入(经鼻吸入)和吞食(吞咽)来摄取。与所有阿片类药物一样,海洛因可激活 μ 受体、κ 受体和 δ 受体。μ 受体负责阿片类药物的欣快和镇痛特性以及呼吸抑制和便秘效应。慢性使用阿片类药物导致环腺苷一磷酸的上调以及可能引起细胞耐受的基因转录变化。

B. 药物的作用

使用海洛因会引起欣快感、镇静和呼吸抑制。长期使用海洛因的个人成瘾和注射引起的感染风险增加。使用海洛因最危险的并发症是过量服用,可导致死亡。

C. 戒断症状

海洛因戒断可以在末次用药后 6~24 小时发生。症状可能包括恶心、烦躁不安、焦虑、失眠、流涕、胃肠不适(如呕吐和腹泻)及烦躁不安。

D. 治疗

海洛因戒断不会危及生命,却是非常痛苦的。长效美沙酮的急性排毒作用可以显著减轻症状。α_2 激动剂如可乐定也可用于抑制自主神经症状,但应与其他能缓解其他戒断症状的药物联合使用。然而,急性排毒是一种很少可持续的方法,人们经常在解毒后复发。阿片类药物替代疗法已被证明是一种更有效的策略,可减少海洛因使用相关的伤害;它包括用美沙酮或丁丙诺啡等非注射剂替代海洛因。需要制定和维持心理社会干预措施,以防止将来复发。

E. 术后护理的潜在困难

长期使用海洛因的患者对阿片类药物具有相当的耐受性,并且通常需要更多的药物来达到阿片类镇痛药的欣快效果。术后急性疼痛可能难以治疗。应进行患者每日海洛因使用量与阿片类药物等效量的换算。这些患者应该接受阿片类药物的基本需求量,即阿片类药物之间的交叉耐受性不完全,因此通常需要进行调整以避免意外过量服用。此外,应加用短效阿片类药物,用于术后急性疼痛的治疗。还应采用多模式镇痛药以实现更好的疼痛控制。应尽可能实施区域麻醉。在急性术后疼痛管理到出院这段时间药物应该适当的调整。出院后应安排适当的随访。

III. 恢复期的／顽固的海洛因使用者

临床医生经常担心在将正在恢复或处于戒断的术后患者暴露于阿片类药物。然而,重要的是要认识到,如果疼痛未得到恰当处理,可能会促使患者出院后再次吸毒。因此,对这些患者适当的方案是使用短效阿片类镇痛药和多模式镇痛治疗。在急性疼痛管理期后,应给出阿片类药物的逐渐减量计划,并应安排适当的门诊随访以帮助预防复发。

Ⅳ. 美沙酮

A. 药理学

美沙酮是一种长效 μ 受体激动剂和 N- 甲基 -D- 天冬氨酸拮抗剂，用于治疗慢性疼痛或阿片类药物滥用的患者。美沙酮的半衰期为 15~60 小时，其镇痛作用可持续 6~8 小时。

B. 药物的作用

美沙酮的作用与其他阿片类药物相似。美沙酮的副作用包括头晕、呕吐和睡眠障碍。美沙酮可延长 QTc 并引起心律失常。如果与其他 QTc 延长药物联合使用，应增加心电图检查次数以监测延长的 QT。

C. 戒断症状

美沙酮戒断症状与其他阿片类药物的戒断症状相似。它通常在患者末次给药后 24 小时开始。常见症状包括发冷、出汗、心理渴求感、腹泻、心动过速、焦虑、烦躁、失眠、恶心和呕吐。

D. 治疗

如果患者处于美沙酮戒断，应给予常规剂量的美沙酮。如果医疗保健工作者希望最终让患者脱离美沙酮，则应实施严格的逐渐减量方案。也应提供心理社会随访。

E. 术后护理的潜在困难

服用美沙酮的患者可能会抵抗静脉麻醉药的欣快效应。后者不会与美沙酮发生交叉耐受；因此，这些患者与未服用美沙酮的患者相比，可能需要更大剂量的止痛药。如有指征，除了给予美沙酮的常规维持剂量外，还应给予阿片类镇痛药治疗术后疼痛。对于美沙酮维持治疗的患者，在与给予患者开具处方的医

生确认后,应继续使用常规剂量的美沙酮。如果患者在术后尚
未使用口服药物,可在适当的剂量换算后给予肠外美沙酮。

V. 丁丙诺啡

A. 药理学

丁丙诺啡是 μ 受体部分激动剂和 κ 受体拮抗剂,用于治疗
慢性疼痛或阿片类药物滥用。丁丙诺啡对 μ 受体具有强亲和力,
并将取代完全 μ 受体激动剂。这可以用于其他麻醉药难以治疗
的术后疼痛。

B. 药物的作用

丁丙诺啡的副作用与阿片类药物相似。它们包括嗜睡、口
干、恶心、呕吐、头痛和瘙痒。丁丙诺啡的独特之处在于它具有
呼吸抑制的天花板效应。

C. 戒断症状

戒断症状可发生在末次给药后 48 小时内,并可持续长达
10 天。戒断症状包括恶心、呕吐、嗜睡、心理渴求感、烦躁和失
眠。抑郁和药物的渴求可能持续数月。

D. 治疗

如果患者术后期出现戒断症状,应给予丁丙诺啡的常用剂
量。如果患者需要解毒,医疗保健工作者应该提供一个丁丙诺
啡减量的计划,并安排适当的心理门诊社会随访。

E. 术后护理的潜在困难

从疼痛管理角度讲,使用丁丙诺啡的患者尤其难以治疗。
如果患者在手术前停用丁丙诺啡治疗 3 天或更长时间,可以通
过阿片类药物来控制疼痛,并且应该在术后急性疼痛的情况下

使用。如果患者持续使用丁丙诺啡治疗,则可能需要更高剂量的短效阿片类药物,且给药间隔时间要短于正常给药间隔时间,才能达到充分的镇痛效果。还应给予辅助镇痛剂以确保阿片类药物的效果。另一种控制使用丁丙诺啡治疗患者术后疼痛的策略是将患者常用的丁丙诺啡剂量换算为等效剂量的美沙酮。美沙酮可以预防戒断,并且可给予额外的阿片类镇痛药来治疗术后急性疼痛。与丁丙诺啡相比,美沙酮对 μ 受体的亲和力较弱,故增加任何其他的阿片类激动剂会更有效。

当患者的急性术后疼痛逐渐消退时,可逐渐减少阿片类镇痛药的用量。可通过适当的住院处理或门诊医生重新恢复丁丙诺啡的维持治疗。在重新开始丁丙诺啡治疗之前,患者应该处于轻度阿片类药物戒断。因为如果在阿片类药物使用期间,重新使用丁丙诺啡会导致阿片类药物戒断。

VI. 可卡因

可卡因是第二常用的非法毒品。它是一种可以吸入、口服或注射的兴奋剂。

A. 药理学

最初可卡因通过抑制单胺类摄取来影响中枢神经系统。最重要的是,它通过抑制多巴胺转运蛋白的再摄取功能来影响多巴胺转运蛋白,从而导致多巴胺在突触间隙中积聚。因为多巴胺是大脑中奖赏回路的一部分,所以这种神经递质的积累可导致可卡因"兴奋"的感觉。慢性可卡因的使用可导致多巴胺受体的下调和突触多巴胺的消耗。当酒精与可卡因一起服用时,通过肝脏固醇酶产生具有更长半衰期和更强心脏毒性作用的活性代谢物可卡乙碱。

B. 副作用

急性可卡因中毒导致欣快感、过敏症、烦躁不安、厌食症、快速言语和思维过程及极度激动。可卡因诱发的精神病的特征是偏执狂及视觉、听觉和触摸幻觉。可出现自主神经症状，如心动过速、发汗、瞳孔散大、反射亢进、震颤、高热和烦躁不安。过量使用可卡因会导致死亡，特别是如果与其他滥用药物如酒精或海洛因混合使用时。过量服用导致的死亡原因可能包括心律失常，可卡因可引起血管痉挛事件（中风和心肌梗死）和癫痫发作。

C. 戒断症状

长期使用可卡因的患者停药后会出现戒断。戒断症状包括抑郁、易怒、失眠或睡眠过度、疲劳和食欲增加。

D. 治疗

术后选择用于治疗可卡因导致的高血压和心动过速的药物包括酚妥拉明、α 受体拮抗剂或硝普钠以扩张血管。β 受体阻滞剂如艾司洛尔（一种选择性 β_1 受体阻滞剂）可用于对抗交感神经系统的刺激。拉贝洛尔具有 α_1 拮抗作用及非选择性 β_1 和 β_2 拮抗作用，已成功用于治疗急性可卡因中毒患者的高血压。然而，仍存在无抵抗 α- 肾上腺素能刺激的风险，因为拉贝洛尔的 β 阻滞作用比 α 阻滞作用更有效。可卡因引起的精神病可导致躁动和好斗，在这些情况下，建议使用大剂量的苯二氮䓬类药物，避免使用治疗其他类型精神病的抗精神病药物，因有潜在致命性高热的风险。控制惊厥应采用苯二氮䓬类药物静脉注射。对于有可卡因戒断症状的患者，通常采用支持治疗，因为症状通常很轻。对于更加严重的戒断，增强中枢神经系统儿茶酚胺传递的药物如金刚烷胺可能有些益处。

E. 术后护理的潜在困难

可卡因成瘾的患者并未表现出对阿片类药物的交叉耐受性，但要记住，使用可卡因的人接触其他滥用药物（如海洛因）的风险较高。

VII. 大麻

大麻是最常用的精神娱乐药物。在美国越来越多的州，医用的大麻素越来越合法化，以减少恶心和呕吐、增加食欲及治疗慢性疼痛。

A. 药理学

四氢大麻酚（tetrahydrocannabinol, THC）是大麻的主要精神活性成分，并影响内源性大麻素系统。内源性大麻素系统位于中枢和外周神经系统，并含有神经调节脂质和受体。机体自然产生大麻素，它们与内源性大麻素系统相互作用，以调节不同的身体功能，重要的是，也调节人们如何感受和反应。在整个机体，THC 大麻素受体结合并干扰神经元之间的通信。它会影响记忆和反应时间，也会影响大脑的奖励回路并产生兴奋感。

B. 副作用

急性中毒可导致欣快感、感觉意识增强、时间和空间感知失真、口干、结膜红斑、短期记忆和运动技能受损，剂量过高可引起偏执、幻觉、共济失调和在更严重的情况下解离。慢性病患者可能出现肺部疾病的风险。

C. 戒断症状

定期使用大麻的患者有戒断症状的风险，如情绪低落、渴望、易怒、无聊、焦虑、低氧和睡眠障碍。

D. 治疗

对于大量使用大麻的患者，可在最后一次剂量使用后的24 小时内开始出现戒断，并且在 48~72 小时内症状达到峰值。症状可持续数周，并随着时间的推移而减轻。戒断通常比其他物质如酒精或苯二氮䓬类药物更温和。治疗通常是对症支持治疗。

E. 术后护理的潜在困难

对于急性疼痛控制,这些患者可以接受常规剂量的阿片类药物,因为似乎没有交叉耐受。如果在急性疼痛的情况下使用阿片类药物,那么阿片类药物依赖性的风险似乎也没有增加。

VIII. 苯丙胺类 / 甲基苯丙胺

精神兴奋剂是增强警觉性和清醒能力的药物。它可以作为处方药用于治疗发作性睡病障碍和注意力缺陷多动障碍或非法作为街头毒品。

A. 药理学

苯丙胺类有两种对应体:左旋苯丙胺和右旋苯丙胺。甲基苯丙胺也是中枢神经系统的强效兴奋剂,并以两种对应体存在:左旋和右旋。苯丙胺 / 甲基苯丙胺可以通过口服、吸烟、鼻吸或注射摄入。这些药物通过将突触多巴胺释放到突触空间中来增加突触多巴胺来发挥其作用。另外,甲基苯丙胺还阻断多巴胺再摄取转运蛋白。它的效果比可卡因更有效,更持久。

B. 副作用

兴奋剂的短期影响包括警觉 / 体能增加、心动过速、高血压、体温过高、癫痫发作和心律失常。当兴奋剂与酒精一起使用时,它们的作用可能会掩盖酒精的抑制作用,并增加酒精超过剂量的风险。慢性使用可导致抑郁、脑功能障碍、体重减轻和精神病。长期使用的其他显著特征包括牙齿问题、肌肉痉挛、便秘及鼻孔和皮肤损伤。

C. 戒断症状

撤药后的戒断症状可发生在末次给药后 24~72 小时,包括疲倦、睡眠问题和抑郁。这些戒断也可发生在最后一次使用该物质后几小时到几天。18 天后症状应会减轻,但抑郁和渴求可能会持续数周或数月。

D. 治疗

如果患者在术后表现出戒断症状,医疗保健工作者应监测其自杀意念和抑郁情绪。有时,抗抑郁药可能用于治疗抑郁症。氟哌啶醇或低剂量第二代抗精神病药可用于苯丙胺引起的精神病的急性处理。苯二氮䓬可用于治疗焦虑和失眠。

E. 术后护理的潜在困难

对于在术后使用精神刺激药的患者,应给予止痛药以控制疼痛。尚未显示患者对阿片类药物具有交叉耐受性,但可能有出现对其他物质(如海洛因)上瘾的风险。

IX. 巴比妥类

巴比妥类药物是中枢神经系统的抑制剂,主要被苯二氮䓬类药物代替。它们已被用于治疗焦虑症、全身麻醉、治疗头痛及抗惊厥。巴比妥类药物具有很强的成瘾潜力,并且存在过量服用的重大风险。

A. 药理学

巴比妥类药物是 GABA 受体的激动剂,并通过增加 GABAA 受体上氯离子通道开放的持续时间来抑制中枢神经系统功能。另外,阻滞 α- 氨基 -3- 羟基 -5- 甲基 -4- 异噁唑丙酸受体,一种具有兴奋性质的非 NDMA 谷氨酸受体。由于巴比妥类药物可导致氯离子通道的直接开放,它与苯二氮䓬类药物相比具有更强的毒性,后者仅增加氯离子通道开放的频率。

B. 副作用

巴比妥类药物的作用是镇静,急性中毒与酒精类似,但过量服用可导致昏迷、浅呼吸、迟钝和反应减退。尽管巴比妥类药物可以产生耐受,但致死剂量没有相应的增加。因此巴比妥类药物过量应始终被认为可能危及生命。长期使用者可能会出现记忆力减退、易怒和功能下降等症状。如果巴比妥类药物与酒精结合,则会有进一步的呼吸抑制风险。

C. 戒断症状

服用巴比妥类的患者可以产生耐受。使用所有 GABA 药物,戒断可能是致命的。巴比妥类药物戒断症状包括震颤、癫痫发作、出汗、恶心、幻觉、精神病、体温过高和循环衰竭。如果治疗不当,巴比妥类药物是少数可以导致戒断死亡的物质之一。

D. 治疗

应尽可能获得有关使用和平均日剂量的详细记录,并应继续使用等效剂量。如果患者在术后出现巴比妥类药物戒断症状,则可给予苯二氮䓬类或巴比妥类药物替代治疗。然后在手术后的几天内逐渐减量。

E. 术后护理的潜在困难

对于巴比妥类药物的长期使用者,可能发生严重的躁动、幻觉和癫痫发作。癫痫发作可用苯二氮䓬类药物或巴比妥类药物治疗。神经安定药可以作为治疗激动和幻觉的辅助手段。可乐定和 β 受体阻滞剂用于控制戒断的自主神经系统表现。

X. 苯二氮䓬类

苯二氮䓬类可用于治疗多种病症,其中最常见的包括焦虑症、睡眠障碍和惊厥性疾病。苯二氮䓬类药物的使用可导致强烈的生理和心理依赖。不同的苯二氮䓬类具有不同的药效和半衰期。

1. 高效,短半衰期:阿普唑仑,劳拉西泮,三唑仑。
2. 高效,长半衰期:氯硝西泮。
3. 低效,短半衰期:奥沙西泮,替马西泮。
4. 低效,长半衰期:氯氮䓬,氯氮杂䓬,地西泮,氟西泮

A. 药理学

苯二氮䓬类通过与 GABAA 受体结合起作用,并作为正变构调节剂起作用,增加跨神经元细胞膜氯离子的传导。苯二氮䓬类药物、巴比妥类药物和乙醇都对常见的受体类型具有相似的作用并且具有交叉耐受性。因此,苯二氮䓬类可用于乙醇戒断和酒精脱毒。

B. 副作用

苯二氮䓬类药物可引起嗜睡、警觉性降低、眩晕、注意力和专注力受损。毒性可导致混乱、眼球震颤、昏迷、呼吸抑制和心肺呼吸停止。

C. 戒断症状

对于短效苯二氮䓬类药物,停药通常在最后一次给药后6~8 小时内开始。对于长效苯二氮䓬类药物,在最后一次给药后约 24~48 小时开始用药。苯二氮䓬戒断症状与其他 GABA 活性剂相似,包括心动过速、高血压、震颤、发汗、失眠和癫痫发作。震颤性谵妄也可能发生。戒断的时间范围与患者一直使用的苯二氮䓬类药物的半衰期相对应。焦虑、抑郁和失眠等戒断症状可持续数月。

D. 治疗

在术后期间,必须监测经常服用苯二氮䓬类药物患者的

戒断症状。可以通过使患者保持其家庭剂量或使用替代剂的等效剂量来防止戒断。突然停止或急剧减少药物的基线剂量可能是危险的。如果确实发生急性戒断,可以用苯二氮䓬类药物进行代替以对抗中枢神经系统的过度兴奋症状。如果医疗保健方希望患者脱离药物,则可以在手术后的几天内逐渐减量。苯二氮䓬类的毒性作用同样危险。治疗包括提供足够的支持措施,并在严重的情况下提供呼吸支持。由于存在诱发癫痫发作和心律失常的风险,因此不常规推荐使用氟马西尼拮抗剂。

E. 术后潜在的护理困难

苯二氮䓬类药物的慢性使用者可能会出现剧烈的躁动、幻觉和癫痫发作。癫痫发作最好通过给予苯二氮䓬类药物或巴比妥类药物来治疗。神经安定药可以作为治疗激动和幻觉的辅助手段。可乐定和 β 受体阻滞剂用于控制戒断的自主表现。

XI. 阿片类药物

阿片类药物是一种具有吗啡样作用的药物,用于缓解疼痛。阿片类药物可以是天然的、半合成的或完全合成的。天然阿片类药物包括吗啡和可待因。半合成阿片类药物由天然阿片类药物或吗啡酯制成,包括氢吗啡酮、氢可酮、羟考酮和羟吗啡酮。完全合成的阿片类药物包括芬太尼、美沙酮和曲马多。服用阿片类药物的人可能会出现过度依赖和滥用。

A. 药理学

阿片类药物与中枢神经系统中的 μ 受体、δ 受体和 κ 受体结合。然而,μ 受体的激活介导镇痛、欣快感和依赖性。

B. 副作用

阿片类药物的作用包括缓解疼痛、减缓呼吸、恶心、呕吐、瘙痒、欣快、便秘和镇静／认知障碍。意外服用过量或与其他抑郁药物一起使用可导致致命性心动过缓和呼吸抑制，甚至死亡。

C. 戒断症状

当药物停止或剂量急剧减少时，可能会出现戒断症状。对于短效阿片类药物，末次给药后 6~12 小时可出现戒断症状。而对于长效阿片类药物，可在停药 24~48 小时内出现。监测的症状包括心理渴求、腹泻、失眠、烦躁不安、呕吐、肌肉和骨骼疼痛。如果在长期服用阿片类药物的患者中给予阿片类拮抗剂（如纳洛酮），也会发生突然戒断症状。

D. 治疗

如果患者出现急性戒断，可给予阿片类激动剂。美沙酮和丁丙诺啡也可用于缓解戒断症状，长远来看这些药有助于解毒。可以给予可乐定以减少由阿片类药物戒断引起的焦虑和躁动。止吐药可用于控制恶心和呕吐，而肌肉松弛剂可以帮助控制肌肉酸痛。

E. 术后潜在的护理困难

对于使用阿片类药物超过 2 周的患者，术后疼痛治疗可能因阿片类药物耐受而变得困难。使用辅助药物和区域阻滞（如椎管内或神经阻滞）可以减少术后阿片类药物的用量。对于术后急性疼痛的处理，应给予基本剂量的阿片类药物。对于额外的疼痛，应给予短效阿片类药物进行治疗。仅需要相对少量的阿片类药物来预防戒断（术前剂量的 <50%）。然而需要重视的是，根据手术类型的不同，疼痛可能会减轻或加剧。有时，手术后可以减少阿片类药物的剂量。

推荐阅读

Alford D, Compton P, Samet J. Acute pain management for patients receiving maintenance methadone or buprenophine therapy. *Ann Intern Med* 2006;144(2): 127–134.

Kork F, Neumann T, Spies C. Perioperative management of patients with alcohol, tobacco and drug dependency. *Curr Opin Anaesthesiol* 2010;23(3):384–390.

Moran S, Isa J, Steinemann S. Perioperative management in the patient with substance abuse. *Surg Clin North Am* 2015;95(2):417–428.

Prince V. Pain management in patients with substance-use disorders. In: *Chronic Illnesses I, II, and III—PSAP-VII, Book 5*. Lenexa, KS: American College of Clinical Pharmacology; 2011.

Pulley DD. Preoperative evaluation of the patient with substance use disorder and perioperative considerations. *Anesthesiol Clin* 2016;34(1):201–211.

Voigt L. Anesthetic management of the cocaine abuse patient. *AANA J* 1995;63(5): 438–443.

第四部分

伦理法律问题和麻醉后监护室管理

Caroline B. G. Hunter and Sheri Berg
邹　最　译　赵　璇　校

第 35 章

麻醉后监护室的法律和伦理问题

Ⅰ. 引言

麻醉后监护室（postanesthesia care unit，PACU）是一个复杂和动态的环境，为麻醉医师带来了医学和伦理上的挑战。在尊重患者自主权的同时，术后为患者提供医疗监护和特殊治疗的过程中，往往会出现伦理上的挑战。本章探讨了错综复杂的围术期、PACU 中医疗决策的制定和知情同意的获取、特殊的麻醉后患者群体及围术期"不复苏"（do not resuscitate，DNR）/"不插管"（do not intubate，DNI）患者的处理。

Ⅱ. 围术期

围术期有多种定义方式：

A. **物理定义**是指在医院或者门诊医疗区停留处置的时段，涵盖了术前门诊或等候区对患者的术前评估，在手术室或检查室的麻醉管理，以及术后的管理直至患者离开 PACU。

B. **生理学定义**是指从外科疾病开始，直至恢复到疾病前基线水平的生理改变时间间隔。

C. 值得注意的是，当患者处于 PACU 时，其围术期的生理状况可能会得到改善。

1. 各机构指南对符合 PACU 出室标准但尚未离开 PACU 的患者管理存在差异。卫生保健提供者需要了解其机构中的具体指南。

a. 不幸的是，这种指南通常并不存在，而且该种情况通常是"灰色"区域。

b. 如果患者的生理状况发生改变，提供服务的临床医生必须始终与患者和／或卫生保健代理人进行沟通。

2. 患者围术期的生理状况改善应明确判定，并进行准确的记录，特别是当患者仍处于 PACU 时。

Ⅲ. 决策制定和获取知情同意

A. 在美国临床实践中，患者**自主权**是一项应被高度重视、具有指导意义的伦理原则。具有决策能力的成年患者可以选择接受或拒绝医学治疗。

B. 决策**能力**由医生依据患者的沟通能力、理解能力、推理能力和价值观进行判定。

C. 由于患者动态变化的生理状况，因此在 PACU 中患者自主权与临床决策很难整合。

1. 术后患者的精神状态可能由于麻醉药物的残留效应发生改变。因此，患者可能无法像正常状态下一样有效地进行沟通、理解或思考。还应该注意的是，许多患者往往不记得在 PACU 时做过决策。

2. 术后监护病房常被视为"强制领域"，因此，在这种情况下做出的医疗决策可能会被患者或卫生保健提供者误解。

3. 术后患者进入 PACU，有时情况不稳定，可能需要紧急内科或外科治疗。在该种情况下，如果确实存在预先指示，则应采用。

D. **预先指示**或生前遗嘱是一份法律文件，其指明如果将来需要，患者希望接收或拒绝的治疗类型。它还通常包括指定的代理人。

1. 当患者本人不能亲自履行其意愿时, 其代理人(医疗保健代理人或医疗保健授权委托人)有法律权限代其执行意愿。

　　a. 代理人代替患者做出判断, 做出患者在有能力的情况下会做出的决策。

　　b. 如果患者在无法做出医疗决策之前没有指定代理人, 在美国某些州, 近亲可成为实际上的代理人。

　　c. 在某些没有在世家人或没有家人的情况下, 可信赖的朋友可成为患者的代理人。

　　d. 在某些罕见的情况下, 家庭成员或朋友都不能够做出对患者最有利的决定, 这时需要法庭指定合法监护人。

2. 在紧急情况下, 医生可能需要为患者的最大利益采取行动, 直至患者的直接意愿或预先指示能得到阐明。

E. 在对 PACU 的患者进行有创操作、血液样本的病原体检测和手术再探查时, 应考虑获得患者的**知情同意**。当患者签订麻醉知情同意书时, 该知情同意书涵盖整个围术期的处理, 包含了 PACU 的处理。

1. 在非紧急状况下, **有创操作**应得到患者本人或其代理人的同意。有创操作包括新放置或替换有创导管或硬膜外导管。

2. 当发生术中针刺伤时, 需**检测患者血源性**病原体(包括艾滋病毒)时应获取患者同意。

　　a. 机构应制订关于上述处理的预案, 并经常预备患者口头或书面同意的表格。

　　b. 虽然及时很重要, 但这并不属于紧急情况, 可能需要等到患者麻醉效果减弱, 以确保患者能够提供知情同意。

3. 在出血、血流动力学不稳定或术后效果不佳的情况下, 术后可能需要**再次手术探查**。

　　a. 紧急情况下, 为了患者的最大利益所采取的行动并不需要获得同意。

　　b. 非紧急情况下, 应当征得患者或其代理人的同意。

　　c. 重新签署知情同意时, 考虑到临床情况可能发生变化, 与患者讨论干预的风险 / 效益概况。

F. 在医疗决策过程中,有时会发生**冲突**。

1. 解决冲突的最佳方式是与相关人员不断进行讨论。医生必须理解和尊重影响患者决策的文化差异。

2. 机构伦理委员会最适合处理家庭成员之间、医疗保健团队成员之间或家庭与医疗护理团队之间无法解决的冲突。

a. 当伦理委员会被要求处理一项冲突时,应清楚说明待解决的问题或冲突的性质。应记录患者的病情和预后。

b. 伦理委员会成员可帮助组织和 / 或出席家庭会议,以协助决策制定。

G. PACU 中的决策具有**法律意义**。

1. 那些与患者及其家属就伦理问题进行诚实、公开沟通的医生,很少需要法庭解决问题。

2. 法律先例清楚地说明,患者自主权是决策的基础。

a. 在该项原则下,如果患者有能力选择,患者能够拒绝生命支持或其他治疗。

b. 同理,之前提供的处理也可以撤销。

c. 然而,如前所述,对术后和围术期的解释往往是开放式的,而且不同机构,甚至不同医生的解释也各有不同。

d. 手术前,有必要与患者或其健康监护代理人以及手术团队进行沟通。

上述过程允许各方之间进行开放的沟通,并达成现实的期望。

3. 医生也有法律权利,他们并不一定要提供自己认为无效的治疗。

a. 然而,无效的判定可能是有疑问的,并可能导致与患者或家属的冲突。

b. 若出现这种情况,在违背患者或家属的意愿前,鼓励医生通过各种方法解决冲突,包括自己退出对患者的治疗。

Ⅳ. 特殊患者群体

A. 在涉及伦理问题时，儿科患者值得特别考虑。

1. 从**法律**上讲，这些决策是由父母制定的。

2. 从**伦理**上讲，根据他／她的发育水平和决策能力，患儿可参与这些决策并表达同意。如果患儿还不成熟，不能参与决策，父母应该以患儿的利益最大化，并结合家庭价值观同时权衡计划治疗的利弊做出决策。

B. 基于宗教信仰，耶和华的见证人一般不接受输血。

1. 必须单独评估每一个耶和华的见证人。

a. 一些人愿意接受成分输血，重组 DNA 的制品、自体输血、回收的自体血液或白蛋白等。

b. 术前讨论的仔细记录对适当的麻醉后处理至关重要。

c. PACU 中，一旦耶和华的见证人有能力做出决定，应该重新确认他／她输血的意愿。

2. 如果患者是未成年人，如果患者没有能力自己做出医疗决策，如果患者对家人有特定责任，或者在某些不知道患者意愿的紧急情况下，这些时候均应特别考虑。

3. 法律和司法判定因州而异，卫生保健提供者应熟悉其所在州的法规或向医院法律顾问寻求建议。

4. 法律先例一般支持患者接受输血的自主权。

Ⅴ. 不复苏（DNR）／不插管（DNI）患者

A. 当患者进入手术室时，DNR 指令不应自动暂停。相反，应该遵循该机构关于这种情况的书面政策。

1. 美国麻醉医师协会承认患者的自决权，并建议在开始麻醉治疗前，应与患者（或代理人）和其他相关方（如外科医生和主治医生）讨论预先指示。

2. 麻醉的某些特异性技术可能在其他情况下为认为是"复苏"（如气管插管），但这是提供成功的术中麻醉所必需的操作。

3. 所有关于 DNR 指令的沟通都应记录在一个表中,并用于指导麻醉管理。

为了适当优化患者管理,与患者和主要外科团队的精确沟通是必要的。

B. 围术期的**复苏的行为**可分为 3 种:

1. 完全复苏行为,此时完全中止"DNR"状态。

2. 有限的、手术指导的复苏行为。

例如,患者可以接受气管内插管,这可能是外科手术所必需的,但在心脏骤停时,可以拒绝胸外按压。

3. 基于患者利益的、有限的目标导向的复苏行为。

a. 例如,在被认为是可逆的和已知麻醉并发症的(例如低血压)情况下,患者同意复苏,但在麻醉医师判断病情可能会不可逆(例如,大型静脉空气栓塞所致的无脉性电活动)的情况下,患者可能不同意复苏。

b. 同样地,患者可能根据他／她的价值观来确定一种先验条件,对于某些可导致无法接受的生活质量情况要求有限的维持生命的治疗。

C. 麻醉医师常发现很难确定有限的复苏目标,因为这将他们置于既没准备好应对事件,又不能对其行动后果做出判断的境地。患者的自主权应该指导决策,麻醉医师不应该试图强迫患者选择任何一种复苏方案。

D. 理想情况下,应在术前由患者和／或代理人、主治医生、外科医生、麻醉医生和 PACU 医生参与的多学科讨论时访视这些患者。

E. 患者的意愿应该被详实地记录,以便 PACU 团队能在 PACU 处理开始时就了解患者的意愿。

1. 围术期的时间应明确,并在患者记录中做好记录。如前所述,围术期可以根据时间或生理指标以不同的方式定义。

2. 应与患者和／或代理人就患者的目标进行持续的讨论,特别是在围术期延长或患者的临床情况发生变化时。

推荐阅读

American Society of Anesthesiologists. Ethical guidelines for the anesthesia care of patients with do-not-resuscitate orders or other directives that limit treatment. Available at: http://www.asahq.org/~/media/Sites/ASAHQ/Files/Public/Resources/standards-guidelines/ethical-guidelines-for-the-anesthesia-care-of-patients.pdf. Approved October 17, 2001. Last affirmed October 22, 2008.

Ewanchuk M, Brindley PG. Ethics review: perioperative do-not-resuscitate orders—doing 'nothing' when 'something' can be done. *Crit Care* 2006;10:219.

Jenkins K, Baker AB. Consent and anaesthetic risk. *Anaesthesia* 2003;58:962–984.

Kelly T, Berg S. Ethical and end-of-life issues. In: Pino R, ed. *Clinical Anesthesia Procedures of the Massachusetts General Hospital*. 9th ed. Philadelphia, PA: Lippincott Williams & Wilkins; 2016.

Roy RC, Calicott RW. Anesthesia practice models, perioperative risk, and the future of anesthesiology. *ASA Newsl* 2007;71(10):14–17.

Truog RD, Waisel DB, Burns JP. DNR in the OR: a goal-directed approach. *Anesthesiology* 1999;90:289–295.

Waisel DB. Unrecognized barriers to perioperative limitations on potentially life-sustaining medical treatment. *J Clin Anesth* 2014;26:171–173.

第36章

麻醉后监护室的入室和出室标准

刘勇强　译　傅　强　校

Ⅰ. 介绍

　　麻醉后监护室（postanesthesia care unit, PACU）作为一个专门的重症监护室，可满足手术后患者短期的重症监护需求。由于手术和麻醉对患者机体的双重生理影响，在术后偶尔需要为患者提供心血管和呼吸支持，PACU 的设备可以提供与外科重症监护室所能提供的同等水平的重症监护。此外，由于手术室和 PACU 之间工作性质的关系，两者通常位于医院内彼此相邻的位置。

Ⅱ. 历史

　　早在 1801 年，一些英国医院就有专门的区域来护理从手术中康复的患者以及那些病情危重的患者。乙醚麻醉剂特性的发现为外科手术的快速发展打开了大门。1863 年，弗洛伦斯·南丁格尔建议，美国的术后患者应该在专门的病房接受治疗。然而，直到 20 世纪上半叶，PACU 才在发达国家的医院中普及开来。直到 20 世纪后期，PACU 才获得"重症监护室"一样的地位。

Ⅲ. 术后患者的特点

　　手术创伤和麻醉药物残余效应以一种可预见的方式改变着人体的生理机能。手术通常会引起出血和炎症。麻醉通常导致：

①无意识;②丧失自主运动;③对疼痛的反应迟钝。这些麻醉作用的出现会导致机体出现一个不稳定期,其特点是上呼吸道梗阻、谵妄、疼痛、恶心／呕吐、体温过低和自主神经不稳定。

在过去几十年的多项研究中发现,术后危及患者生命最常见的两个并发症是呼吸功能不全和循环不稳定。现代 PACU 的目的是在这些问题造成严重的发病率或死亡率之前,解决它们及其他相关疾病。此外,现代 PACU 出室标准强调呼吸和循环稳定是出室的先决条件(见本章 PACU 出室标准)。

几项单中心回顾性研究调查了恢复室术后并发症的发生率和类型。脉搏血氧饱和度适当发表的第一项研究统计了 18 000 例麻醉患者,发现术后最常见的 3 种并发症是:①恶心呕吐(占并发症的 42%);②需要呼吸系统支持(29%);③低血压(13%)。14 年后,另一项针对 1 000 多名患者的研究发现,术后并发症的总体发生率为 23%。然而,并发症的分布略有不同,最常见的 3 种类型是:①需要呼吸支持(占并发症的 40%);②恶心呕吐(31%);③心动过速(13%)。

最近,一项针对卡塔尔 1 000 多名患者的研究发现,PACU 的术后并发症的总发生率(4%)要低得多。这些并发症中,最常见的有 3 种:①低氧饱和度(占并发症的 40%);②体温过低或过高(25%);③术后恶心呕吐(PONV;15%)。并发症的发生率和分布的差异性至少可以部分归因于以下相关研究直接明显的异质性:①病例的组成(如耳鼻喉科和妇科手术是 PONV 的高风险因素);②术者的专业水平;③数据收集主观性强(即缺乏定义各种并发症的通用标准)。

国家不良事件数据库的分析可能更有说服力。1989 年,Zeitlin 发表了一篇关于美国麻醉医师协会(American Society of Anesthesiologists,ASA)索赔数据库中与恢复室相关的索赔案件的综述,发现它占数据库中 1 100 多起事件的 7%。其中大多数发生在脉搏血氧仪广泛使用之前。正如前述,呼吸系统相关事件占大多数(84 例中有 49 例),而心血管系统相关事件占少数(84 例中有 9 例)。2002 年,Kluger 等对澳大利亚麻醉事件监测研究(Anaesthetic Incident Monitoring Study,AIMS)数据库发表了类似的分析。在 8 000 多例病例中,有 5% 发生在恢复室。最常见的 3 种情况是:①呼吸/气道问题(43%);②心血管问题(24%);③用药错误(11%)。

A. 呼吸系统

在 PACU 中的患者发生的呼吸功能不全部分是由麻醉药物的残余所致。术中给予的使患者可以耐受气道操作和手术刺激的药物可能都会影响术后患者的正常呼吸功能。阿片类药物和安眠镇静类药物会抑制呼吸活动、气道反应和呼吸道通畅。中枢神经系统抑制剂也会使患者面临喉痉挛的风险。残留的神经肌肉阻滞则会导致上气道梗阻和通气不足。这些药物的不良反应在老年人、肥胖者和阻塞性睡眠呼吸暂停综合征患者上表现更加明显。

B. 心血管系统

PACU 常见的心血管问题包括低血压、高血压或心动过速。手术常导致出血、非出血性容量丢失(如体液蒸发和组织间液再分布)和炎症反应。这些过程中的任何一个或两者的结合都会导致术后低血容量和低血压。残留的麻醉剂如阿片类药物和镇静催眠药也能降低小动脉和静脉张力,导致前负荷和后负荷降低。

当术后镇痛不充分时,来自手术部位的伤害性信号可以触发交感神经介导的心动过速和高血压。虽然低血压对会立即威胁患者生命,但心动过速和高血压的发生会增加 ICU 入室和死亡的风险。死亡的机制可能与心脏在这种短暂的高动能状态下的代谢负担有关。例如,众所周知,大多数围手术期心肌梗死发生多在术后 24~48 小时内,很可能是由于氧供/氧需不匹配而非粥样斑块破裂所致。

Ⅳ. PACU 的标准和指南

ASA 发布并定期更新实践标准,这些标准定义了麻醉后的最低护理标准。这些标准并非绝对不变,可根据临床实际进行更正。从这些标准的角度看,"麻醉"是指任何全身麻醉、区域麻醉和监测麻醉管理,ASA 对麻醉后监护的 5 个最低标准总结如下(麻醉学家于 1998 年 10 月 12 日获得委员会批准,最后一次修订于 2009 年 10 月 21 日):

A. 接受麻醉的患者应接受适当的麻醉后护理。

B. 在转移患者到 PACU 的过程中,应该由了解患者病情的麻醉团队成员陪同,同时持续的评估并予以支持。

C. 麻醉小组成员到达 PACU 后,应重新评估患者,并向 PACU 接收患者的护士提供口头报告

D. 在 PACU 期间,应持续对患者进行评估。

E. 医生应负责患者从 PACU 出室。

与标准相反,指南提供"建议"而不是"要求"。麻醉后监护的实践指南是由 ASA 麻醉后监护工作组制定的。他们整合了当前的科学文献和专家小组的意见,其中包括:① ASA 工作组的成员(麻醉医师和流行病学家);② PACU 的顾问;③ ASA 普通会员。

该指南认为在 PACU 期间应警惕常见的术后并发症,并在出现此类并发症时采取适当的治疗,具体而言,指南建议定期监测和维持下列功能正常运行:

1. 呼吸功能

气道通畅度、呼吸频率和血氧饱和度。

2. 心血管功能

a. 脉搏、血压和／或心电图监测。

b. 通过血流动力学和液体摄入量与排出量(包括尿量和手术引流管的排出量)之间的平衡来判断血容量。

3. 神经系统功能

精神状态和神经肌肉功能。

4. 其他

体温正常、疼痛控制、寒颤控制, 恶心 / 呕吐的预防与治疗。

V. PACU 的入室标准

根据 ASA 标准, 在我们机构任何接受全身或局部麻醉的患者均可被转运至 PACU。接受清醒镇静麻醉的患者由麻醉医师决定是否需要被转至 PACU 或转至第二阶段的恢复 (见本章中感觉恢复阶段)。

麻醉后恢复的阶段

门诊手术患者的麻醉后恢复通常分为 3 个阶段:早期、中期和晚期。

1. 第一阶段 (早期):从停止麻醉到保护性气道反射和心血管、呼吸功能恢复 (即, 当患者符合以下出 PACU 标准时)。这个阶段通常从手术室开始, 在 PACU 中继续。

2. 第二阶段 (中期):当患者达到出 PACU 标准时开始。这个阶段通常发生在观察病房或门诊手术室 (ambulatory surgery unit, ASU) 中, 并在患者准备好安全出院回家时结束。值得注意的是, 根据 ASA 指南, 所有出院的门诊手术患者都应由一名成年人陪同。

3. 第三阶段 (晚期):继续待在家里, 直到患者恢复到术前的精神运动状态。对于门诊手术患者, 这通常需要 1~3 天。

对于住院患者, 第二阶段和第三阶段都发生在住院病房。由于新型麻醉药物作用时间短、代谢速度快, 患者有时可以绕过第一阶段, 直接从手术室进入第二阶段, 从而减轻 PACU 人员工作量, 有效降低了资源浪费。这种做法有时被称为 "快通道"。出院回家后, 应向所有患者说明如何获得紧急帮助并进行常规随访。

VI. 出室标准

PACU (第一阶段)、ASU (第二阶段) 和快通道患者 (即跳过第一阶段直接进入第二阶段的患者)的出室标准各不相同。

A. 第一阶段(PACU)至第二阶段(ASU)的出室标准

PACU 的主要目标是监测和治疗术后患者,直到他们呼吸功能恢复或心血管功能稳定。为此,Aldrete 于 1970 年采用 Apgar 评分系统(用于新生儿评估)对所有术后患者进行评估。他用意识评估取代了新生儿反射测试。但在其他方面保持了相同的 5 类系统,每类最多 2 分:①活动;②呼吸;③循环;④意识;⑤颜色(粉红色 vs 苍白 vs 发绀)。随着脉搏血氧饱和度的广泛应用,Aldrete 将最后一类从主观的"颜色"转变为客观的血氧饱和度。当前系统如表 36.1 所示。对于门诊手术患者,Aldrete 评分为 9 分通常被认为是从 PACU 出室到后期康复的先决条件。对于正在接受手术的住院患者,Aldrete 评分为 8 分即可转至第二阶段,尽管与 PACU 相比,患者对护士的比例更高,但医学评估仍要持续进行,最后由医生负责决定患者从 PACU 出室。

B. 从手术室到 ASU 的快通道标准

为了筛选门诊手术患者的"快速通道"资格(即绕过第一阶段),White 提出并验证了修改后的 Aldrete 评分,其中还包括疼痛和恶心评分(表 36.2)。得分为 12 分(每个类别不低于 1 分)的患者被认为有资格直接从手术室转到 ASU。血流动力学稳定、呼吸功能正常、疼痛和恶心控制良好的患者无需进入资源稀缺的第三阶段恢复区。

C. 从 ASU 转出至回家的标准

当日间手术患者安全出院后,应该感到舒心的是,患者的术后需要在家庭环境中即可得到满足。在众多评分系统中,最广泛使用的是 Chung 开发的麻醉后出院评分(Post Anesthesia Discharge Score,PADS)。

　　该评分系统最初强调：①生命体征的稳定性；②行走的能力；③疼痛和恶心的控制；④手术出血的控制；⑤排尿和耐受扣费摄入的能力。但是随后的研究表明，对所有患者实施最后一项标准弊大于利。强迫患者在出院前进行口服试验导致的恶心和呕吐（尤其是接受阿片类药物治疗的患者）明显多于让患者等到食欲恢复后再进行口服试验。此外，强迫患者住院直至其排尿仅有利于尿潴留高风险患者（即老年、男性、骨盆手术、神经麻醉、手术时间 >60 分钟、术中输液 >750ml 的患者）。低尿潴留风险的患者很可能在适当的时候在家充分排尿，所以把他们留在医院直到他们出院，只会耽误他们几个小时。Awad 建议：①如果低尿潴留风险患者 6~8 小时仍不能排尿，此时应返回医院；②高尿潴留患者应在要求排尿的同时还有经超声测量后排空后残余 < 300ml；排空后残留 >600ml 的患者应在出院前导尿（Awad 和 Chung，2006）。最新的 ASA 操作指南现在建议，除了特定患者外，不能因为不能排尿或不能进食而延迟患者的出院时间。

　　因此，改良 PADS 标准（表 36.3）排除了排尿试验和口服摄入试验，并将疼痛和恶心控制分为不同的类别（总共保持 5 个类别，因此最高得分为 10）。

表 36.1　PACU 出室的改良 Aldrete 评分系统

类别	分值
活动	
自主活动全部四肢	2
自主活动 2 个肢体	1
不能活动	0
呼吸	
能够咳嗽和深呼吸	2
呼吸困难或低潮气量	1
窒息	0

续表

类别	分值
循环	
血压在基础水平的 20% 以内	2
血压在基础水平的 50% 以内	1
血压 > 基础水平的 50%	0
意识	
完全清醒和警觉	2
可唤醒	1
不能唤醒或无反应	0
血氧饱和度	
室内空气下氧饱和度 >92%	2
需要氧气支持以保持氧饱和度 >92%	1
氧气支持下氧饱和度 <92%	0

Adapted from Aldrete JA.The post-anesthesia recovery score revisited.*J Clin Anesth*1995 ; 7 (1): 89-91.

表 36.2　White 快速追踪改良 Aldrete 评分系统补充

类别	分值
疼痛	
没有或轻微疼痛	2
中度至重度疼痛需要静脉镇痛	1
难治性剧烈疼痛	0
恶心	
无或轻微恶心	2
短暂的恶心或呕吐	1
难治性中度 / 重度恶心呕吐	0

Adapted from White PF, Song D.New criteria for fast-tracking after outpatient anesthesia: a comparison with the modified Aldrete's scoring system.*AnesthAnalg* 1999 ; 88 (5): 1069-1072.

表 36.3　第二阶段恢复至家庭康复的改良 PADS 出室标准

类别	分值
生命体征	
术前值的 20% 以内	2
术前值的 20%~40%	1
> 术前值的 40%	0
活动水平	
步态稳定无头晕 / 回到基线	2
需要支持	1
无法走动 / 评估	0
恶心和呕吐	
轻度 / 无——无需治疗	2
中度——治疗有效	1
重度——治疗无效	0
疼痛	
VAS 0~2（轻度或无疼痛）	2
VAS 4~6　（中度疼痛）	1
VAS 7~10　（剧烈疼痛）	0
外科出血	
少量——不需要换药	2
中量——2 次换药后出血停止	1
大量——3 次换药后出血继续	0

Adapted from Awad IT, Chung F. Factors affecting recovery and discharge following ambulatory surgery. *Can J Anaesth* 2006 ; 53 (9): 858-872.

VII. 区域和神经阻滞麻醉的出室标准

接受局部麻醉和神经阻滞麻醉的患者可使用与接受全身麻醉患者相同的出室标准。椎管内麻醉患者重要的是测试和记录运动和感觉功能障碍的消退情况。麻醉阻滞消退可通过以下反射恢复来证实：会阴感觉恢复（S_{4-5}）、足跖反射能力（S_{1-2}）、大脚趾本体感觉（L_5）。单次神经阻滞麻醉患者的出院应得到医师明确的口头和书面指示，说明如何避免意外伤害（包括热损伤和机械损伤)。使用连续外周神经阻滞导管出院的患者,除上述咨询外,还应了解导管移位(包括血管内、硬膜外、鞘内等)的潜在危害,这些患者还应被明确告知如何在导管注射药物的同时,每天24 小时与麻醉医师团队取得联系。

推荐阅读

Aldrete JA. The post-anesthesia recovery score revisited. *J Clin Anesth* 1995;7(1):89–91.

Allen A, Badgwell JM. The post anesthesia care unit: unique contribution, unique risk. *J Perianesth Nurs* 1996;11(4):248–258.

American Society of Anesthesiologists. Standards for Postanesthesia Care. (Approved by the ASA House of Delegates on October 27, 2004, and last amended on October 15, 2014.) http://www.asahq.org/coveo/~/media/sites/asahq/files/public/resources/standards-guidelines/standards-for-postanesthesia-care.pdf. Accessed June 3, 2017.

Apfelbaum JL, Silverstein JH, Chung FF, et al. Practice guidelines for postanesthetic care: an updated report by the American Society of Anesthesiologists Task Force on Postanesthetic Care. *Anesthesiology* 2013;118(2):291–307.

Awad IT, Chung F. Factors affecting recovery and discharge following ambulatory surgery. *Can J Anaesth* 2006;53(9):858–872.

Butterworth J, Mackey DC, Wasnick F, eds. Postanesthesia care. In: *Morgan and Mikhail's Clinical Anesthesiology*. 5th ed. New York, NY: McGraw-Hill; 2013.

Chinnappa V, Chung F. What criteria should be used for discharge after outpatient surgery? In: Fleisher LA, ed. *Evidence-Based Practice of Anesthesiology*. Philadelphia, PA: Saunders; 2009:305–313.

Chung F, Chan VW, Ong D. A post-anesthetic discharge scoring system for home readiness after ambulatory surgery. *J Clin Anesth* 1995;7(6):500–506.

Faraj JH, Vegesna AR, Mudali IN, et al. Survey and management of anaesthesia related complications in PACU. *Qatar Med J* 2013;2012(2):64–70.

Hines R, Barash PG, Watrous G, et al. Complications occurring in the postanesthesia care unit: a survey. *Anesth Analg* 1992;74(4):503–509.

Kluger MT, Bullock MF. Recovery room incidents: a review of 419 reports from the Anaesthetic Incident Monitoring Study (AIMS). *Anaesthesia* 2002;57(11):1060–1066.

Landesberg G. The pathophysiology of perioperative myocardial infarction: facts and perspectives. *J Cardiothorac Vasc Anesth* 2003;17(1):90–100.

Nicholau D. The postanesthesia care unit. In: Miller RD, ed. *Miller's Anesthesia*. Vol 2. Philadelphia, PA: Churchill Livingstone; 2010.

Nightingale F. *Notes on Hospitals*. London, UK: Roberts & Green; 1863.

Pinsker MC. Anesthesia: a pragmatic construct. *Anesth Analg* 1986;65(7):819–820.

Rose DK, Cohen MM, Wigglesworth DF, et al. Critical respiratory events in the postanesthesia care unit. Patient, surgical, and anesthetic factors. *Anesthesiology* 1994;81(2):410–418.

Tarrac SE. A description of intraoperative and postanesthesia complication rates. *J Perianesth Nurs* 2006;21(2):88–96.

White PF, Song D. New criteria for fast-tracking after outpatient anesthesia: a comparison with the modified Aldrete's scoring system. *Anesth Analg* 1999;88(5):1069–1072.

Yip PC, Hannam JA, Cameron AJ, et al. Incidence of residual neuromuscular blockade in a post-anaesthetic care unit. *Anaesth Intensive Care* 2010;38(1):91–95.

Zeitlin GL. Recovery room mishaps in the ASA Closed Claims Study. *ASA Newsl* 1989;53(7):28–30.

第37章

麻醉后监护室的质量控制、组织管理和政策制定

Edward George

曲　宁　译　傅　强　校

Ⅰ. 麻醉后监护室的质量控制

A. 引言

麻醉后监护室（postanesthesia care unit，PACU）提供服务的范围和性质通常因特定医疗机构不同而有所不同。手术需求的范围从门诊手术中心（一个独立的 PACU 可以作为入院、康复和出院设施）到具有多个 PACU 的大型医疗中心，其中包括转入、恢复和转出，且通常为一部分独特的患者提供服务，包括外科重症监护室（intensive care unit，ICU）的全部功能。此外，在一些极端情况（如自然灾害或大规模伤亡/紧急情况）时，可能需要 PACU 扩大工作范围，以提供从普通护理单位到 ICU 的各种能力。

无论 PACU 提供的服务性质如何，都必须在患者安全质控方面制定积极的方案。尽管这些程序的制定、实施和维护是由医疗机构或医疗集团内部的实践驱动的，但对综合系统的要求对每个设施都至关重要。虽然每个 PACU 的组织都是为了满足特定工作站点的独特需求，但在所有程序中都存在着结构和功能的共性。

B. 定义

在医疗保健领域,质量控制、患者安全活动和计划的目的是确保或提高在确定的医疗环境或计划中的护理质量。这一概念包括对护理服务中存在的问题或缺点,设计纠正/克服这些缺陷的活动,以及监测过程确保纠正措施的可靠性。

医疗保健机构通常在医疗质量和患者安全方面设立科室或职位。大多数情况下,如医学、外科学和神经病学等主要服务科室也将制定质控/患者安全流程,以便为特定科室/专业的质量和安全提供持续的监督机制。这些科室活动通常从属于医疗机构质量控制计划,并依赖于更高管理层的协调过程,以确保及时发现管理科室潜在的危险因素。

PACU 现存的唯一挑战是医疗质量和安全计划组织方面的问题,因为 PACU 代表了医院内几个主要科室都以紧密协调的方式运作。通常,麻醉和护理科室在 PACU 的操作中保持关键的领导角色,并与外科科室以及其他亚专科(介入放射学、胃肠病学等)密切合作。

因此,任何旨在监督恢复室功能的计划必须由来自相应学科经验丰富的人员设计。如前所述,许多 PACU 在为手术领域之外的专业提供临床服务方面的独特作用也可能使这一点变得更加复杂,例如临床的内窥镜检查和放射科的介入服务。各医疗机构可以通过从可能作为综合服务的一个组成部分的科室开发一个健全的组织职能报告系统,或者从围术期监督服务的管理功能来成立围术期质控委员会,从而应对这个挑战。

无论质控管理的组织结构如何,对于报告和评估与质控相关的事件保持清晰、独立的过程至关重要。此外,系统的设计必须以服务于医疗机构质控和患者安全要求的方式促进任何后续分析,并为科室和医疗机构质量进一步改进做出指导。

C. 运作重点

几十年来,工业一直在运用质控管理。然而,医疗保健行业接受质控的方式根源于航空领域的安全计划,该计划在二战开始时就已成为军事航空界的一个明确标准。

在各级临床护理中,通过列表的采用和政策的实施来授权和管理人员,在医学实践中司空见惯,是直接从军队和海军航空计划的经验演变而来。这些过程源于第二次世界大战之前的几年,在军事和民用社区已经过几十年的精炼,并被认为是提供从制造、执法到医药等各种专业的质量和安全计划的基础。

利用从临床护理和工业应用中获得经验的办法,通过分析根本原因的基本概念,已经开发出基于系统的分析方法。再加上质控和患者安全是医疗机构优先考虑的问题,这些计划提供了将直接患者护理的重要元素纳入一个涉及医疗机构专业知识和资源的综合过程的能力。

此外,采用一种理念,即责备制度被用以数据评估驱动的方法所取代,这种方法可以将绩效与基于系统的挑战分开,从而提供优化评估过程的能力,而不会附加任何与个人执行相关的不良影响。这种做法形成了更完整的评估,因为个人更容易提供与事件相关的细节,而不用担心惩罚,并以更好地为参与可能经常具有情感挑战性的个人提供帮助的方式定位在事件的过程中。在过去十几年的时间内,同伴支持和同伴咨询等计划已从质控和患者安全计划的过程中发展起来,现在为参与质量相关活动的护理人员提供了至关重要的服务。

D. 质控计划的结构／发展

虽然正式质控计划的要求反映了特定医疗机构的实践性质,但基本计划要素可分为以下一组共同组成部分:

- 运作概念
- 结构

- 报告系统
- 数据采集／分析功能
- 审查过程
- 确定／发现
- 传播
- 审查

1. 运作概念

执行概念通常反映了部门领导规定制度的价值观，尽管存在变化，但总体上体现了一个综合计划的精神，以提高护理水平，评估和改善个人与部门层面实践中的不足之处。整合质量改进功能的理念通常被指定为执行概念的一个要素，科室内的关系也是如此。重要的是要理解执行概念通常是动态的，以适应不断变化的实践。

2. 结构

质控活动的组织范围可从由常设人员担任工作的专门行政活动，到由额外／辅助职责指派人员的临床护理单位内的职能。无论结构如何，人员都必须具备适当的临床经验，并有足够的时间和资源来有效地管理该计划。

3. 报告系统

报告系统的设计和实施是任何质控计划成功的必要条件。系统范围利用最简单，最直接的方式，使用简单的形式转移到计算机数据库，将临床护理的关键要素整合到围术期服务的范围内，自动化元素直接向医疗机构领导提供信息。无论复杂程度如何，报告系统必须易于使用，范围广泛，并且可供所有人使用，同时适当保护患者的隐私性并向工作人员提供匿名性。虽然通常由参与患者直接护理的员工参与，但是仍需接受领导的意见，以及整合来自患者建议办公室等部门报告的能力，是确保以最全面的方式评估所有问题的最佳机会。

4. 数据采集／分析功能

在对报告的事件或是针对质控工作人员的事件设置中，全面获取准确信息的能力对于任何成功的质控活动都是至关重要。信息通常来自多个来源，除了事件通知之外，关键信息通常还包括围术期记录（围术期评估、术中记录等）及对相关个体（通常包括患者）的访谈。参与分析的人员必须具备适当的临床经验，并且能够和具有与被评估事件密切相关专业知识的人员进行沟通。

5. 审查过程

在评估所有与安全相关的问题时，必须采用系统的过程。各医疗机构将设有质控／安全办事处，经常就工序及报告的具体要求检讨，向所属科室提供书面指导。分配到质量／安全办事处的单位一级别人员必须具有相关的临床经验，并且必须有机会接受质控和安全领域的教育培训。审查过程可以直截了当，检查任何对于护理标准的偏差，或者可能需要加深和跨科室的分析与协作。单位领导必须在整个过程的各个阶段保持监督职能。

6. 确定／发现

在分析阶段结束时，质控安全人员必须确定一个问题实际上是否值得关注，以及导致问题出现的根本原因。这部分将需要向领导层提交一份正式报告，该报告通常以标准化格式提出，具体说明事件、涉及的个人、事实调查结果和后续建议。

7. 传播

单位、科室或医疗机构层面的领导人员负责分析结果。由于质量或安全问题的这些要素可能涉及保密问题，因此，参与质量和安全过程的人员不仅要保留详细的记录，还要确保患者以及临床医生的个人信息受到保护，这一点至关重要。这种匿名性既可以保护敏感信息，也可以让所有担心报复事件以及会遭到报复的相关个人感到放心。

8. 审查

所有处理质量和安全问题的项目都必须由临床领导和负责相关质量和安全项目的部门和医疗机构审查。这个过程提供了审查结果,以及分析所有步骤中执行的过程。

许多临床单位安排定期审查会议,并适当注意保密,以便工作人员和领导层提出重点案例供讨论,这可以提供改进报告、分析的机会,并且最重要的是实施必要的变更以确保可避免的事件不再发生。

II. PACU 的组成、管理和政策

A. 简介

在需要麻醉或镇静的手术后患者的恢复通常在 PACU 或恢复室中进行。PACU 是为观察、治疗和术后患者出院而设计的专门领域,其作用和功能可以随着各个医疗机构的实践范围而变化。门诊 / 日间手术中心可安排由 1 名围术期护士组成的 PACU,并由麻醉医师提供医疗监督,麻醉医师亦可参与监督手术室的病案;而大型学术医院,如一级创伤中心,可能有多个不同位置地点的 PACU。这些 PACU 支持各种功能,通常由多个亚专业组成,可以提供中级重症监护要求,由专业麻醉医师和 / 或外科重症监护医师提供医疗监督。

PACU 的最佳位置要靠近手术室,从而最大限度地缩短患者的转送时间,并为麻醉医师和外科医生提供了快速通道,PACU 配备了经过专门培训的护士和熟练护理患者的护理人员。在麻醉医师的监督下,PACU 为广泛的术后患者提供护理,大多数患者随后被及时地从 PACU 转移到医院的普通护理楼层,或者像门诊护理医疗机构一样,出院回家。接受 PACU 治疗的患者和外科手术的患者具有广泛的多样性。许多患者身体健康在医院的病程平稳,而有些患者受其既往病史和 / 或复杂的术中病程影响,经历了一个更为复杂的围术期病程。

患者在需要麻醉或镇静的手术术后送入 PACU。患者通常在外科手术后在手术室接受治疗。然而,麻醉下的干预也可能发生在其他科室的主要手术室之外,如放射科、心脏病科或胃肠

科。在这种情况下,可以在医院的主要恢复区以外的区域提供护理,并可能需要与 PACU 协调。在康复方面受过培训和有经验的人员应在场监督康复阶段,并且必须能够在患者的病情发生紧急变化时立刻提供帮助。

鉴于在 PACU 中接受恢复的患者范围很广,所以潜在的问题也各不相同。能够提前预测到共同问题可有助于及时采取适当的行动,并可有助于避免与更紧急的干预措施有关的并发症。

健康的患者是作为住院患者还是门诊患者接受手术,取决于外科手术的严重程度。一些复杂的外科手术,即使在患者健康的情况下,也可能需要在医院进行长期的术后护理。在这种情况下,计划的住院时间受功能恢复所需的时间以及可能的术后并发症的影响。对于大多数患者而言,PACU 的简单恢复通常是可以预期的。然而,在 PACU 和随后的住院期间内,患者经常出现可能影响其术后进程的并发症。虽然患有多种疾病的患者通常在手术当天出院回家,但并发症往往是决定让患者在手术后住院的一个主要因素。

无论入住 PACU 的患者的性质和复杂程度如何,重要的是要记住任何 PACU 的目标都是促进术后患者的恢复,使患者能够继续进行预期的临床过程,无论是从医院出院还是转送到该医疗机构的普通护理单位。这种过程可以简化为观察患者从简单的手术中恢复,或者 PACU 可能包括复苏的因素;镇痛和额外的支持手段,以确保所有患者的恢复情况在离开 PACU 前是达到预期的。尽管 PACU 的大多数患者对经验丰富的工作人员来说临床挑战不大,但也有一小部分患者可能需要长期监测并可能需要积极的治疗。目前所有医院 ICU 的演变都来自于几十年前 PACU 和恢复室的经验,这证明了当今 PACU 需求的多样性。

B. 组织

PACU 通常由麻醉医师、经过专门培训的恢复室护理人员和支持人员组成。除了提供适当监测患者和常规术后护理的能力外,PACU 还提供机械通气和有创性监测,以及提供应急设备和技术人员,从而能进行紧急复苏并在预期的短时间(24~36 小时)内提供先进的急救护理,或做好转移到 ICU 的准备。

分配到 PACU 的工作人员必须对所进行的手术有全面的了解,并熟悉与所提供的麻醉和外科手术相关的潜在并发症,以及患者过去的相关病史和手术史。美国麻醉学会(American Society of Anesthesiology, ASA)麻醉后护理标准明确了旨在鼓励高质量患者护理的护理原则(表 37.1)。PACU 操作标准由美国麻醉医师协会于 1988 年制定,并于 2014 年修订。标准包括转入指南、患者转送指南、手术室团队到 PACU 团队患者护理的转送指南以及出院指南和程序。

表 37.1　麻醉后护理标准

委员会:标准和实践参数(ASA 委员会于 2004 年 10 月 27 日批准,最后一次修订于 2014 年 10 月 15 日)

这些标准适用于所有区域的麻醉后护理。这些标准可以根据负责麻醉医师的判断进行调整。它们旨在鼓励高质量的患者护理,但不能保证任何具体的患者结果。随着技术和实践的发展,这些标准也会不时修订

标准 I

所有接受全身麻醉、局部麻醉或麻醉监护的患者均应接受适当的麻醉后管理[a]

1. PACU 或提供同等麻醉后护理的区域(如外科 ICU)应在麻醉护理后接受患者。所有接受麻醉护理的患者,除由负责患者护理的麻醉医师按照特定程序外,均应被收住 PACU 或类似的病房

2. PACU(或同等区域)医疗方面的护理应受政策和程序的约束,这些政策和程序已由麻醉科审查和批准

3. PACU 的设计、设备和人员配备应符合设施认证和许可医疗机构的要求

标准 II

被送往 PACU 的患者应由了解患者病情的麻醉护理团队成员陪同,应在转送过程中对患者进行持续评估和治疗,并视病情给予患者相应的监测和支持

续表

标准Ⅲ

到达 PACU 后,应重新评估患者,并由患者陪同的麻醉护理团队成员向负责的 PACU 护士提供口头报告

1. 患者到达 PACU 时的状态应记录在案[引自 Committee on Standards and Practice Parameters 409-1.3(PA).Subject:Standards for Post anesthesia Care(Clean) Page 2.Date:March 2,2014.]。有关术前状况和手术/麻醉过程的信息应传送给 PACU 护士

2. 麻醉护理团队的成员应留在 PACU,直到 PACU 护士承担起患者护理的责任

标准Ⅳ

应在 PACU 中持续评估患者的病情

1. 对患者应采用适合患者病情的方法进行观察和监测。应特别注意监测氧合、通气、循环、意识水平和体温。在患者从所有麻醉剂中恢复期间,应在恢复的初始阶段采用定量评估氧合作用的方法,例如脉搏血氧饱和度测定法[b]。此法不适用于分娩和阴道分娩时使用区域麻醉的产科患者的恢复期间

2. 应保持 PACU 期间的准确书面报告。鼓励每位患者在转入前、转出前和转出时使用适当的 PACU 评分系统

3. PACU 的医疗监督和患者护理协调应由麻醉医师负责

4. 应制定一项制度以确保在 PACU 中有能够管理并发症和为患者提供心肺复苏的医生

标准Ⅴ

执业医生负责从 PACU 中转出患者

1. 使用出院标准时,必须经麻醉科医生和手术医生批准。他们可能根据不同情况判断患者是否出院到普通病房、ICU、短期住院还是在家中

2. 在没有负责评估出院的医生的情况下,PACU 护士应确定患者符合出院的标准。应当将承担出院责任的医师姓名在病历上注明

---

[a] 有关护理问题,请参阅 ASPAN 发布的麻醉期间护理标准、实践建议和解释性声明。

[b] 在合理的情况下,责任麻醉医师可以放弃这一要求;建议这样做时,应在患者的病历记录中注明(包括原因)

由美国麻醉护士协会(American Society of Peri-Anesthesia

Nurses,ASPAN）认证的专业护士对术后患者的护理至关重要。ASPAN 制定的康复护理标准与 ASA 制定的医生康复护理标准相似。这些标准旨在优化术后患者的护理。ASA 和 ASPAN 患者护理标准的相似性表明了医生和护士在为患者提供术后即刻最佳护理方面的显著趋同。

能够显示生命体征的标准监护仪用于所有转送到 PACU 的患者。还需要供应氧气和提供吸引的措施。必须有足够的用品用于患者护理（敷料、呼吸设备、尿管等）及静脉输液和药物。提供紧急正压通气的器具（即每个床位必须备有氧气袋 - 面罩或 "急救气囊"）。重要的是，急救设备和接受过急救培训的人员必须立即到位。此外，每个 PACU 都必须考虑在 ICU 能力水平上提供有创监测和支持的能力。

C. 管理

PACU 的管理与所支持的临床实践的性质有关。提供独立的门诊手术护理的较小康复医疗机构可以选择将 PACU 管理与手术室管理相结合，麻醉医师适当参与政策和临床监督。具有更多样化实践操作的医疗机构通常会使用由麻醉医师和围术期护士组成的专门管理团队，直接参与 PACU 的多个操作阶段。除直接对患者护理，这些要求还包括培训、继续教育［如基本生命支持(basic life support,BLS)和高级心血管生命支持(advanced cardiovascular life support,ACLS)］、人员和数据管理以及后勤保障。在多个 PACU 的设置中，协调支持可以授权多个层次的管理，由 PACU 领导团队与医疗机构的围术期管理团队进行协调。

无论 PACU 支持的实践范围如何，在提供的临床护理和整体运作管理方面，都必须明确界定职责。鉴于术后患者的护理可能涉及多个学科，因此在护理的各个阶段进行清晰简洁的沟通是至关重要的，并且必须以协作的方式进行。尽管 PACU 中的护理通常由麻醉医师指导，但外科医生（或其他科室医生）必须及时了解患者的病情，并能够提供与所执行的病程和预期的临床过程相关的患者护理指导。通过这种方式,患者可以获得最全面的护理,而不会存在由于患者整体管理中涉及的所有专业人员单独引导护理而可能影响术后发展的其他因素以及没有充分认识到其他团体在合作护理 PACU 患者所作的决定。

D. 运作

如前几节所述,PACU 的实践操作范围可以根据特定医疗机构的临床活动而变化。尽管在实践操作中存在这种可变性,但临床情况存在共性,即在该环境中提供监护的所有临床医生必须能够及时有效地进行管理。PACU 最常见的并发症是手术和麻醉药的常规后遗症,其临床问题包括缺氧、低血压、心动过速、疼痛和术后恶心 / 呕吐。即使是最简单的临床情况,如高血压,也可能是严重术后并发症的先兆。这些看似常规参数的变量解释强调了所有在 PACU 中提供监护的临床医生必须完全了解所进行的程序、与患者相关的临床问题以及与诊疗相关的潜在并发症。

医疗机构的政策将推动 PACU 运作的各个方面。无论 PACU 的实践范围如何,都必须明确界定所有 PACU 的角色、职责和指导方针。与参与患者护理的临床医生以及管理手术室的领导人员进行患者康复后的处置方向 / 分配的明确沟通,对患者护理的所有组成部分有效运作至关重要。

E. 政策和程序

虽然术后患者的常规恢复和 PACU 的整体运作可能看起来很简单,但是鉴于任何患者群体以及提供护理的医疗机构的多样性,都需要制定简明的计划和政策来优化效率。如果有更专门的护理,对这种准则的需要可能会更加复杂;然而,无论医疗机构关注的焦点是什么,所有提供者之间都存在着联系。操作标准由负责 PACU 管理的人员制定,其中提供了若干基本要求,尽管肯定不被视为限制,因为这些康复医疗机构通常被要求展示最大的患者护理能力，并且通常被认为是一个医疗机构在运营节奏加快期间的缓冲。

1. 出入 PACU 标准

关于 PACU 入室和出室标准的详细讨论见第 36 章。大多数术后患者在最终处理到普通护理单元或出院（例如，到熟练的护理医疗机构或回家）之前，都需要在 PACU 住院一段时间。然而，根据医疗机构的偏好，某些患者，例如那些在麻醉监护或清醒镇静下接受手术的患者，可以直接转移到普通护理单位，因为预期可能表明，患者基本上已经恢复到术前基线并且不需要像 PACU 中那样进行进一步的专门监视。必须建立明确的指导方针。患者 PACU 的转出可以通过一系列标准来控制 / 指导，例如 Aldrete 评分系统（表 37.2）和方案，或者可能需要更详细的审查流程。

2. 强制性通信

随着通信系统的发展，除了电话和广播之外，字母数字寻呼机、对讲机、随身携带的通信设备等都可以用于有效通信。但是，有几种临床情况可能要求医师在现场进行沟通，因此可以纳入 PACU 通信指南文件。虽然在某种程度上是医疗机构的具体问题，但某些临床问题已被纳入该医疗机构的此类文件中。诸如重新插管、心跳停止、死亡和其他情况的事件可以考虑这样的强制性通信，其制订方式应便于护理小组的任何成员进行沟通。

表 37.2　麻醉后恢复的改良 Aldrete 评分

活动	评分
能够自主活动	
四肢：	2
两肢：	1
无肢体活动：	0
呼吸	
深呼吸，有效咳嗽：	2

续表

活动	评分
呼吸困难,浅或有限:	1
呼吸暂停:	0
循环	
麻醉前 ±20% 以内:	2
麻醉前 ±20%~49%:	1
麻醉前 ±50% 以上:	0
意识	
完全清醒:	2
微小刺激可唤醒:	1
无反应:	0
氧饱和度	
呼吸空气 SpO_2 ≥ 92%:	2
呼吸氧气 SpO_2 ≥ 90%:	1
呼吸氧气 SpO_2<90%:	0

患者在进入 PACU 后分别在 15、30 和 60 分钟以及转出 PACU 时进行评估。8/10 的分数通常被认为是转出的最低可接受分数

3. 应急保障

要求所有在 PACU 工作的临床医生都应该熟练掌握相关的急救预案,在显而易见的紧急情况,例如心脏骤停或精神状态的急剧变化,反应系统可以从呼叫代码或快速反应小组到 PACU,也可为已经分配到围术期区域的快速反应小组制订计划以寻求帮助。与 ACLS 相关的问题将在第 35 章中详细讨论。

4. 护理升级

在通过 PACU 转诊的过程中,会有一小部分患者需要比普通护理单位更多的临床护理。因此,必须有一个明确的计划来解决直接转入 ICU 或观察病房的相关问题。不同医疗机构政策可能有所不同;然而,预先确定有效的机制可以满足患者的最佳需求,并将对 PACU 和医疗机构资源的不良影响降到最低。

5. 传染病和免疫受损 / 移植患者

传染病相关问题的管理对每个 PACU 都至关重要,基本规划必须包括与传染病专家的协调。确定关键要求,例如正压室和隔离因素,可以显著影响 PACU 的操作。此外,免疫受损和 / 或免疫抑制(即移植)患者将需要以多学科的方式进行密切协调,需要以协作的方式制定具体的指南,并随时向所有临床医生提供。

6. 恢复患者

任何 PACU 或恢复室的明确目标是密切监测术后患者,直到麻醉效果降低到患者可以安全接受护理的程度,在这种情况下,通常的一般护理单位为患者提供了一套不太可靠的监测技术和能力不够专业的人员。然而,在很多情况下,往往由于医疗机构的占床位紧张,适当康复的患者将留在 PACU 中,等待一个普通护理单位的房间。这可能会导致 PACU 滞留时间延长甚至通宵,并可能影响手术室的日程安排。因此,PACU 和医疗机构必须明确监测患者的方式,以及主要负责指导患者管理的临床医生。尽管紧急情况处置将始终是 PACU 人员的工作范围,但是一旦患者从 PACU 转出,常规问题(如饮食要求、抗生素计划等)可能由承担直接护理责任的专业人员指导。

7. 儿科患者

许多医疗机构拥有单独的 PACU 用于儿科患者的术后管理(见第 30 章)。无论地点如何,都必须有经过专门培训和认证的临床医师团队来照顾从麻醉中恢复的患儿。

8. 特殊测试

PACU 经常进行各种测试,包括为实验室测试抽取血液、进行放射治疗和 / 或进行超声心动图检查。应制订这些程序的明确操作准则。此外,由于地理位置的关系,某些检测,如艾滋病毒或肝炎检测的血样,(根据法律)需要患者知情同意,代理同意是不适用的也是不合适的。考虑到 PACU 中的患者接受神经活性药物(例如,挥发性麻醉剂,阿片类药物,苯二氮䓬类药物)

治疗的可能性,患者将没有能力提供知情同意。此外,PACU 可被视为"强制性站点",类似于患者看待手术室的方式。应制定一项政策,指导人员处理围术期经常发生的情况(例如针刺、飞溅和其他人员无意中暴露于体液)。此外,PACU 人员可能会观察麻醉下患者最早的意识变化。因此,为初步筛查建立 PACU 指南的方案可能是有用的。PACU 临床医生可以使用 Brice 协议(表 37.3)或阈值修改作为筛选标准。

表 37.3　　改良的 Brice 协议
术前睡着前最后记得的是什么?
术后醒来时记得的第一件事是什么?
你还记得睡着和醒来之间的任何事吗?
你做梦了吗?
手术和麻醉中你记得最不愉快的事情是什么?

9. 探视

当患者转入 PACU 时,工作人员(外科医生)通常会联系家属。家属显然对家庭成员的病情感到焦虑,一般都有立即去 PACU 看望患者的愿望。所以制定访视标准的制度必须到位。部分原因是患者的情况可能不允许家属在某些时候探视(引流管管理、伤口检查等)。考虑到一个典型 PACU 的情况,即同时收治多个患者,由专家和专业人员进行各种干预,如胸透或超声心动图,秩序管理可能会成为一个挑战,探视指南可以帮助缓解这一挑战。此外,家属的存在可能会干扰其他患者,医疗机构也需要专门处理儿童探视的问题。

10. PACU 作为一个工作流程区域

医疗机构可以选择利用 PACU 进行额外的患者护理活动。PACU 通常用作短期入住／夜间 ICU。在这种情况下,需要短时间密切关注血流动力学控制的手术,如颈动脉内膜切除术等,术后患者可以在 PACU 中维持平稳,以便在术后第一天计划转出到普通护理病房。一些医疗机构可能利用 PACU 作为放置 PICC 导管或内镜手术的手术区域。与精神病学科室合作，PACU 可作为一个为接受电休克治疗的患者提供短时间的麻醉和术后恢复的场所。许多科室利用 PACU 作为术前区域，在这里患者被收住，为即将进行的神经阻滞麻醉和区域阻滞手术做准备。任何专门使用 PACU 的指南都应明确制定成文件，并协同学习。

推荐阅读

American Society of Anesthesiology. Standards for Postanesthesia Care Committee of Origin: Standards and Practice Parameters (Approved by the ASA House of Delegates on October 27, 2004, and last amended on October 15, 2014).

Brice DD, Hetherington RR, Utting JE. A simple study of awareness and dreaming during anaesthesia. *Br J Anaesth* 1970;42(6):535–542.

Levine WC, Dunn PF. Optimizing operating room scheduling. *Anesthesiol Clin* 2015;33(4):697–711.

Macario A, Glenn D, Dexter F. What can the post anesthesia care unit manager do to decrease costs in the post anesthesia care unit? *J Perianesth Nurs* 1999;14(5): 284–293.

Marcon E, Dexter F. Impact of surgical sequencing on post anesthesia care unit staffing. *Health Care Manag Sci* 2006;9(1):87–98.

Marcon E, Kharraja S, Smolski N, et al. Determining the number of beds in the post anesthesia care unit: a computer simulation flow approach. *Anesth Analg* 2003;96(5):1415–1423.

第38章

感染控制

Erin J.Levering and Jean Kwo
程宝莉 译 尚 游 校

Ⅰ.感染控制

　　医疗机构的感染控制包括监控近期流行的重要致病病原微生物和预防卫生机构相关感染的播散。患者可能会从手术室定植或感染一些病原菌,这些致病菌多易于交叉感染且多重耐药。一旦患者发生耐药菌感染,往往死亡率增加、并发症增多、住院时间延长且医疗费用增加。因此,整个围术期严格遵守感染控制策略势在必行。

Ⅱ.感染控制方案

　　在美国,依照医院认证联合委员会(Joint Commission for Accreditation of Hospitals,JCAHO)和国家疾病预防控制中心(Centers for Disease Control,CDC)的准则和规定,医院内必须配备感染控制方案。感染控制团队应负责以下工作:①保证医护人员严格执行感染播散的标准防控措施,并监控多重耐药致病微生物(multidrug-resistant organisms,MDROs)的流行和爆发。②医院内临床及非临床工作人员的宣教:多重耐药致病微生物的危害;院内获得性感染的防控;适当的设备清洁、消毒、杀菌措施;适当的感染相关垃圾处理。③感染控制团队的药师和感染性疾病专家负责监督临床抗生素合理使用,鼓励使用窄谱抗生素从而避免抗生素耐药的发生。④感染控制团队的抗生素科学管理小组应该确保合适的抗生素使用剂量和时间,因为不适当的抗生素用量和时间易于导致耐药菌的产生。另外,一个有效的感染控制方案,应该兼顾减少医院获得性感染和经济性。

III. 感染的传播

感染的传播需要 3 个因素:感染源、易感宿主和传播方式。

A. 感染源

医疗机构的病原微生物传播源头,尽管也与环境和物品有关,基本还是来源于包括患者、医护人员、家属及探视人等。当然,一些传播者不表现为显性的感染,可能是慢性定植、携带者或者在无症状的潜伏期。

B. 宿主

大多数影响感染进展的原因都与宿主有关,有些人暴露于潜在的致病微生物而从来不会被感染,有些人则成为慢性的携带者,而有些人会表现明显的临床感染症状。当暴露于致病微生物后,宿主的很多因素会影响感染的发生发展,包括年龄、合并症、免疫抑制、特殊用药(免疫调节剂、影响正常菌群的药物如胃酸抑制剂、其他的抗生素)、有创操作和破坏皮肤屏障的放疗、体内置管及永久性的植入装置。

C. 传播方式

感染的传播有 3 种主要方式:接触传播(直接或间接)、微液滴传播及飞沫传播。

1. 接触传播是最常见的病原体传播方式。直接接触指的是病原微生物从感染患者直接传播给另外患者,没有中间的媒介人或者物。直接接触传播一般需要感染者的血液或者体液,直接从黏膜或破损的皮肤进入到另外人的体内。另外,这种传播也发生于皮肤间的直接接触(如疖疮感染、疱疹感染等)。间接接触传播指的是病原体通过污染的中间媒介物(如电子体温计、血糖仪等)或人(如医务工作者),传播给其他人。

2. 微液滴传播一般来自感染患者咳嗽、喷嚏、说话或者一些操作过程如吸痰和支气管镜。大粒子的微液滴被定义为直径大于 5mm 的颗粒,它的感染或者携带必须通过接触易感患者的结膜或从黏膜。且微液滴的传播一般需要较近距离的接触,因为它不能在空气中悬浮超过 3m 的距离,也因此,不需要特殊的空气处理和通风来控制这种传播途径。

3. 飞沫传播是指包含病原体的可吸入小颗粒(小于 5mm)的播散,这种颗粒可以在空气中保持悬浮很长的时间和距离,这些病原微生物很容易通过医院里换气系统的气流传播,也可以被同处一室的易感患者吸入。因此,需要特殊的换气系统来防控这种传播途径。

Ⅳ. 标准的防范措施

标准的防范措施,是指在任何医疗环境、应对未知感染状态的任何患者,最基本的感染防控方法。标准防控措施包含以下要素:

A. 手卫生

手卫生是最重要的控制多重耐药病原菌感染的一项独立措施,也是感染防控方案中最为有效的要素。戴手套并不能替代手卫生,因为手套可能有已经存在或者穿戴时撕裂的破口,而且脱掉手套时也可能污染到手。在接触完前一个患者,要接触下一个患者时,应该进行完善的手卫生处理。另外,在戴无菌手套来进行导管或装置置入、药物治疗、气道导管操作、导尿管置入及血管内置管置入等,也需要先进行手卫生处理。

1. 手卫生措施包括用抗菌皂和水洗手,以及用酒精为基础的消毒剂(alcohol-based hand rub,ABHR)擦手。2002 年,CDC 建议以酒精为基础的消毒剂 ABHR 擦手为首选手卫生措施(除了后面将提到的特殊情况），因为在体及体外研究都证明这项措施能够有效预防耐药菌。而且，ABHR 可以简单舒适的频繁多次进行手部清洁，从而提高了依从性。相比于肥皂和水，ABHR 对革兰氏阴性和阳性菌以及病毒都有更好的抗菌活性，并且已经被证明能够降低院内获得性耐甲氧西林金黄色葡萄球菌（methicillin-resistant *Staphylococcus aureus*，MRSA）和耐万古霉素肠球菌（vancomycin-resistant enterococci，VRE）的发生率。频繁的洗手会导致手部皮肤变干，增加皮肤损伤、刺激和脱皮，导致皮肤菌群失调，从而增加病原菌传播的风险。但是对于一些特殊的致病微生物如艰难梭状芽孢杆菌和诺如病毒，必须在用 ABHR 擦手前先用肥皂和水洗手。另外，在手有肉眼可见的明显污渍时，也必须先用肥皂和水洗手。

2. 由于人造指甲会增加致病微生物特别是芽孢杆菌和真菌的发生率，接触高危患者的医务人员（如在 ICU、手术室和术后恢复室等）不能佩戴人造指甲。而且，自身的指甲也应该良好的维护、不能长于 0.6cm。

B. 个人防护设施

个人防护设施（personal protective equipment，PPE）是防护医务工作者暴露或接触感染性物质的设施。PPE 的选择取决于病原菌和可能的传播途径。手卫生措施一直是穿戴 PPE 前的第一步和脱掉丢弃 PPE 后的最后一步。

1. 手套。以下情况需要佩戴手套：①当可能接触到感染患者的体液、黏膜、血液、破损皮肤或潜在感染源污染物时，作为个人基本感染防控穿戴；②作为接触传播病原菌感染患者和其所在环境的接触隔离时；③接触任何肉眼可见污染的患者相关设施和环境表面时。另外，当接触某位患者时，要牢记从"污染"到"清洁"部位的操作需更换手套，来确保不会在自体不同部位之间的交叉感染。穿戴整套 PPE 时，手套应该是最后佩戴的。

2. 隔离衣。以下情况需要穿隔离衣：①当医务人员的手臂或者衣物可能接触到感染患者的体液、黏膜、血液、破损皮肤或潜在感染源污染物时，作为基本感染防控设施；②作为接触传播病原菌感染患者和其所在环境的接触隔离时。很多研究都证明医务人员衣物上有多重耐药菌的污染，而对比单纯佩戴手套，手套加隔离衣更能减少多重耐药菌的传播。穿隔离衣应该是穿戴整套 PPE 的第一步，当接触完感染患者后，应该在患者医疗区域内脱掉隔离衣。丢弃隔离衣时，应该将外面的污染面折到里面，然后卷成一个包裹再行丢弃。

3. 口 / 鼻 / 眼防护。以下情况需要穿戴 PPE：①当感染患者的体液、血液等有可能喷溅到医务人员的口鼻眼黏膜时，作为基本感染防控设施；②在进行无菌操作时，需佩戴口罩防止医务人员口鼻携带病原菌的污染；③口罩和呼吸器用在防控微液滴传播和飞沫传播。

C. 安全的注射和利器操作

安全的注射和利器操作是用来预防患者之间或者患者与医务人员之间的感染传播。利器刺伤与医务人员的 HIV、HBV 和 HCV 医源性感染有关。安全的注射和利器操作的原则包括：

1. 永远不要把用过针头套回针套或者采用单手"滑进"的操作而不是双手操作，来给针头套回针套。

2. 不要用手去从注射器上移除针头，或者徒手折断、折弯针头。

3. 将用过的针头和利器丢弃在专门的防刺穿利器盒中。

4. 尽量使用单次剂量包装的注射药物；如果必须使用多个包装的药品，每个患者应该使用一套新的针头和注射器。

a. 美国麻醉医师协会建议静脉药物尽量使用单次剂量包装，单次剂量包装药物适用于单个患者单次用药。CDC 和 JCAHO 均警告不得将单次剂量药物多患者使用，因为这些药物基本没有抗生素和防腐剂，当被污染时就是一个感染源。单次剂量药物的多次使用曾经导致血液播散感染、血行性病原菌感染、脑膜炎和硬膜外脓肿的爆发。如果单次剂量药物需要在同一患者多次使用，需要每次抽药注射时都更换一套新的针头和注射器，药品需在该患者用药结束时丢弃。

b. 美国食品药品管理局（Food and Drug Administration，FDA）批准多次剂量包装药物使用于多个患者。每次抽药前，都要用消毒拭巾（如70%酒精棉签）擦拭消毒药瓶的橡胶盖，待盖子干燥后插入新的针头和注射器。CDC的指南要求多次剂量包装药物，应立即存储于患者直接诊疗区域如手术室、操作室等的麻醉操作区和麻醉药品车之外。因此，美国麻醉医师协会建议，如果药品或溶剂不适用于单人单次使用、必须多次使用（如新斯的明、琥珀酰胆碱等），那么就在每个患者使用后就丢弃，即单人多次使用。

c. 丙泊酚溶解于脂类溶剂，这会为细菌生长提供营养，已经发现与术后感染和脓毒症有关。目前丙泊酚溶剂中加入的抑菌剂（如焦亚硫酸钠或苯甲醇），只能延缓致病菌的生长。因此，丙泊酚应该即用即抽，并且采用包括手卫生措施在内的严格无菌技术。抽取丙泊酚的注射器应该标记药品打开的时间和日期，任何未使用完的丙泊酚均应在病例结束后或者开启6小时后丢弃。如果丙泊酚是作为输注用药，应该在开启药瓶12小时内丢弃未用完的药品和输液管路。

D. 环境清洁

适当的患者环境清洁和表面消毒是基本感染防控措施的一部分。研究证明MRSA和VRE均可以在干燥的环境表面存活数周到数月。医院感染控制方案应该提供严格的设备和环境表面、患者使用前后的常规清洁、杀菌、消毒规范和流程。这些流程应该也要求清洁和移除喷溅的血液、体液和其他污染物。一些特殊的病原菌可能对医院常规的消毒剂耐药，如艰难梭状芽孢杆菌就建议使用1:10稀释的家用漂白剂进行消毒。

E. 医疗设备

为了防止患者间的交叉感染,重复使用的医疗设备和器材需要进行适当的清洁、杀菌和消毒。如果可能,有感染播散风险的患者,一些非感染高级戒备设备如体温计、听诊器、血压计应该专人专用。

感染风险分级分类命名标记条目应该用于这些设备。

a. 高级感染戒备物品:是指会进入无菌组织的物品,一旦污染,将面临非常高的感染风险。这类物品必须无菌,包括外科器械、血管内置管和留置针、局部置管和留置针、导尿管、注射器、填充封堵物等等。绝大多数是一次性使用物品,那些非一次性物品必须在使用前灭菌消毒。

b. 半高级感染戒备物品:是指会接触黏膜或者破损皮肤、需要高水平消毒的物品,如喉镜片、支气管镜、气管内插管、经食道超声探头及麻醉回路。高水平消毒是使用化学或物理方法去除所有病原体除外细菌芽孢,原理是完整的黏膜屏障(如肺、消化道)能够抵御普通细菌芽孢的感染。

c. 非高级感染戒备物品:是指接触完整皮肤的物品,包括麻醉机、麻醉车、血压袖带、指脉氧、床边桌等,因为皮肤能够抵御大多数病原菌的感染。这些物品应该在每次使用后,用中低级消毒方式清洁肉眼可见的污染。

F. 呼吸卫生 / 咳嗽礼节

医院来访者是很多院内获得性感染的潜在感染源,如流感、百日咳、结核及其他呼吸系统传染性疾病。建议在医院接待处进行医院来访者感染防控措施,包括分发口罩、纸巾及医院内设置警示标志,告知来访者如果有任何传染性疾病的迹象(如咳嗽、流涕、鼻塞、气道分泌物增加等),就避免进入临床区域。另外,这些警示标志应该包括咳嗽礼节(如咳嗽到纸巾或者手臂内侧而不是手上等)和手卫生措施。

V. 隔离防护措施

A. 接触隔离

接触隔离用来减少直接或间接接触感染。最好单人单病房，如果无法实现，同病原菌感染患者可以同病房。手清洁消毒后，入室前需要佩戴手套，如果需要接触患者、环境表面或其他患者病房里的物品，需要穿隔离衣，因为医务人员的手是最常见的感染播散载体。如果有喷溅或微液滴播散风险（气管切开、吸痰、气管插管），应该佩戴口罩和眼罩。如果可能，非高感染戒备物品（如听诊器）也应该专人专用。需要接触隔离的患者应该在转运时报告。下面的列表重点列出了一些需要接触隔离的病原菌。需要隔离的病原菌和疾病的更全面的列表，可以咨询本医疗机构内的感染控制小组。

1. MRSA。MRSA 的防控很难，却是感染防控工作的必要部分。美国依然是世界范围内 MRSA 发生率最高的国家之一。减少 MRSA 播散的重要方法包括细菌培养监测 MRSA 的定植者，并进一步隔离这些患者，必要时用莫匹罗星或洗必泰去除定植。鲜有报道证明单纯通过限制抗生素使用就可以减少 MRSA 的播散，因此，采用感染播散防控措施来预防细菌在患者间传播是最重要的。以前 MRSA 基本仅在医疗机构发现，近年来，越来越多的 MRSA 感染报告来自与医疗机构无关的患者，社区获得性 MRSA 感染逐渐引起了关注。

2. VRE。VRE 发生率在不断上升，因为这个多重耐药的病原菌更加不容易治疗。最小抑菌浓度小于 4mg/ml 表明该细菌仍然对万古霉素敏感，而大于 32mg/ml 则意味着耐药，两个数值之间即为中度敏感，但是万古霉素不推荐使用于中敏菌株。大部分万古霉素耐药发现于粪肠球菌，屎肠球菌仅占 VRE 非常小的一部分。VRE 一般定植与消化道，由于粪便的污染皮肤上也可以见到 VRE。抗菌药物暴露一直被认为是 VRE 定植的危险因素,可能由于抗菌药物抑制了其他竞争性生长的正常菌群,导致 VRE 的优势生长,因此,患者粪便中 VRE 的菌株比例增加,从而环境或者医护人员污染机率增加。与 MRSA 类似,单纯限制抗生素应用并不能有效抑制 VRE 的发生,必须通过严格的院感措施来中止细菌的播散。

3. 超广谱 β 内酰胺酶(extended-spectrum β-lactamases,ESBLs)。β 内酰胺酶是一种可以打开内酰胺环,使抗生素失活的一种酶。一般产 ESBLs 的细菌对盘尼西林和某些头孢类药物(头孢噻肟、头孢他啶、头孢曲松钠、头孢吡肟)耐药。另外,β 内酰胺酶抑制剂(如克拉维酸),曾被用来抵抗耐 β- 内酰胺类抗生素的细菌,也被证明对 ESBLs 无效。ESBLs 不仅在革兰氏阴性菌中存在(主要肺炎克雷白杆菌、大肠埃希杆菌、产酸克雷伯菌等),也有其他的菌种如假单胞菌、不动杆菌属,肠球菌属,变形杆菌属和沙雷氏菌属。目前唯一证明可以治疗 ESBLs 的是碳青霉烯类抗生素。

4. 其他。其他临床上需要接触隔离的多重耐药菌包括多重耐药的肺炎链球菌(对盘尼西林、喹诺酮和大环内酯类等耐药)、对万古霉素中敏或耐药的金黄色葡萄球菌。还有一些耐药菌也呈现增长趋势:耐氟喹诺酮类的铜绿假单胞菌、耐碳青霉烯类的鲍曼不动杆菌、甲氧苄唑耐药的寡养单胞菌属、耐碳青霉烯类的肠球菌等。为了阻止耐药菌的进一步扩散,医疗机构应该对这些多重耐药菌感染或者定植的患者进行接触隔离。表 38.1 列出了发生多重耐药菌感染或者定植的风险因素。

5. 疱疹病毒。当发生严重的爆发、病情扩散、或者是免疫抑制的宿主时,应该保持接触隔离直至组织损伤修复。

6. 单纯疱疹病毒(水痘和带状疱疹)。水痘应该实现飞沫隔离和接触隔离。患有播散性带状疱疹患者或者局灶性感染的免疫抑制患者应该飞沫隔离。局灶性带状疱疹、免疫功能完整、并且创面可以被覆盖的患者,仅需要基本的感染防控。没有水痘免疫过的医务人员不应该进行直接的患者接触。

7. 胃肠炎。一些特殊菌种与胃肠炎有关,如大肠埃希杆菌O157:H7、蓝氏贾第鞭毛虫等,不需要特殊的隔离和感染控制措施。但是对于症状严重无法控制的患者,应该考虑进行接触隔离。

8. 寄生虫(头、体及其他部位的虱子)。虱子的传播是通过与感染患者的肢体、衣物、帽子及梳子等的接触。虫卵的孵化时间是 6~10 天,防控措施应该持续至有效治疗后 24 小时。

表 38.1　发生多重耐压致病微生物感染的危险因素

住院 / 住 ICU 时间	中心静脉或者动脉置管
导尿管	机械通气
抗生素用药史	老年或者独立生活障碍
存在并发症(糖尿病、肾功能衰竭、免疫抑制、恶性肿瘤)	急诊腹部手术、胃造瘘管、空肠造口营养管(EDBLs 感染时)

B. 加强接触传播防控措施

一些特殊的病原微生物需要加强接触传播防控措施。医务人员需要先用肥皂和水洗手再用 ABHR 擦手,因为单独使用 ABHR 无法去除所有芽孢。另外,这类感染患者的体温计、血压计和听诊器等,应该尽全力专人专用。

1. 艰难梭状芽孢杆菌感染(*clostridium diffcile* infection,CDI)。CDI 会导致住院时间延长约 7 天,每天的死亡率是未感染患者的 2 倍。2000 年到 2009 年间,CDI 的发生率增加了将近 2 倍,居高不下,特别是老年人。艰难梭状芽孢杆菌现在已经超过 MRSA 成为美国院内获得性感染最常见的病原菌。由于某些菌株产生更多的毒素和芽孢,CDI 的严重程度大幅度增加。CDI 的临床表现从轻微的腹泻到假膜性肠炎,甚至死亡。CDI 致病性可能与环境污染、芽孢存活时间长、芽孢对很多传统的杀菌清洁剂耐药、频繁使用抗生素及暴露于 CDI 患者有关。与

CDI 最有关的抗生素包括庆大霉素、万古霉素、喹诺酮类、三代头孢抗生素等。一些研究发现胃酸抑制剂与 CDI 有关。

艰难梭状芽孢杆菌的防护持续时间：CDC 推荐整个病程都需要进行感染控制的防护，还有一些专家认为防护措施应该持续至腹泻停止后 48 小时。患者在腹泻控制后仍然会排出芽孢，有 CDI 复发的风险。尽管没有证据支持，目前的一般防护操作是持续到出院为止。如果患者有 CDI 病史，目前没有症状并且完成了抗生素治疗周期，当再次入院时不需要再进行防护措施。

2. 诺如病毒。以前曾指"类诺瓦克病毒"，是一种高传染性的病毒，会导致严重的胃肠炎，潜伏期 12~48 小时，病程 12~60 小时。临床症状包括恶心、呕吐、肠痉挛和腹泻。病毒通过污染的食物或水，或者与患者接触传播，爆发性感染一般是由于病毒污染环境和土壤。由于极少量的病毒就可以导致传染，且诺如病毒对多数的常用清洁剂都耐药，所以诺如病毒感染的患者需要维持加强接触感染防控措施。

3. 皮肤炭疽（炭疽杆菌）。对于疑似或者实验室确诊的皮肤炭疽，由于是芽孢形成的细菌，所以需要加强感染播散防控。

C. 微液滴传播防护

医护工作者如果需要接触微液滴传播风险患者 3m 范围内，必须佩戴口罩，而患者本身也需要佩戴外科口罩防止感染播散。最好单人单病房，如果是同种病原体导致的感染可以多人同病房。表 38.2 列出一些需要微液滴传播防护的病原体。

表 38.2　需要微液滴传播隔离的病原微生物

脑膜炎奈瑟菌：脑膜炎，肺炎，脓毒症	儿童的 B 型嗜血流感杆菌：脑膜炎或肺炎或会厌炎	肺炎支原体
A 组链球菌：成人肺炎，儿童的咽炎和猩红热	流感病毒	鼠疫杆菌：肺型鼠疫

续表

百日咳鲍特菌:百日咳	风疹(德国麻疹)	流行性腮腺炎病毒
棒状杆菌:白喉,咽部白喉	细小病毒 B19	呼吸道合胞病毒:婴儿、儿童、免疫抑制的成人
腺病毒:肺炎	鼻病毒	

D. 空气飞沫传播防控措施

需要特殊的通风系统来防控空气飞沫传播。患者居于一个负压的房间,每小时至少换气 6~12 次,病房废气必须被排放到室外或者用高效微粒过滤装置过滤后再循环使用到其他地方。如果患者确诊或疑似结核菌感染,医护人员必须佩戴专门的呼吸器(如 N95 口罩)。对于麻疹、水痘或者传染性带状疱疹的患者,尽量选派已经患过此类疾病而免疫的医护人员进行救治。尽量减少这类患者的转运,如果转运必不可免,患者必须佩戴外科口罩。表 38.3 给出了需要空气飞沫传播防控的病原菌。结核分枝杆菌是肺结核的致病菌,通过空气飞沫传播。暴露的个人在整个生命中有 10% 的风险发生活动性的肺结核感染,暴露后最初的 1~2 年风险最高。免疫抑制的患者(如 HIV 患者)发生活动性 TB 的风险每年以 10% 的速度递增。多重耐药 TB 也是日益严峻的一个问题。

a. 活动性肺部和咽喉部结核感染的患者应该暂缓择期手术直至传染性消失。

b. 如确诊或疑似 TB 的患者需急诊手术或者操作,必须采取以下措施来减少对其他患者和医务人员的暴露:

(1)医务工作应该佩戴 N95 口罩。

(2)麻醉回路应该常规配备一个对 0.3mm 大小颗粒滤过效率大于 95% 的过滤器,其他有呼吸道传染性疾病史的患者也一样。

(3)谨记手术室为了防止手术部位感染,相对于外廊是正压的;选择一个最少人会经过和进入的手术室,这个手术室还需要有最频繁的空气置换(最好大于 12 次)。可以使用商业化生产的配备有 HEPA 空气过滤器的小负压室,从手术室转运患者到空气传播隔离病房。

(4)患者应该在负压病房复苏。如果没有这样的术后复苏病房,可以考虑在手术室原地复苏。

(5)手术室应该保持空置直至 99.9% 的空气被置换,这个时间取决于每小时空气置换的频率。

表 38.3　需要空气飞沫传播隔离的病原微生物

结核分枝杆菌:任何有肺部症状的成人;任何有肺外症状的 HIV 阳性患者	水痘病毒:在有水痘的任何患者;有疱疹的免疫抑制患者;或如果传染播散
风疹病毒(麻疹)	天花病毒(天花)
SARS 病毒(急性重症呼吸系统综合征)	A 型流感 /H5N1 亚型(禽流感)
埃博拉病毒、拉尔沙病毒、马堡病毒(出血热)	

E. 免疫抑制的患者

免疫抑制患者在围术期很常见,发生感染的风险显著增加。有很多致病因素会导致免疫抑制,包括免疫抑制治疗(如骨髓移植和实体器官移植)、烧伤、糖皮质激素使用、营养不良、HIV 感染和危重病。免疫系统特定部分的缺失决定易于感染何种病毒。例如,T 细胞功能缺失的患者更易于发生病毒感染,而粒细胞功能缺失的患者则易于发生细菌感染。

1. 中性粒细胞减少症患者的防护措施——中性粒细胞减少症定义为中性粒细胞绝对数目(absolute neutrophil count,

ANC)<500/mm³, 或预计 ANC 将在 48 小时内低至这样的水平。中性粒细胞减少症多发生于白血病、化疗或骨髓抑制患者。中性粒细胞减少症患者应该住带有 HEPA 过滤装置的正压病房（相对于周围环境正压），病房门长期关闭。患者转运时需要佩戴 N95 口罩或空气动力的呼吸净化器。

2. 造血干细胞移植患者需要额外的防护措施来预防环境来源的侵袭性真菌感染如曲霉菌。医务工作者接触这类患者时需要佩戴手套和口罩。患者应该住带有进气口 HEPA 过滤装置的正压病房（相对于走廊正压）避免和外界的空气流通，新风系统至少每个小时需要进行 12 次的空气置换，需要一个缓冲间来平衡房间和外界的空气流通。应该进行飞尘的控制措施，花和绿色植物不应该放置在这样的病房。患者转运时需要佩戴 N95 口罩或空气动力的呼吸净化器。

3. 肺移植患者移植后第一年或者去 T 细胞治疗患者应该住在配有 HEPA 过滤器、房门关闭的正压房间患者转运时需要佩戴 N95 口罩或空气动力的呼吸净化器。

VI. 隔离防护的持续时间

对于大多数感染性疾病，感染的自然病程如感染持续时间和传染性物质祛除时间都是很清楚的。但是免疫抑制患者病毒祛除时间会延长，因此，防护措施时间也需要延长。一些特殊的病例，如白喉和呼吸道合胞病毒，防护措施需要一直持续至检测结果显示病原微生物消除。另一方面，特殊的多重耐药菌如 MRSA 和 VRE 在充分的治疗后，可能会持续很久甚至成为患者正常菌群的一部分。因此，患者感染或者定植 MRSA、VRE 或多重耐药的革兰氏阴性菌应该被假定为长期定植，每次住院都需要接触传播的防护措施。尽早了解艰难梭状芽孢杆菌隔离措施的持续时间。其他病原体传播防控的持续时间请向机构感染防控部门咨询。

VII. 隔离措施的中止

接触隔离措施会减少医护人员与患者接触,从而可能导致诊疗的延误和诊疗质量下降,焦虑和抑郁症状增加,患者满意度下降。对于医疗机构而言,接触隔离会导致床位利用率和周转率下降。我们都知道,MRSA 和 VRE 定植能够自动清除。尽管医疗机构都有自己的 MRSA 和 VRE 隔离防护中止的政策,目前仍无全国性的指南。积极的 MRSA 定植清除筛查能够提升接触隔离中止率。

VIII. 监测

监测院内获得性感染能够鉴别特殊的院内或者社区获得性感染的病原菌,以及它们的流行和爆发。另外,监测性培养是检测患者是否定植需要隔离的病原菌的重要手段,从而可以预防传播,早期明确和控制爆发,监测细菌的耐药率。常规的监测能减少多重耐药致病微生物发生率如 MRSA、VRE、鲍曼不动杆菌属及肠杆菌属的某些菌种。常规监测也能够减少院内获得性感染如尿路感染、呼吸机相关性肺炎、外科手术部位感染和中心静脉导管相关性血行感染。监测手段可以靶向到某个接诊救治高危患者的区域(如 ICU),但是对于一些流行病学上非常重要的病原体(如 MRSA、VRE),监测最好是在整个医疗机构内实行。在我们的机构里,患者入住 ICU、收住免疫抑制患者的普通病房和其他 2 周内发生过 2 次或 2 次以上医疗相关性感染的病房,常规检查 MRSA 的咽拭子和 VRE 的直肠拭子。根据检测结果,患者可以进行适当的隔离措施,这些数据也可以追踪某个特殊菌株或某个特殊致病微生物的爆发。由于病房位置、抗生素使用、潜在疾病以及住院时间而呈现 MRSA 和 VRE 高危携带者特点的住院患者,建议每周进行监测性培养。

推荐阅读

Ellingson K, Haas JP, Aiello AE, et al. Strategies to prevent healthcare-associated infections through hand hygiene. *Infect Control Hosp Epidemiol* 2014;35:937–960.

Gaspard P, Eschbach E, Gunther D, et al. Methicillin-resistant *Staphylococcus aureus* contamination of healthcare workers' uniforms in long-term care facilities. *J Hosp Infect* 2009;71:170–175.

Gordin FM, Schultz ME, Huber R, et al. Reduction in nosocomial transmission of drug-resistant bacteria after introduction of an alcohol-based handrub. *Infect Control Hosp Epidemiol* 2005;26:650–653.

Huang GKL, Stewardson AJ, Grayson ML. Back to basics: hand hygiene and isolation. *Curr Opin Infect Dis* 2014;27:379–389.

Mathai E, Allegranzi B, Kilpatrick C, et al. Prevention and control of healthcare-associated infections through improved hand hygiene. *Indian J Med Microbiol* 2010;28:100–106.

Morgan DJ, Diekema DJ, Sepkowitz K, et al. Adverse outcomes associated with contact precautions: a review of the literature. *Am J Infect Control* 2009;37:85–93.

Muto CA, Jernigan JA, Ostrowsky BE, et al. SHEA guideline for preventing nosocomial transmission of multidrug-resistant strains of *Staphylococcus aureus* and *Enterococcus*. *Infect Control Hosp Epidemiol* 2003;24:362–386.

Rutala WA, Weber DJ. Disinfection and sterilization in healthcare facilities: what clinicians need to know. *Clin Infect Dis* 2004;39:702–709.

Shenoy ES, Kim J, Rosenberg ES, et al. Discontinuation of contact precautions for methicillin-resistant *Staphylococcus aureus*: a randomized controlled trial comparing passive and active screening with culture and polymerase chain reaction. *Clin Infect Dis* 2013;57:176–184.

Siegel JD, Rhinehart E, Jackson M, et al. 2007 Guideline for Isolation Precautions: Preventing Transmission of Infectious Agents in Healthcare Settings. Healthcare Infection Control Practices Advisory Committee, Centers for Disease Control; 2007. Available at: http://www.cdc.gov/hicpac/pdf/isolation/Isolation2007.pdf. Accessed January 20, 2015.

Stackhouse RA, Beers R, Brown D, et al; the ASA committee on Occupational Health Task Force on Infection Control. *Recommendations for Infection Control for the Practice of Anesthesiology*. 3rd ed. Available at: http://www.asahq.org/For-Members/Standards-Guidelines-and-Statements.aspx. Accessed February 28, 2015.

The Hospital Infection Control Practices Advisory Committee, Centers for Disease Control and Prevention, Public Health Service, U.S. Department of Health and Human Services. Guideline for isolation precautions in hospitals: Part II. Recommendations for isolation precautions in hospitals. *Am J Infect Control* 1996;24:32–52.

Van Kleef E, Green N, Goldenberg SD, et al. Excess length of stay and mortality due to *Clostridium difficile* infection: a multi-state modelling approach. *J Hosp Infect* 2014;88:213–217.

第39章

医疗相关感染

Erin J.Levering and Jean Kwo

李 燕 译 林 云 校

Ⅰ.引言

医疗相关感染（healthcare-associated infection,HAI）是美国发病率和死亡率的主要来源。在美国医院的急症室内,平均每天,25 名患者中约有 1 名(约 4%)携带某种形式的 HAI,超过一半的 HAI 发生在重症监护室(intensive care unit,ICU)之外。这些 HAI 包括手术部位感染、导管相关尿路感染、中心静脉导管相关血流感染和呼吸机相关性肺炎。引起 HAI 的最常见的微生物是凝固酶阴性葡萄球菌、金黄色葡萄球菌、肠球菌种、念珠菌种、大肠杆菌、铜绿假单胞菌、肺炎克雷伯菌、肠杆菌种、鲍曼不动杆菌和产酸克雷伯菌。值得注意的是,多达 16% 的 HAI 是由耐抗菌药病原体引起的,其中最常见的是耐甲氧西林金黄色葡萄球菌、耐万古霉素肠球菌超广谱 β- 内酰胺酶和耐碳青霉烯类病原体。HAI 的检测、预防和减少是医院感染控制项目和政府机构[如疾病预防控制中心(Centers for Disease Control and Prevention,CDC)]的首要任务。

Ⅱ.手术部位感染

重视无菌术和合理的围术期抗生素使用时机和剂量仍是预防各种手术部位感染(surgical site infection,SSI)感染的重要措施,也是预防术后常见医院感染的最重要措施。

A. 定义

CDC 将 SSI 定义为手术后 30 天内发生在手术部位或附近的感染，或植入了植入体后，90 天内发生的感染。该部位可以是切口（或浅的或深的）或器官／腔隙相关的，并涉及手术过程中的切割、移动或探查的任何解剖部分。

B. 诊断

SSI 的诊断可根据下列任何一项标准得出：手术部位引流出脓液、对最先闭合的手术部位获得阳性培养物、外科医生诊断的感染或需要重新开放的手术部位。

C. 伤口的分类

根据美国疾病预防控制中心国家医疗安全网络和医疗感染控制实践咨询委员会（CDC National Healthcare Safety Network and Healthcare Infection Control Practice Advisory Committee）的定义对伤口进行分类：

1. 清洁切口，来自于选择性、非创伤性的无炎症、也不违反无菌原则的切口，手术期间均未涉及呼吸道、胆道、胃肠道和泌尿生殖系统的切口，它们的感染风险不到 2%。

2. 清洁 - 污染伤口，这类伤口来自紧急情况下的病例或急诊病例，其中选择性地进入了呼吸道、胆道、胃肠道或泌尿生殖系统但内容物溢出极少，且没有接触尿液或胆汁。感染的风险不到 4%。

3. 污染伤口，是指手术过程中，曾发生过严重的胃肠道溢出、接触过感染的胆汁或尿液、严重违反无菌技术、4 小时以内的穿透性创伤，或需移植或覆盖的慢性开放性伤口，感染风险约为 20%。

4. 感染伤口，来自有化脓性炎症的手术（即脓肿）。此外，还包括术前发生呼吸道、胆道、胃肠道或泌尿生殖系统穿孔的手术,或大于 4 小时的穿透性创伤。这些伤口的感染风险约为 40%。

D. 危险因素

1. 全身因素:糖尿病,类固醇的使用,年龄,肥胖,营养不良,近期手术史,大量输血史和 ASA 分级 3 或 4 级的患者。

2. 局部因素:异物、电烧灼、肾上腺素注射、接触辐射、伤口引流和用剃须刀剃毛(最好用脱毛剂或指甲剪)。

E. 预防

1. 围术期因素。只有在必要的情况下才应该备皮,如果需要备皮也应在术前即刻实施,并最好用电推剪。围术期应控制血糖。高血糖(>200mg/dl)与 SSI 风险增加有关。术中和术后应维持体温正常,因为中心体温 <36℃与 SSI 风险增加也有关。

2. 手术室因素。手术室内应保持相对于走廊和邻近区域的正压,以防止来自"不太干净"区域的气流。应至少每小时更换 15 次空气,其中至少 3 次是新鲜空气。除设备、人员和患者通过时,手术室的门应保持关闭。

3. 选择合适的围术期抗生素。抗生素的选择需要考虑最可能涉及的病原体以及在手术部位有足够组织穿透的能力。

a. 抗生素应在切皮前 60 分钟内给药,以达到适当的组织浓度。对于需输注时间较长的抗生素,如万古霉素或氟喹诺酮类药物,应在切皮前 60~120 分钟内给予。

(1) 按伤口类型分类的微生物。在清洁伤口中观察到的主要微生物是皮肤菌群,包括链球菌、金黄色葡萄球菌和凝固酶阴性葡萄球菌。在清洁污染伤口中观察到的主要微生物包括革兰氏阴性杆菌、肠球菌和上述提到的皮肤菌群。最后,对于涉及进入内脏的手术病例中,微生物反映内脏或粘膜表面附近的菌群,并且感染通常是多微生物引起的。

(2) 关于按手术部位划分的常见微生物种类清单,见表 39.1。

表39.1　手术部位感染最有可能的病原菌分布

手术部位	可能的病原菌
置入移植物,假体植入物	金黄色葡萄球菌,凝固酶阴性葡萄球菌
心脏手术	金黄色葡萄球菌,凝固酶阴性葡萄球菌
神经外科手术	金黄色葡萄球菌,凝固酶阴性葡萄球菌
乳腺外科手术	金黄色葡萄球菌,凝固酶阴性葡萄球菌
眼科手术	金黄色葡萄球菌,凝固酶阴性葡萄球菌,链球菌,革兰阴性杆菌
整形手术	金黄色葡萄球菌,凝固酶阴性葡萄球菌,革兰阴性杆菌
胸外科手术	金黄色葡萄球菌,凝固酶阴性葡萄球菌,肺炎链球菌,革兰阴性杆菌
血管手术	金黄色葡萄球菌,凝固酶阴性葡萄球菌
阑尾切除术	革兰阴性杆菌,厌氧菌
胆囊手术	革兰阴性杆菌,厌氧菌
结直肠手术	革兰阴性杆菌,厌氧菌
胃十二指肠手术	革兰阴性杆菌,链球菌,口咽厌氧菌
头颈部手术	金黄色葡萄球菌,凝固酶阴性葡萄球菌,链球菌,口咽厌氧菌
妇产科手术	革兰阴性杆菌,肠球菌,族链球菌、厌氧菌
泌尿外科手术	革兰阴性杆菌

（3）头孢唑啉是目前应用最广泛的围术期抗菌药物,具有良好的预防性抗菌效果。它具有安全,低成本的特点,并且有理想的作用时间,它对链球菌,甲氧西林敏感葡萄球菌,和一些革兰氏阴性菌均有效。青霉素的替代品包括万古霉素和克林霉素。然而,在有必要的情况下,还需添加具有抗革兰氏阴性菌活性的抗菌药物(如庆大霉素、氟喹诺酮类或氨曲南)。

　　b. 如果手术持续时间超过 3 个小时,超过药物的两个半衰期,或者失血量超过 1 500ml,则应考虑追加剂量。在半衰期可能缩短(即大面积烧伤)或延长(即肾功能不全)的情况下,尤其应该考虑。肥胖患者则须进一步调整剂量和根据体重计算剂量。

　　c. 围术期抗生素的使用在清洁和清洁 / 污染伤口被认为是预防用药。而在假定感染的污染切口和感染切口中,抗菌药物的使用则被认为是治疗用药。

　　d. 抗菌药物预防性应用的作用时间应少于 24 小时。

4. 金黄色葡萄球菌的预防性用药

　　与非携带者相比,携带耐甲氧西林金黄色葡萄球菌(methicillin-resistant *Staphylococcus aureus*,MRSA)的患者感染 SSI 的风险增加。对于已知 MRSA 患者的预防性用药目前还缺乏共识,因为一些研究表明它既无益,也不符合治疗成本效益。然而,某些高风险的外科手术亚组(例如心脏手术、关节置换或涉及植入的脊柱手术)可能受益于抗菌药物的预防性应用。在过去的临床试验中,预防性用药的方式多种多样,包括鼻内给予莫匹罗辛,加或不加氯己定沐浴。

Ⅲ. 导管相关性尿路感染

　　尿路感染(urinary tract infections,UTI)是最常见的医院感染,其中 70%~80% 与留置导管有关。虽然大多数 UTI 不会造成患者严重的并发症和死亡率,但 UTI 在医疗系统中的医疗负担是巨大的。导管相关性尿路感染(catheter-associated urinary tract infection,CAUTI)可导致泌尿系脓毒症,位居医院血流感染第二常见类型。最后,无症状的菌尿常导致患者不适和昂贵的实验室检测以及抗生素治疗,这会增加医院环境中的抗菌药物应用率和耐药性以及艰难梭菌的发病率。

A. 危险因素

　　留置导尿管的时间是导致感染的最重要的危险因素。此外,危险因素还包括女性、老年患者以及未能保持导管引流袋封闭的患者。

B. 检测

留置导管的患者可能不存在诊断 UTI 的典型体征和症状。此外,由于镇静、精神错乱、手术切口位置、疼痛或其他症状等因素,许多术后患者可能无法准确表达尿路感染的症状。其最常见的症状是发烧,尿液培养结果呈阳性;但缺乏特异性,而有许多细菌尿症患者通常是无症状的。CAUTI 的诊断通常需要从无菌收集的尿液标本中检测出至少 10^6 CFU/ml 的微生物。虽然较低计量计数有时能代表有症状患者出现了真正的感染,但这通常认为是引流系统的定植。

C. 预防

预防 CAUTI 的方法列表(无论是有效的还是无效的),见表 39.2。在预防的过程中,已被证明减少不必要的导尿和 CAUTI 的发生率是有效的。此外,应该提供一个留置导管适应证的标准(表 39.3)。

D. 神经源性膀胱功能障碍

对于这种情况,应尽可能避免导尿。如果必须行膀胱引流,则无菌间歇导尿比留置导管更好。

表 39.2　预防 CAUTI 的策略

有效的	无效的
尽可能避免留置导管,除非根据设备实施的标准认为绝对必要	全身性抗生素预防
置入操作遵守无菌原则及使用适当润滑剂避免置入损伤	消毒液冲洗膀胱及集合系统

续表

有效的	无效的
置管后妥善固定留置导尿管,防止移动和尿道牵拉/损伤	抗菌涂层导管
始终保持一个封闭的系统	每日消毒会阴
无菌技术被破坏时,更换导管和尿袋,当违反无菌原则或发生漏液或断开	尿袋中添加杀菌剂
保持尿液从膀胱排入尿袋通畅,并将尿袋始终放置在膀胱水平以下	
使用无针收集端口收集新鲜尿液样本,在链接无菌注射器前,请注意消毒该端口	
限制留置导管的时间,并由医疗和护理小组每天重新评估是否需要留置导管	
实施一个完备的 CAUTI 预防计划	

由于 ICU 患者经常在紧急情况下行中心静脉置管,并需要留置较长时间,因此中心静脉导管相关的血行感染历来与 ICU 患者有关联。然而,大多数 CLABSI 实际发生在 ICU 以外的患者身上,例如围术期、血液透析病区和肿瘤病房的患者中。并且,CLABSI 与住院时间延长和费用的显著增加有关。

表 39.3　留置导尿管合理应用实例

在某些外科手术的围术期,如泌尿外科或妇科手术、术中使用利尿剂、大量失血/体液丢失及复苏的病例,术中监测尿量是必要的

休克和/或需要血管活性药物的患者

镇静评分量表中镇静评分为 2 分或更低的患者

协助治疗可能由尿失禁引起的慢性压力伤或溃疡

急性尿潴留或梗阻的治疗

为临终患者提供舒适的护理

Ⅳ. 中心静脉导管相关血流感染

A. 危险因素

中心静脉导管相关血流感染（central line-associated blood stream infection，CLABSI）发生的危险因素，见表39.4。

表39.4　CLABSI 发生的危险因素
由于放置中心静脉导管导致住院时间延长
中心静脉导管留置时间延长及反复调整导管
微生物在插入部位或导管口的定植
导管部位选择：锁骨下系感染风险最低，其次为颈内静脉。股静脉风险最高
中性粒细胞减少
全肠外营养

B. 预防

CLABSI 的预防主要取决于留置导管的临床医师和导管日常护理人员的受教育程度。确保导管置入适当性的标准化流程和检查表（包括每日重新评估留置导管的必要性、导管置入保持无菌操作以及导管和导管部位的日常护理），已被证明可以降低 CLABSI 的发生率，并应为所有急症护理场所提供。其他预防 CLABSI 发生的措施包括：

1. 提供一个具有中心静脉导管置入所需所有用品的手推车和无菌包。

2. 严格遵守无菌操作技术，包括操作前手卫生和全面防护（帽子、口罩、手术衣、无菌手套和无菌防护服等）。

3. 指派一名临床医生作为"监督者"，监督整个无菌操作过程中违反无菌原则的地方。

4. 选择可以满足需求的最低腔管数量的导管，因为多腔导管比单腔导管有更高的感染风险。

5. 选择超声引导下颈内静脉置管。

6. 置管前,使用氯己定 - 乙醇溶液(含 0.5% 以上的氯己定)用于皮肤局部消毒。并在穿刺前,必须等待消毒溶液完全干燥。

7. 使用无菌纱布或无菌、透明、半透性敷料覆盖导管部位。透明敷料可以使湿气逸出,并且较低的皮肤细菌定植率和导管相关性感染率相关。

8. 接触导管口前,使用消毒液持续擦洗导管口不少于5秒,以减少微生物污染。

9. 每 96 小时更换一次导管和无针接头部件。

10. 在特殊情况下可考虑应用抗菌或抗感染导管。应用米诺环素 / 利福平和氯己定 / 磺胺嘧啶银浸渍导管都会使 CLABSI 的减少。其他可能降低感染率的产品还包括含氯己定的敷料和抗菌的盖子和消毒巾。

11. 不要使用一次性无菌的经外周穿刺的中心静脉导管 (peripherally inserted central catheter, PICC) 作为降低 CLABSI 的方法,因为 PICC 的感染率与颈内静脉和锁骨下静脉的中心静脉导管相似。

12. 不建议预防性使用全身抗生素来降低 CLABSI 的风险。

13. 不建议定期更换新的中心静脉导管(无论是重新置入导管或通过导丝引导更换导管均不建议)。相反,推荐每天对中心静脉导管置入的必要性进行评估患者导管感染情况。

14. 在没有感染迹象的情况下,可以使用导丝引导技术来替换出现故障的非隧道导管。通过导丝更换导管与进行另一次导管置入相比,其不适感较小,机械损伤并发症的发生率也明显较低。

V. 呼吸机相关性肺炎

呼吸机相关性肺炎(ventilator-associated pneumonia, VAP)

是指机械通气患者气管插管后 48 小时或更长时间内出现的肺部感染。数据显示,在机械通气患者中,有 5%~20% 的患者会发生医院肺炎。VAP 是通过临床、放射学和微生物学数据定义的。然而,这些标准常常是主观的,导致不同医生之间 VAP 的诊出率和治疗不同。

A. 预防

表 39.5 列出了广泛推荐预防 VAP 的方法,因为这些方法已被证明可以减少呼吸机使用天数、住院时间、死亡率和 / 或减少住院费用,且几乎没有危害风险。

表 39.5　预防呼吸机相关性肺炎的建议

干预	证据等级
在适当情况下避免插管及使用无创通气	高
尽量减少镇静,对无禁忌证的患者进行每天一次自然觉醒试验	中等
每天进行一次自主呼吸试验	高
早期理疗与动员	中等
最大限度地减少套囊上方分泌物的聚集,插管时间预计超过 48 小时的患者,使用带有声门上分泌物引流装置的气管内导管	中等
将床头抬高 30°~45°	低
呼吸机回路:仅在污染或故障时更换,并遵守 CDC 设备灭菌和消毒指南进行操作	中等

B. 干预措施

有助于降低 VAP 的其他干预措施:

1. 口服氯己定可使肺炎发生率降低 10%~30%,但对机械通气时间、住院时间、死亡率无明显影响。

2. 预防性益生菌的使用与较低的 VAP 率有关。但不应该用于免疫抑制患者和有肠道菌群易位风险的患者。关于益生菌使用资料在减少住院时间和降低死亡率方面是模棱两可的。

3. 镀银气管内管(endotracheal tube,ETT)已被证明可将 VAP 的发病率降低 30%,但没有显示对机械通气的持续时间、住院时间和死亡率有任何影响。

4. 黏液剃须刀(一种用于清除上皮内表面的黏液和分泌物的可充气导管)的应用,可以减少细菌在 EET 上定植和生物膜的形成。

5. 声门下分泌物引流与 VAP 发生率降低、ICU 住院时间缩短、机械通气时间缩短、VAP 第一次发作时间延长有关。

6. 动力床和俯卧位并未显示可以减少机械通气时间和降低死亡率。

7. 一些 meta 分析显示早期气管切开术对 VAP 发生率、住院时间和死亡率没有影响。

8. 在 VAP 发生率、机械通气时间和死亡率方面,监测胃残余容积并不比单纯监测呕吐和口腔反流更有效。

VI. 氯己定

氯己定是一种局部杀菌剂,对革兰氏阳性菌(包括金黄色葡萄球菌和肠球菌)、革兰氏阴性菌、一些病毒和霉菌,但没有杀孢子的活性。氯己定对患者皮肤有长达 24 小时的残留抗菌活性,也可能有助于防止二次环境污染。

A. 术前使用

术前进行氯己定沐浴、淋浴和擦洗已经被证明可以显著地减少皮肤上的微生物。然而,并没有明确的证据表明使用氯己定沐浴比使用安慰剂或常规肥皂可以减少 SSI 的发生。与碘伏相比,术前立即在手术部位局部应用氯己定可大大减少皮肤菌群,并具有更长的作用时间,但没有明确的数据表明 SSI 会有所减少。虽然局部杀菌剂在减少皮肤微生物方面是有效的,但它们并不能有效地消除毛囊或皮脂腺中的细菌。

B. 日常使用

每日氯己定沐浴与多重耐药菌[特别是 MRSA 和耐万古霉素肠球菌(vancomycin-resistant enterococci,VRE)]的传播减少,以及 ICU 和骨髓移植病房的医院获得性血流感染减少有关。确切地说,每天用氯己定洗浴会减少与导管相关的真菌和革兰氏阳性菌感染。然而,有关例如耐氯己定等消毒剂对医院致病菌耐药性产生限制了这些药剂在日常沐浴中的广泛使用,并需要更多的研究来评估这种可能性。使用氯己定联合莫匹罗辛可有效减少 MRSA 在患者中的定植,从而降低院内 MRSA 感染的发生率。

推荐阅读

Bratzler DW, Dellinger EP, Olsen KM, et al. Clinical practice guidelines for antimicrobial prophylaxis in surgery. *Am J Health Syst Pharm* 2013;70:195–283.

Chlebicki MP, Safdar N, O'Horo JC, et al. Preoperative chlorhexidine shower or bath for prevention of surgical site infection: a meta-analysis. *Am J Infect Control* 2013;41(2):167–173.

Climo MW, Yokoe DS, Warren DK, et al. The effect of daily chlorhexidine bathing on hospital-acquired infection. *N Engl J Med* 2013;368:533–542.

Ducel G, Fabry J, Nicolle L, eds. *Prevention of Hospital Acquired Infections: A Practical Guide.* 2nd ed. World Health Organization, Department of Communicable Disease, Surveillance and Response; 2002. Retrieved from http://www.who.int/csr/resources/publications/whocdscsreph200212.pdf. Accessed March 10, 2015.

Hidron AI, Edwards JR, Patel J, et al. Antimicrobial-resistant pathogens associated with healthcare-associated infections: annual summary data reported to the National Healthcare Safety Network at the Centers for Disease Control and Prevention, 2006–2007. *Infect Control Hosp Epidemiol* 2008;29:996–1011.

Holzheimer RG, Mannick JA, eds. *Surgical Treatment: Evidence-Based and Problem-Oriented.* Munich, Germany: Zuckschwerdt; 2001.

Klompas M, Branson R, Eichenwald EC. Strategies to prevent ventilator-associated pneumonia in acute care hospitals: 2014 update. *Infect Control Hosp Epidemiol* 2014;35(8):915–936.

Lo E, Nicolle LE, Coffin SE, et al. Strategies to prevent catheter-associated urinary tract infections in acute care hospitals: 2014 update. *Infect Control Hosp Epidemiol* 2014;35:464–479.

Mangram AJ, Horan TC, Pearson ML, et al. Guideline for the prevention of surgical site infection. Hospital Infections Program National Center for Infectious Diseases Centers for Disease Control and Prevention Public Health Service US Department of Health and Human Services. *Infect Control Hosp Epidemiol* 1999;20:247–278.

Marshall J, Mermel L, Fakih M, et al. Strategies to prevent central line–associated bloodstream infections in acute care hospitals: 2014 update. *Infect Control Hosp Epidemiol* 2014;35:S89–107.

Martinez-Resendez MF, Garza-Gonzalez E, Mendoza-Olazaran S, et al. Impact of daily chlorhexidine baths and hand hygiene compliance on nosocomial infection rates in critically ill patients. *Am J Infect Control* 2014;42:713–717.

Milstone AM, Passaretti CL, Perl TM. Chlorhexidine: expanding the armamentarium for infection control and prevention. *Clin Infect Dis* 2008;46:274–281.

Pronovost P, Needham D, Berenholtz S, et al. An intervention to decrease catheter-related bloodstream infections in the ICU. *N Engl J Med* 2006;355:2725–2732.